ひとはなぜ、人の死を看とるのか

能力をそのままに放置し、
新しさのみを求めて古きをないがしろにし、
知恵よりも知識を、術（art：わざ）よりも
サービスを、常識よりも才気をあがめ、
患者を事例として扱い、
忍耐できぬほどの苦しいケアを施す、
おお神よ、そのようなことのなきよう、
我らを守りたまえ。
（Robert Hutchinson）

ひとはなぜ、人の死を看とるのか　目次

日本のホスピスの源流　9

「死の臨床研究会」の発足　69

ひとはなぜ、人の死を看とるのか

聞き手・佐々木久夫

日本のホスピスの源流

日本のホスピスケアのさきがけ

――歴史というのは、つまるところ人間的な問題を明らかにすることです。医療の問題といっても、それはせんじ詰めれば人間の問題です。それは日本のホスピスケア、「死を看とる医療」を論ずるときにもです。必ず歴史が必要になる。歴史に問いかけ、過去を確かめながら前へ、未来へ進んでいく。そして過去が間違っていれば過去を訂正し、過去が正しければ前に進む。そうして歴史をつくっていく。それが現代と歴史の関係です。

鈴木荘一先生は一九七七年（昭和五十二）四月にイギリスの聖クリストファー・ホスピスを日本の医師として初めて訪問し、その実情を朝日新聞で紹介しました。その功績は、ホスピスケアという概念を紹介するにとどまらず、モルヒネの入った「ブロンプトン・カクテル」という麻薬の効果を紹介したことにあります。それをきっかけにして、日本のターミナルケアにおける「痛み」の問題が大きく進展しました。「痛み」はがん末期患者の最大の苦痛でした。その「痛み」を解放するのに「ブロンプトン・カクテル」が有効であることを提案され、かつそれをみずから実践し、そしてその効果を実証しました。しかも、日本的ホスピスのかたちを模索しつつ、自院に「ミニ・ホスピス」を開設し、その実践は日本のホスピスケアのさきがけとなりました。今回、そうした経緯をふまえ、歴史をふまえて、日本のホスピスの源流をたどり、日本人の死生観にいたるまで内容は多岐にわたりますが、たどってみたいと思います。その基底には、「ひとはなぜ、人の死を看とるのか」という根源的な問いがあります。それはとりも直さず、日本人のアイデンティティを探る旅でもあります。長丁場になるかと思いますが、どうかよろしくお願いします。

鈴木　こちらのほうこそ、どうぞよろしくお願いします。

私たちがイギリスの聖クリストファー・ホスピスを訪問してから、すでに三十余年が過ぎました。やっと、がんの鎮痛対策は普及し、国は二〇〇七年「がん対策基本法」を施行し、鎮痛剤の開発・普及とあいまって、いまやがん患者さんは、がん初期から鎮痛対応が施されるようになり、がんの疼痛から解放されるようになりました。しかもその緩和ケアが、病院だけでなく、在宅でも実施できる時代になりました。

今回、このような企画を提案していただき、この機会にホスピス訪問の経緯から説き起こし、がん患者さんから苦痛をとり去り、安らかな最期の迎え方、それも在宅でもできる緩和ホスピスケアについて、お話ししたいと思います。

そして、私が経験したホスピスケアについて、それこそ間違っていれば訂正していただき、前に進んでいってほしいと思います。そうして新しい歴史をつくっていってほしい。次代の人たちが突き破っていってほしいと思います。そのために、私はこのインタビューをお受けしました。

開業して胃がん患者が多いことに驚く

――鈴木先生は昭和三十六年に開業されていますが、一九六一年という年はどんな時代でしたか。

鈴木　高度成長の始まりでした。池田（勇人）内閣が「所得倍増」を掲げ、エネルギーが石炭から石油に変わる時代でした。「レジャーブーム」「マイカーブーム」が流行語になりました。海の向こうではジョン・F・ケネディがアメリカ大統領に就任（一月二十日）しました。私が開業したのも一月でしたのでよく覚えています。また、ソ連のガガーリン少佐が人類史上初めて宇宙飛行に成功した（四月十二日）年でもありました。「地球は青かった」という言葉はとても印象的でしたね。

――坂本九の『上を向いて歩こう』、石原裕次郎の『銀座の恋の物語』がヒットしたのもこの年でした。また、ハンセン病の悲劇を扱った松本清張の『砂の器』がベストセラーになったのもこの年です。

鈴木　そうでした。サリドマイド事件が話題になりましたし、私の尊敬する精神医学のカール・グスタフ・ユング（Carl Gustav Jung。一八七五～一九六一）が亡くなったのもこの年でした。

――ベルリンの壁が建設されたのもこの年です。

鈴木　私がここ、大田区・大森に開業してから今年で五十年になりますが、この地は三歳から幼児期・少年期・青年期を過ごしたところであり、私を育て守ってきたところです。父は都心で活版屋を営んでいて、戦前からこの住居から通勤していました。私はこの地で戦争末期の空襲も体験し、戦後はここから高校、大学と通いました。さいわいにも、この付近は戦災をまぬかれたんです。

独身時代はほとんど、飯田橋の厚生年金病院に常時住み込みのような生活をしていて、週末に家に帰るくらいでした。というのは、当時は研修医制度がなかったんです。そして、結婚してから約一年半は共同トイレの六畳一間のアパート、次が公団住宅（神奈川県相模原市）と、住居を転々としました。やがて昭和三十六年一月に、決心して現在地に内科医院を開設しました。

ですから、約六年間この地を離れていたとはいえ、ふるさとである大森山王（旧新井宿）で人生の大半を、町の歴史とともに歩んできたといっても過言ではありません。それはまた、近隣の人びととのいろいろな交流が、私や私の家族を育ててきたということになります。

厚生年金病院に六年間勤務しましたが、最初「一人分の給料を二人で分けてくれ」といわれました。そんな時代でした。つけ加えれば、一九六一年は「国民皆保険」が発足した年でもあります。

——先生のご親戚にお医者さんはおられたのですか。

鈴木　いえ、おりませんでした。ですから、私にとって、いや家族にとっても開業するというのは大きな決断でしたね。開業してみていちばん感じたことは、管理体制の病院勤務とは異なって、地域の患者さんとは裸の人間対人間との付き合いになります。ですから、ある意味では自分がオールマイティですが、同時に全責任を負わねばなりません。そこが大きな違いでしたね。

開業して間もなく、胃がん患者が多いことに驚きました。しかも、発見したときにはすでに進行がんの状態で、手術を受けても再発したり、手術しても完全に切除できないケースが多かった。そうしたケースを見るにつけ、私は「早期にがんを発見しなければ」という思いにかられまして、それで市川平三郎先生らの本を読み、大学同期の山田喬先生ががんセンターの病理におりましたので、その紹介で市川先生を訪ねて、新しい胃X線検査二重造影法を学びました。また、近くの大森赤十字病院で胃内視鏡検査をはじめておりましたので、V型胃カメラの操作法を学んで、これらの技術を手に入れて、早期胃がんの発見に夢中なりました。

一九七七年、日本の死のかたちが変わった

――このインタビューのためにいろんな文献、資料を読みました。そのなかに、朝日新聞の学芸部記者の生井久美子さんが書いた『人間らしい死をもとめて』(岩波書店、一九九九)という本がありました。この本はホスピス・安楽死・在宅死をテーマに、その実態をイギリス・ドイツ・デンマーク・オランダなど国内外に求めたルポルタージュで、じつによく取材してあって、聖クリストファー・ホスピスのシシリー・ソンダース先生にもインタビューをしています。

生井さんはその著のなかで、日本のホスピスの源流に触れ、次のように書いていました。

「一九七七年は、日本の終末期医療にとって、節目の年だった。この年、病院死が在宅死

を上回ったと同時に、初めて、英国のホスピスのことが朝日新聞に報道され、広く一般の人々が知ることになり、医師たちによる『死の臨床研究会』が発足した。死は『医療の敗北』との認識の時代に、変化の芽が育ち始めた」(『人間らしい死をもとめて』、序ⅷページ)

「一九七七年、朝日新聞を通して、英国の聖クリストファー・ホスピスが日本に広く紹介されて二〇年が過ぎた」(同、三一ページ)

生井さんは、「初めて、英国のホスピスのことが朝日新聞に報道され、広く一般の人々が知ることになり」と、一九七七年の朝日新聞の記事が日本にホスピスを紹介した最初の出来事であることを、もはや周知の事実として書いていました。

これはおそらく、一九七七年(昭和五十二)七月十三日付の朝日新聞の夕刊の記事を指しているのだと思われますが、事実のみが書いてあって、誰が英国のホスピスを伝えたのか、それはどういういきさつだったのか、そしてその記事を書いたのは誰だったのか、ということまでにはまったく触れておりませんでした。そこが空白になっているのです。私はこれを読んで、「これは歴史として記録しておかなければならない」という気持ちになりました。

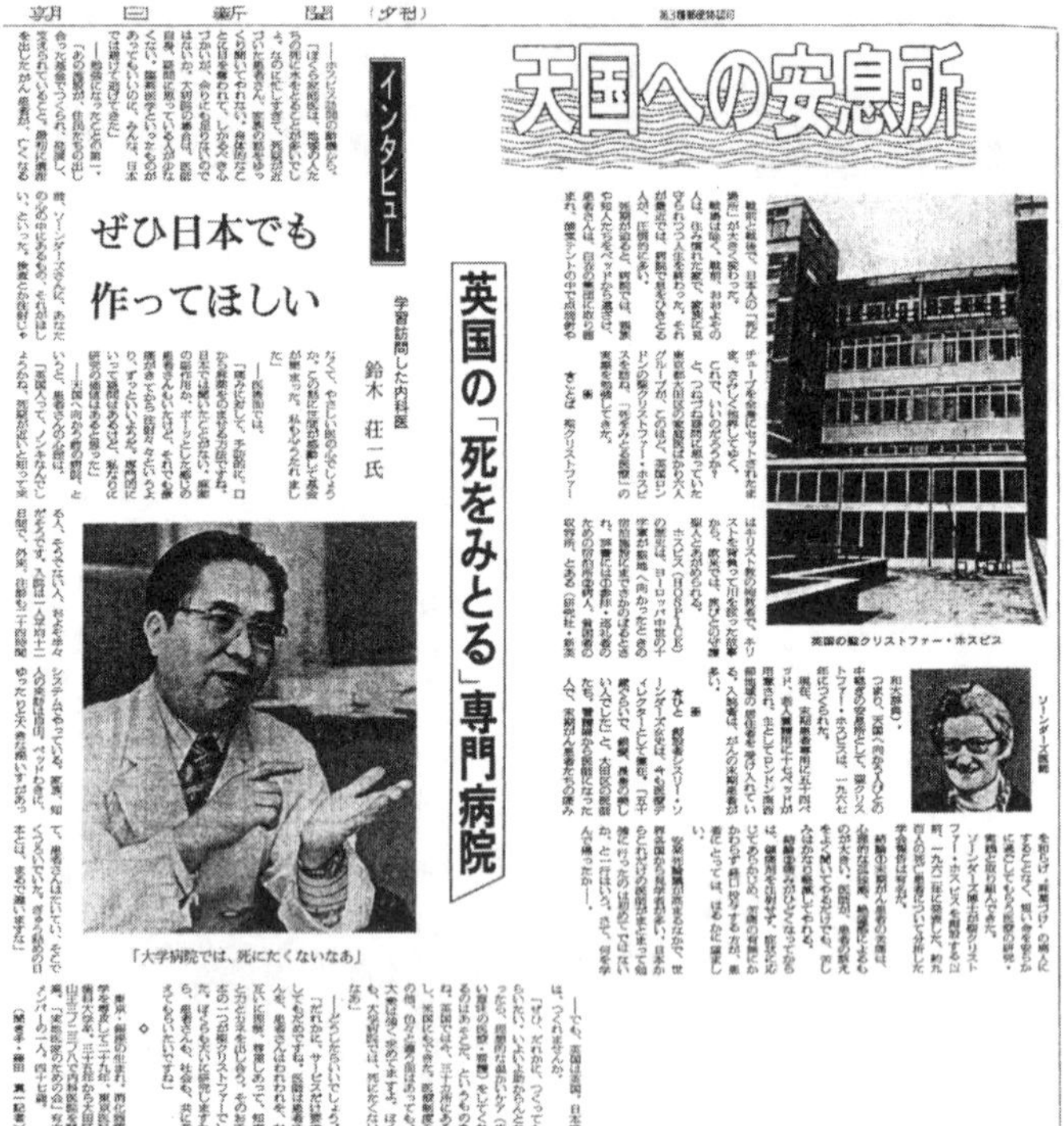

朝日新聞（夕刊）

天国への安息所

英国の「死をみとる」専門病院

英国の聖クリストファー・ホスピス

ソーンダース博士

インタビュー

ぜひ日本でも作ってほしい

学習訪問した内科医　鈴木荘一氏

「大学病院では、死にたくないなあ」

朝日新聞昭和52年（1977）7月13日夕刊

きっかけとなった義弟の肺がん死

――そこで先生にお聞きします。ここにその朝日新聞の記事をもってきましたが（本文三七二ページ参照）、どのようなきっかけ、いきさつからイギリスのホスピスを訪問することになったのでしょうか。

鈴木　いちばんのきっかけは、義理の弟が三十六歳の若さで、肺がんで亡くなったことでした。ちょうど開業十年目の、一九七〇年（昭和四十五）のことです。その日は診療所を木造二階建てから鉄筋四階建てに改築中で、とても暑かったのを覚えています。

「おにいさん」という声がしたのでふり返ると、そこに真っ青な顔をした、一枚のレントゲン写真を持った義弟が立っていて、それを差し出して、「診てほしい」と私にいいました。

当時、彼（義弟）は都庁に勤めていて、福祉行政の要として仕事をしていました。その年の二月から咳がしつこく続いていたといっておりましたが、忙しさもあって病院に行かなかった。七月になってついに音を上げ、役所の近くの診療所を訪ねて胸のレントゲン写真を撮ってもらった。すると、医師から「右の肺全体が真っ白だ」といわれ、「呼吸器専門の病院を訪ねるよう」すすめられた。しかしどこを訪ねてよいかわからず、身内であり、医師でもある私のところを訪ねてきたのでした。彼はタバコ一本、吸ったことはありませんでした。

澄みきった夏の青空にレントゲン写真をかざしてみると、確かに右肺の部分は真っ白で、何も見えない。このようなとき、医師なら誰しも右肺の結核性肋膜炎か、がん性の肋膜炎を考えます。そこですぐに虎ノ門病院の呼吸器科に紹介しました。レントゲン写真をみた医師はたいへんに心配してくれ、すぐに入院の手続きをとってくれました。

十日ほどたって、私は「病院の診断も決まっただろう」と思い、溝ノ口の分院を訪ねました。別室に通されたときの主治医の表情から、おそろしい予感を抱きました。予感は的中し、「あなたの弟さんは、腺がんで、しかも第四期という末期のがんです」

と告げられました。全身の血の気が失せていくのを覚えましたね。それこそ頭のなかは真っ白でした。でも血沈は正常でしたから、そのことを主治医にたずねると、

「私のところにくる肺がんの患者の多くは血沈は正常で、むしろ血沈の亢進している患者のほうが結核性の場合が多いのです」

といわれ、私は完全に閉塞してしまいました。そして、この真実を誰に告げるべきか、深く悩みました。

――本人には告げられなかったのですか。

鈴木　当時は「インフォームド・コンセント」という考えはまだありませんでしたから、本人には真実は告げられませんでした。ましてや病人の妻は当時二十九歳で、五歳と三歳の子

供とおなかには第三子をみごもっていましたから、真実を告げることはとうていできません。

——実のお姉さんである先生の奥さまにも伝えなかったんですか。

鈴木　伝えませんでした。ですから妻は真実を知るまで、ずっと私を不信の目で見ていました。それがつらかった。それで、主治医から「本人の奥さんの男の兄弟には告げてください」といわれ、それを助け舟にして、私は義弟の奥さんのお兄さんに病名を伝えました。妻にはその兄を通して伝えられました。

当時としては最新の放射線療法や化学療法がなされたのですが、若いせいもあってがんの進行ははやく、私たちの願いに反して、病状はしだいに悪化していきました。病人はしきりに「家に帰りたい」といっていたのですが、結局一度も帰ることができなかった。

私も最期のときにはずっと付き添っていたのですが、最期の処置は点滴のなかに強心剤をたくさん入れるだけで、義弟は酸素テントのなかに入ったまま亡くなりました。無念で無念でしかたなかったですね。そして、「だまされているようだ」という義弟の言葉に、私は何も答えることができなかった。そのことが痛烈にこころに残りました。

私は義弟の四カ月の入院生活を肉親者として見聞きするあいだに、わが国の末期医療は、身体的な面ではかなりゆき届いているかもしれないが、病人の心のケアについてはまったくなおざりにされていることに気づかされた。そして、医療にたずさわる者の一人として、自分の非力を身にしみて感じ、反省させられました。このことがまず最初のきっかけです。

がん患者は「心の植物状態」

鈴木　もうひとつのきっかけは、一九七六年（昭和五十一）の一月に、開業医の自主研修団体である「実地医家のための会」の例会で「安楽死」をテーマに取りあげたことでした。

それには若干の経緯がありまして、昭和四十九年の秋、私の精神的指導者であり、また同会でもっとも優れた医師でもあった春日豊和先生が、胃がん、それも進行がんにかかられた。最初、胃潰瘍ということで手術を受けられたのですが、先生はすでに「胃がん」という真実の病名を悟っておられながら診療に復帰していました。化学療法で全身が衰えていくなかで、病人の身になられた先生だからこそ、やむにやまれなかったのだと思います。「医者だけでなく、医療関係者や学者を集めて『安楽死』の公開討論会をやろうじゃないか」と、例会で提案されたのです。

その例会には「実家医家のための会」の医師、「医哲の会」の医師、法哲学の先生、特別養護老人ホーム園長の医師、監察医務院鑑定医、ジャーナリスト、弁護士、それに円覚寺の住職などが参加しました。

そのなかで、私の心を強く打ったのは、フロアから発言された春日先生の次の言葉でした。

「わたしは、現在胃がん患者としての身体的な診断と治療は十分に受けており、年に十数回の検査と化学療法が続けられています。しかしいま、わたしがもっとも求めているのは、わたしの心のケアです。わたしの心は、まさに植物状態になっているのです。心を癒してくれるものは何ひとつされていない。これをぜひ出席の皆様方、とくに医師は考えてほしい。

もう手帳を調べてみると、この一年間に十数回も胃の検査を受け、生検を受け、肉を取られているわけです。モルヒネで肉体的な苦痛は取れるかもわからないけれど、心の苦痛というものはなかなか取れないで、このままいくと気が狂うのじゃないかと、植物人間にしても、心の植物人間であるんじゃないかと考えているわけです。

わたしは昔からたいへんお酒が好きなものですから、いま何が望みかと聞かれると、やはりお酒がいちばんうまいですね。肉体の苦痛はモルヒネで取り去られるけれど、現在のわたしの心の植物人間化している状態を助けるもの、助けうるものはアルコールである、ということです」

そういって、春日先生はこの例会の二カ月後に亡くなられました。

「わたしの心は、まさに植物状態になっているのです」

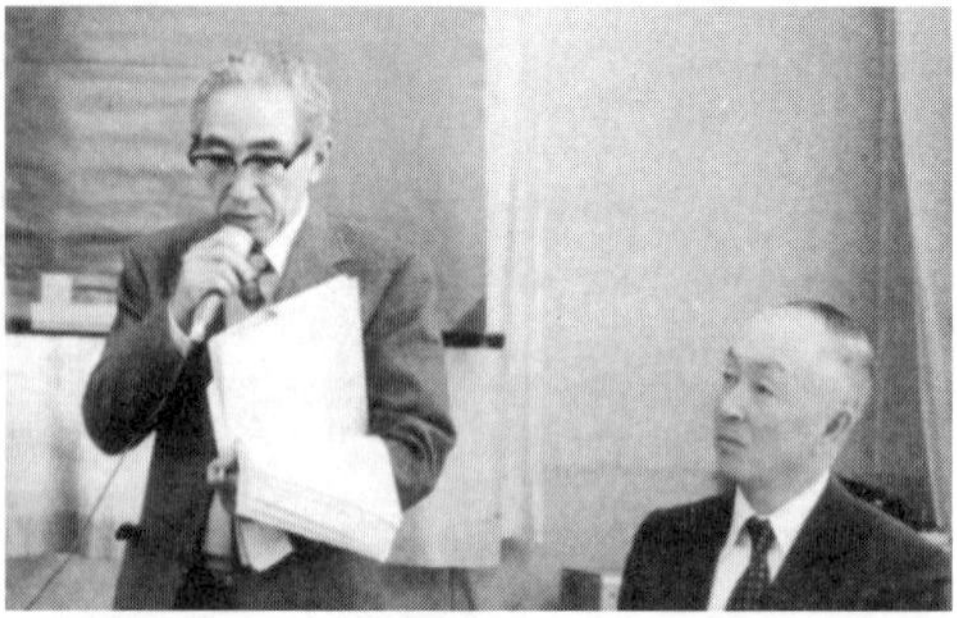

フロアから発言される春日豊和先生。右は永井友二郎先生

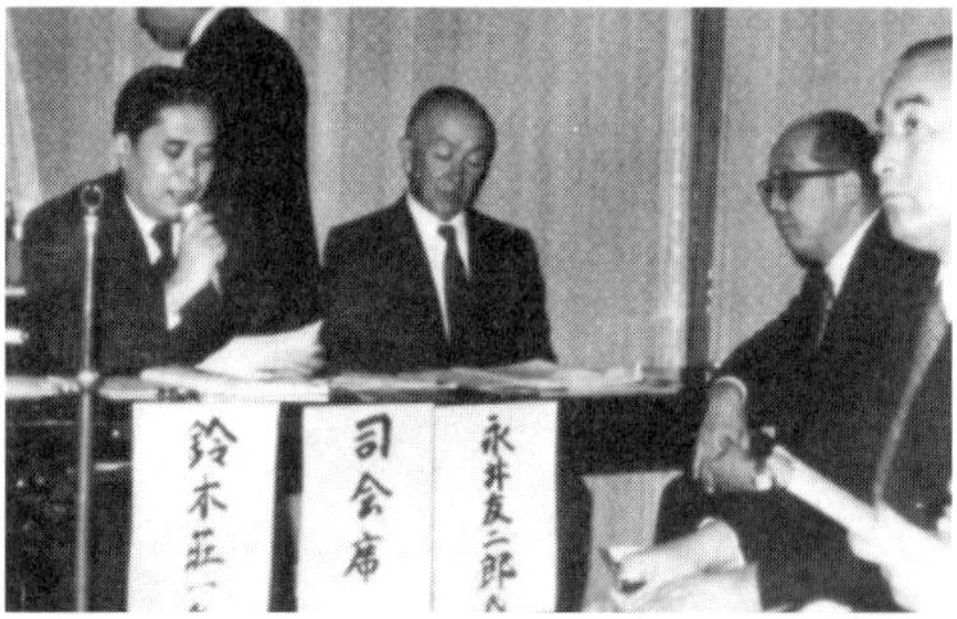

司会をする著者と永井友二郎先生。右端は渡辺淳先生

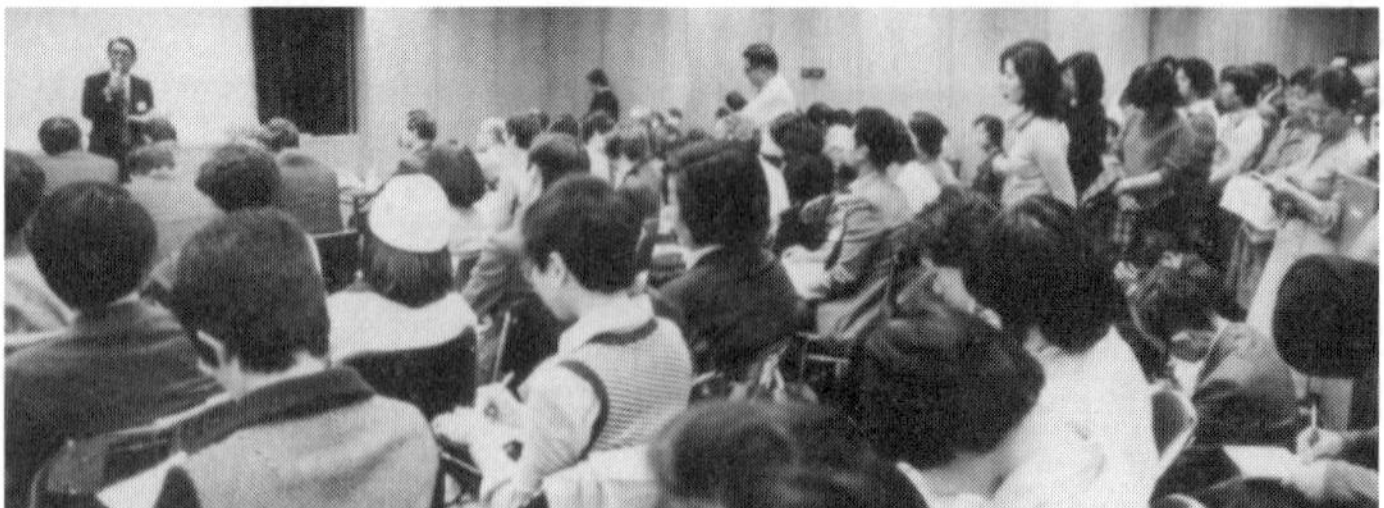

会場はたくさんの人がつめかけ、熱気であふれた

この「安楽死公開討論会」で、私は『実地医家のための会』の創立者の一人である永井友二郎先生と司会をしていたのですが、この「心の植物状態」という言葉が痛切に心に響きました。

それで私は、科学としての医学を生涯教育として一生懸命やっていたのですが、これは少しテーマを広げて、安楽死について知識をもたなくてはならないと思うようになりました。こうして私の「死を看とる道」は始まったといえます。

――私事になりますが、私がはじめて春日先生とお会いしたのは昭和五十年（一九七五）のことでした。出版社を立ち上げるまえ、私は神戸のある製鉄会社で窒素酸化物（NOx）・イオウ酸化物（SOx）を除去するプラントの開発に携わっていて、その化学分析を担当していました。そのときに感じたのは、「科学は人間性を排除する」ということと「数字のみがあってあいまいさがない」ということでした。

その後、東京に戻ってある医書関係の印刷会社に勤めたんですが、そこですばらしい原稿と出会いました。それが「実地医家のための会」の機関誌である『人間の医学』でした。原稿を読んでいくうちに、病者に対する温かみのあるまなざしと、人間を基盤とした医療思想に圧倒されました。

それで私は、「ぜひ『人間の医学』の編集にたずさわりたい」と思い、その一心で、春日先生を診療所を兼ねたご自宅にお訪ねしました。というのは、春日先生の診療所が勤めていた会社のすぐ近くだったからです。玄関に出てこられた春日先生はガウンを羽織っておられましたから、病身の身をおしてのことだったと思います。

春日先生は私の熱意を快く受けとめてくださり、当時「実地医家のための会」の世話人代表をしておられた渡辺淳先生を紹介してくださったのです。それが私の出版社設立への第一歩となりました。ですから、春日先生は私にとって恩人の一人です。ちなみに、社名の「人間と歴史社」の「人間」は、『人間の医学』からとったものです。

鈴木　そうでしたか。

延命治療を拒否した「カレン事件」

鈴木　それと、当時（昭和五十年、一九七五）、アメリカ・ニュージャージー州でカレン・アン・クインランさんの事件、いわゆる「カレン事件」があって、人工蘇生器につながれた植物状態の人をどのように扱うか、アメリカでも議論がなされ、日本でもマスコミで非常に騒がれ、報道されていました。

――カレンさんのご両親が、薬物中毒で植物状態になった娘に「自然な死」を迎えさせたいといって、生命維持装置を外す権限を求めた裁判ですね。

鈴木　そうです。結局、最高裁でカレンさんは長いあいだ植物状態で、自分の意思を表明できないのだからということで、患者カレンの後見人と家族に対して医療措置打ち切りについての判断を許可するとの判決がなされました。それで父親が生命維持装置を外したのですが、カレンさんは自力で呼吸をつづけて、結果として十年近く生きていたということでした。

――このカレン事件は当時、多くの看護関係者にも大きな影響を与えたようで、梅田嘉子・渡会丹和子の両氏は、「特筆すべきは一九七六年のカレン裁判の経過特集に関する種々の看護婦の見解であり、大半は安楽死否定の立場をとっていた。この裁判は我が国の看護関係者に死と宗教のかかわり、自己の死生観の明確化、死と法律のかかわりなど、多くの学習に関する示唆を与えた」と、「死の臨床」のなかで述べています。

そしてこの「カレン裁判」が契機となって、カリフォルニア州で世界で初めて「自然死法」が成立し、それをきっかけとして「リビングウィル」、いわゆる延命治療を拒否する権利、「死の自己決定権」という問題が日本でも浮かびあがってくることになります。

ところで、先生はどういう経緯でホスピスの存在を知ったのですか。

イギリスのホスピスに手紙を出す

鈴木　私が「ホスピス」という言葉を知ったのは、『生きる権利・死ぬ権利』という本を読んでした。それは一九七六（昭和五十二）年十二月のある日曜の朝のこと、私の友人であり、また患者さんでもあった、筑波大学社会科学系教授の荒秀先生から電話をいただいたんです。「日本経済新聞の朝刊に安楽死に関する本が紹介されている」と、わざわざ知らせてくれたのです。それが、その年の秋に出版された鯖田豊之先生の『生きる権利・死ぬ権利』（新潮選書）でした。

そこに、イギリスには「死を看取る専門の病院がある」と書いてあって、聖クリストファー・ホスピスと、院長であるシシリー・ソンダース博士の業績が紹介されていました。それを読んで私は、「ぜひ、聖クリストファー・ホスピスを訪ねてみたい」と思いまして、いろんなルートを通じてアプローチを試みたんですが、どれもうまくいかなかった。返事はいずれも、訪問見学の人々が多いので、いまから申し込んでも訪問できるのは七月ごろになる、ということでした。

そこで私は鯖田先生に直接手紙を書いて、聖クリストファー・ホスピスを紹介してくれるようお願いしました。すると鯖田先生からは、「私自身は行っていないので、直接ソンダース博士に訪問見学をしたい旨の手紙を書くほうがいいでしょう」とのご返事をいただいた。

ちょうどそのころ、「実地医家のための会」の数名のメンバーでヨーロッパの医療施設を見学訪問しようという計画があって、そこで私は勇気をふるってソンダース博士に聖クリストファー・ホスピスを「訪問したい」旨の手紙と、安楽死に対する私の考え方（英訳）を同封して書き送りました。昭和五十二年四月七日のことです。

すると、折り返すようにソンダース博士から、「Welcome gladly」という返事をいただきました。それで私たちは勇躍、ロンドンに向かうことができたというわけです。一九七七年、昭和五十二年四月二十九日のことでした。

当時、円がまだ安く、一ドル二六〇円くらいで、イギリスの経済がそのころ悪くて、ポンドの価値が落ちていた時代でした。チャーチル首相の最後で、チャップリンが亡くなった年です。ＤＣ10のエコノミーシートで行ったんですが、いまにして思うと、「よくまア行ったものだ」と思います。

イギリスには二十九日に着いたのですが、その翌日のロンドンは浅いくもり空でした。私たち実地医家五人は、迎えの車に乗って、テームズ河を南に渡り、ホスピスのあるシデナムに向かいました。着いたのは午前十時過ぎでした。

聖クリストファー・ホスピスを訪問

――ホスピスに着いたときの印象は。

鈴木　まず驚いたのは静かなこと、建物全体が静謐のなかにたたずんでいるという印象でし

St. Christopher's Hospice

51-53 Lawrie Park Road, Sydenham, SE26 6DZ. Telephone: 01-778 9252
Chairman: Dame Albertine Winner, D.B.E.
Medical Director: Dr. Cicely Saunders, O.B.E.
Deputy: Dr. T.S. West, O.B.E.
Matron: Miss J.H. Willans. Bursar: R.F. Leach

April 13th, 1977

Dr. Shoichi Suzuki, M.D.,
3-23-8, Sanno
Ota-ku,
Tokyo.

Dear Dr. Suzuki,

Thank you for your letter which arrived yesterday. We will gladly welcome your doctor group on Saturday morning 30 April. I will not be on duty myself but as I will have to call in to collect post I hope to be able to greet you. Our Registrar Dr. Hoy tells me he will gladly take you round and discuss our treatment.

I am interested in your paper. I think you are including some things which we would call good clinical judgement under the title of euthanasia. In our country we have felt it necessary to keep that work for the deliberate killing of a patient because it is believed to be the only way to relieve distress. Decisions as to withdrawing inappropriate treatment and to giving adequate pain control and so on are sometimes confused with this and on the whole this is not helpful. However it is a matter for debate and no doubt it will continue. Could you confirm that you will be coming and where you will be staying in London. I suggest that the best way to get here is to call our local car service on 778 2233 and they will collect you from your hotel and bring you to the Hospice.

Yours sincerely,

Cicely Saunders

Dr. Cicely Saunders, O.B.E., M.A., F.R.C.P.,
Medical Director

「Welcome gladly」と書かれたシシリー・ソンダース博士からの返事

た。日本の病院なら、土曜日の午前中の受付場所は雑踏のような喧騒のなかにあるのに、ここでは家族と思われる人の出入りがあるのみで、すごく静かなのです。それがホスピスという、病院ではない「末期患者の収容施設なのだ」ということを私に実感させました。そして、静穏のうちにすべてのケアが行なわれていることが容易に想像できました。

――ホスピスはどんな構造になっているのですか。

鈴木　聖クリストファー・ホスピスは、ロンドン効外の緑に囲まれたシデナムの丘にありました。五階建てで、一階は外来施設、チャペル、食堂、厨房などがあり、二階から四階が病室になっていて、五階が従業員宿舎でした。病棟は明るく、窓ガラスを全面に使った採光がなされていました。各階ごとにレストルームがあり、そのなかで患者さんたちがカードやダーツといったゲームもできるようになっていました。

それに十七人が利用しているという二階建て老人居住ホームがあり、在宅療養患者のための外来サービス部門、死別や鎮痛投薬の研究施設、教育センターなどがありました。ホスピスのベッド数は五十四床と、私が想像していたよりずっと小さなものでした。

――そこで初めてソンダース先生にお会いになるわけですね。

鈴木　ええ。フロントのドアを開けると、その向こうに白衣を着た、メガネをかけた背の高い大柄な白髪の貴婦人が待っていました。その人こそがシシリー・ソンダース博士でした。

「死は一つの通過点であり、終着点ではありません」

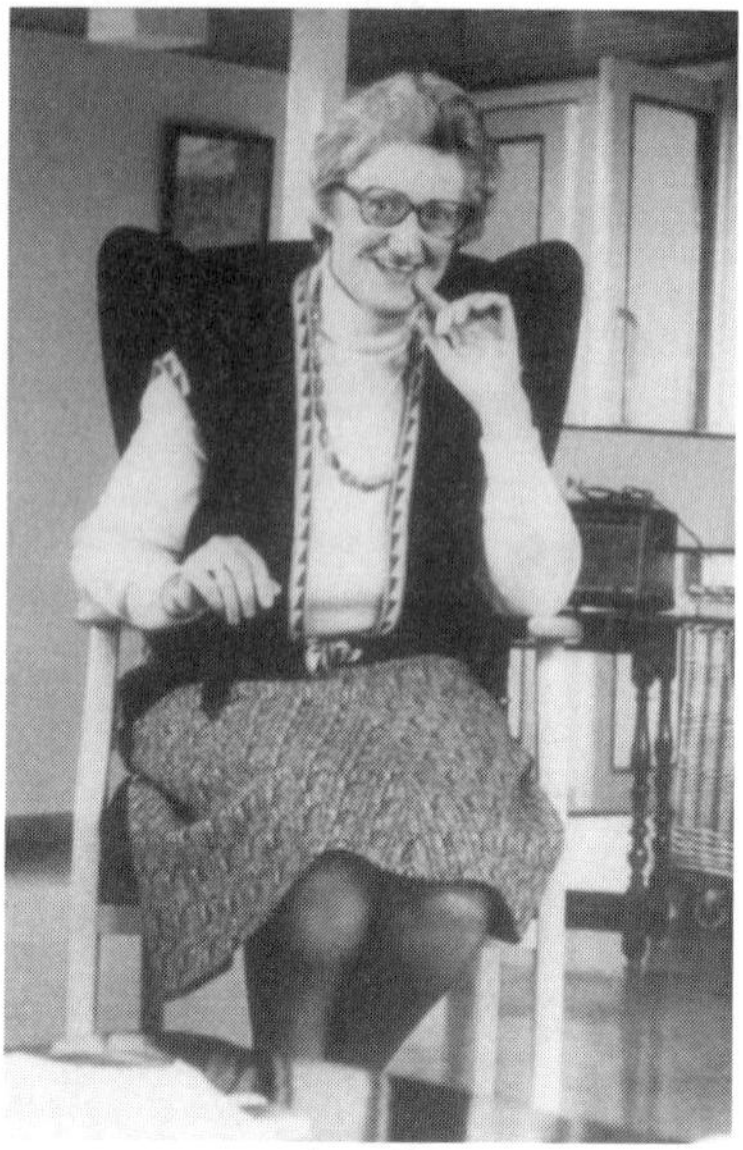

シシリー・ソンダース博士（1918〜2005）

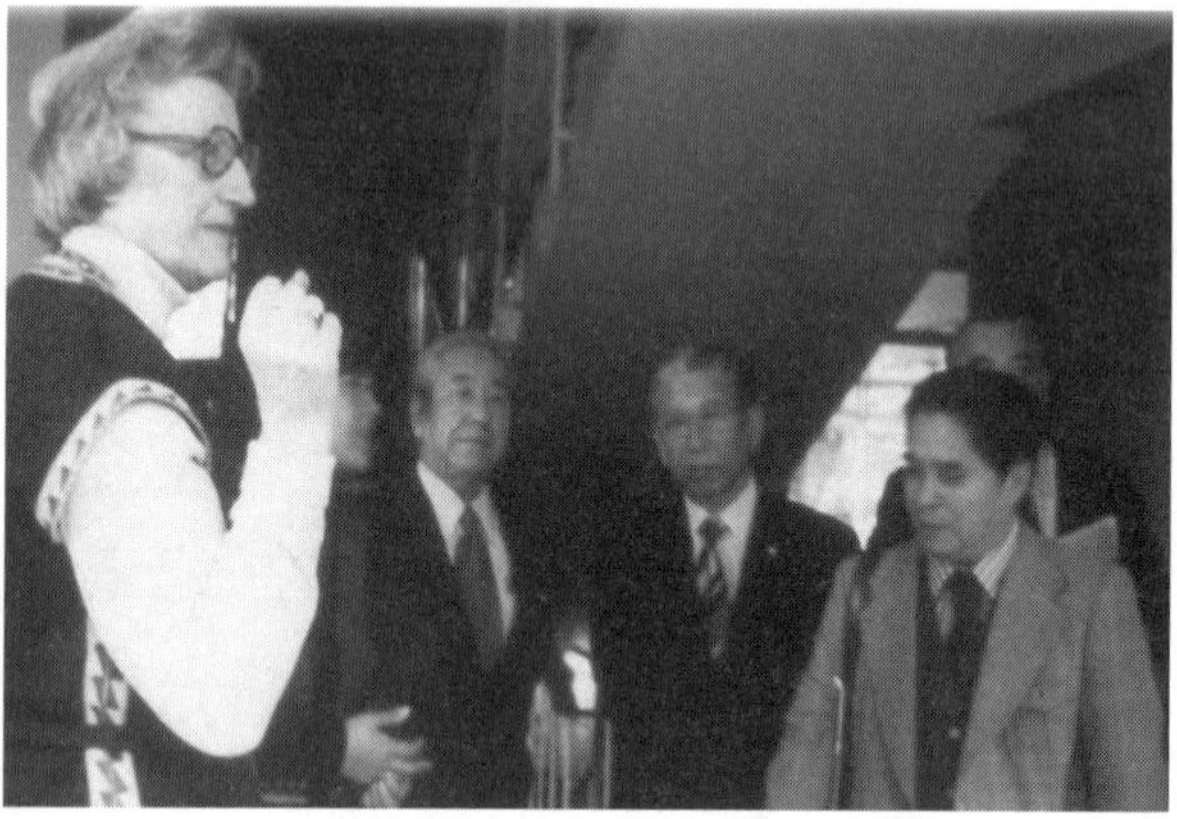

ソンダース博士から説明を受ける著者ら

六フィートもの長身で、見るからに頑健そうで、あごの張った力強い顔貌からは強い意志が感じられました。

ソンダース先生は私どもを自室に招き入れ、みずから紅茶を入れてくださって、なごやかな雰囲気をつくってから、ホスピスの由来から話はじめられました。

「十九世紀半ばにアイルランド尼僧会メリー・エーケンヘッド（Mary Aikenhead）は、死にゆく末期患者のための収容施設に、ホスピスという名前をつけたのです」

「死は一つの通過点であり、終着駅ではありません。中世のホスピスはエルサレムの聖地に往来する旅人がなぐさめ憩う宿と考えられていました。それと同じような使命、つまり生から死への道程のなかで、憩う場所としての役割が現代のホスピスにもあるのです」

ソンダース先生は、第二次大戦前、オックスフォード大学に入学し、戦時中に看護学校に入って看護師となり、戦後、大学に戻って社会福祉学を学び、卒業後、その資格で働いていたとき、ひとりの亡命ユダヤ人の末期肺がん患者に出会い、その遺言から医師になる決心をされたということでした。

愛と信念の人、シシリー・ソンダース

――ソンダース先生は高校時代から病人のボランティア活動をされていて、はじめ看護師を志しましたが、親の反対にあってオックスフォード大学に入学したとありますが……。

鈴木　そのようです。ソンダース先生は、一九一八年六月二十二日、ロンドンに生まれ、第二次大戦中、聖トーマス病院のナイチンゲール学校で看護教育を受け、終戦前にナースの資格を得ました。卒業後、オックスフォード大学において哲学・政治学・経済学の単位を修め、公務員の資格（社会福祉士・ソーシャルワーカー）を取得し、一九四七年、聖トーマス病院で社会福祉士として働くうちに末期がん患者に関心をもつようになったということです。そうした活動のなかで彼女は、医師や看護師にがん末期患者への対応を強く訴えますが、なかなか聞き入れられなかった。

――そんなとき、ある外科医から、「みんながあなたのいうことを聞かないのは、あるいはあなたは自分が看護師だから聞いてもらえないとでも思っているだろう。もしそうだとしたら、いま、がんの末期の患者さんの苦痛を見過ごしているのは、ドクターじゃないか。むしろ医師になってこれを改革したらどうですか」といわれた、というエピソードがありますが……。

鈴木　そうです。そこで彼女は、その仕事を遂行するためには医学教育を受ける必要があると感じ、発心した彼女は、一九五一年にロンドン大学聖トーマス医学校に入学します。三十三歳のときでした。そして一九五七年に医師の資格を得て、聖メアリー医学校薬理学教室で、末期がん患者における鎮痛剤などの研究を始めます。

ちょうどそのころ、彼女はロンドン東部にあるカソリック系の聖ジョゼフ・ホスピスにパートタイマーの医師として勤務するのですが、この聖ジョセフ・ホスピスはアイルランド系の慈善教会の信徒や医師らによって運営されていて、その入院ベッドの四五パーセントが予後三カ月のがん患者で占められていました。そして、そのなかで三カ月以上生きながらえたのはわずか一〇パーセントのみでした。その患者さんらは多くの治療を受けたのち、さまざまな理由により家庭に帰れず、ホスピスに送られてくるのですが、その理由の七〇パーセントは「疼痛」でした。

そこで彼女は、末期がん患者の疼痛をとり除き、人生の終焉を平和に、しかも人間らしい尊厳をもって最期を迎えるにはどのようなケアが必要かを研究することになります。この研究成果は、一九六二年十二月五日の王立医学学士院外科部会において、「手に負えない痛みの治療」として発表されました。

ソンダース先生は四年間にわたり、九〇〇例にもおよぶ末期患者を詳細に分析して、苦痛だけを分離して治療するのではなく、全人的な患者のケアを目的として研究し、ひとつの結論をまとめます。

その一つは、末期がん患者の苦痛の多くは精神的孤独感・絶望感にもとづいており、医師や看護婦などのスタッフと、患者さんや家族とのコミュニケーションを密接にすれば、鎮痛剤を使用しなくともかなり軽減することができるということでした。そのデータをもとにソンダース先生は、患者さんの訴えを、医師や看護婦が座って静かに聞く、という精神的ケアの重要性を強く主張しました。

もう一つは、いままでの常識をくつがえした鎮痛剤の使用法です。それは疼痛を訴える前に投薬する方法で、あらかじめ症状に応じて一定量の鎮痛剤（塩酸モルヒネ）を処方しておき、疼痛の有無にかかわらず、経口的（経口が不可能なら注射）に四〜八時間ごとに連続投与する、という治療方法を開発したことです。すなわち、疼痛再発防止が重点で、患者さんをいつも痛みから解放しておくことが大きな心理的効果を生むことを立証したのです。

従来、麻薬の連続投与は、その習慣性のために人格を荒廃させるといわれていたのですが、ソンダース先生が看とった患者さんたちは、最後まで人間性の尊厳を失わず、眠るようにこの世を去ったといいます。

この報告は、イギリス内外において、医療関係者に多大な関心を呼び起こしました。そして、このような末期がん患者に関心をもった人びとが集まり、聖クリストファー・ホスピス設立の運動が始められるわけですが、そのある者は患者さんであり、そしてある者は家族でした。

――その最初の寄金者というのが、デヴィット・タスマさんですね。

鈴木　そうです。一九四八年に、ロンドンの病院でソーシャルワーカーとして働いていたころ、外科病棟で彼を病室で世話をするうちに、この二人の関係は愛情にまで発展します。彼はソンダース先生を遺言執行者に決め、五〇〇ポンドを「君のホームの窓一枚になるように」といって亡くなります。そのできごとをとおして、彼女の心にホスピスの発想は生まれました。

これをスタートに、ソンダース先生は一般病院では敬遠されがちな末期がん患者のために、より専門的な収容施設が必要であることを痛感し、各界の指導者に訴え、市民のサインと援助を求めます。こうした多くの有志や善意のある人びとの祈り、多額の寄付金によって、一九六七年に彼女の願いは実現し、聖クリストファー・ホスピスはソンダース先生を院長として、シデナムの丘に設立されたのでした。私たちはその十年目に訪ねたことになります。

ちなみち、私たちが訪問した一九七七年には、彼女の長年にわたるめざましい業績に対して、一八八〇年代より約一〇〇年ぶりという名誉博士号（Lambeth degree）が、カンタベリー寺院・大司教から授けられています。また、ナイト爵位、大英帝国勲章（ＯＢＥ）、メリット勲章（ＯＭ）を受賞したことから、尊敬を込めて「デーム（Dame）・シシリー・ソンダース」と呼ばれました。二〇〇五年、ソンダース先生は、惜しまれつつ、聖クリストファー・ホスピスで死去されています。八十七年の信念と実践の生涯でした。

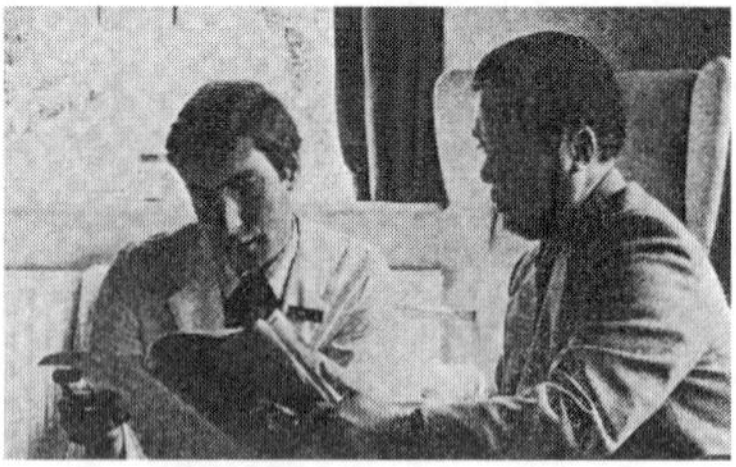

ホイ博士と懇談する著者

病院とホスピスの違い

鈴木　途中から、若い病棟医のホイ博士も加わって懇談となりました。ホイ博士によれば、「ホスピスは病院とはちがって、できるかぎり家庭と同じような雰囲気を保つように配慮されています。面会時間は自由で、子どもが病室に入ることはむしろ病人にとって歓迎されることです。職員の子どもが病室に遊びにくることもありますよ」といった言葉に、まず私たちは驚かされました。

「収容患者は悪性疾患であることを、しかも病勢がもう回復しない末期であることをみずから知って入院してくるのですか」と聞いたところ、「五〇パーセントの人が自覚して入院してきます」ということでした。つまり、残りの五〇パーセントの人は知らずに入院してくるということになります。また、「どのような病状になったら入院させるのか」という問いには、「永年の経験によるもので、総合的に判断される」ということでした。

またヘロインの投薬について、単独投与にしても、多剤併用にしても、作用時間を延ばすように、オックスフォードにあるホスピスと共同研究しているともいっていました。

そのようにして、ペインコントロールの方法や実績についての説明を受け、ケアスピリットの根源について、それは宗教的な奉仕の精神ということですが、説明を受けました。

さらには、ホスピスを中心とした「在宅サービス」についても説明を受けました。聖クリストファー・ホスピスでは、入院のみならず、外来、在宅ケアが行なわれていて、相互に連携していることも教えられました。在宅ケアは、ホスピス看護婦と一般医（GP）がペアを組んで行なっていて、その往診範囲はロンドン南東部全域に及んでいました。

点滴台がない

——実際にホスピスを見学なされて、何か発見はありましたか。

鈴木　なによりも驚いたのは、「点滴」を受けている人が一人もいないことでした。実際、点滴台が一つもないのです。その当時、日本の終末期における処置といえば、点滴のなかに強心剤をたくさん入れるということだけでしたから、この点滴をしないという考えに、私は大きな戸惑いと衝撃を覚えました。

訪問したときはちょうど昼食時でしたが、患者さんはベッドのうしろに枕をおいて、半座位にしてケアしたり、そのわきには高いイスを用意して、患者さんを腰かけさせて経口的に栄養物をとらせていました。ほとんどは流動食でしたが、スプーンですすっている光景が見られました。なかには英国式のティーを静かに飲んでいる患者さんもいましたね。これは、食事時にはたとえ食べられなくても、水分をとるだけでもベッドから出てもらうというソンダース先生の考えからだと思います。

ソンダース先生は、「末期患者にすべての医療技術を適用しようとすることは正しくありません。その人にとって最適な医療を選択して行なわれるべきです」といいおいてから、「投薬管理さえ上手に行なわれれば、人間性を失わずに、人生最期の日にチューブや点滴針などを刺されずに、一杯の紅茶をゆっくりすすりながら安らかな死を迎えられるのです」と述べられました。

だからでしょうか、どの病室でも、患者の口からは苦悶の声は聞かれず、苦痛の表情も見られませんでした。まして、苦痛で泣き叫んだり、うめいている患者さんというのは見当たらなかったですね。そのかわり、「心を込めたスキンシップのメンタルケアに精魂を込める」といっていました。

実際、病室では言葉（言語的）によるコミュニケーションと、手を握って、相手の目をやさしく見つめながらの非言語的なコミュニケーションが行なわれていました。ただ、瞳孔などにヘロインの薬効が及んでいることが、はっきりと認められました。

――病室はみなさん個室ですか？　日本の病院では、最期は個室で迎えることが多いようですが。

鈴木　いいえ、個室はなく、ぜんぶ六人部屋でした。ベッド数は五十四床でしたが、部屋は窓が大きく、室内はとても明るくて、患者さんの表情がよくわかるようになっていました。「なぜ、個室がないのですか」と質問しましたら、「人は最期にどう亡くなっていくのかを、生きている人が学べるようにするため」だということでした。これには驚きました。隣人の死が、次に迎える人の恐怖とならず、逆に死は安らかに眠れるものだという教育的効果を生み出すためなのでしょう。

――文化の違いなんでしょうか、それともソンダース先生のお考えなのでしょうか。ずいぶんとオープンなんですね。

鈴木　ここでは死はタブーではなく、生と死が、今日と明日との関係のように、連続的なものとしてとり扱われていました。隣人の死によって、同室の人の心は動揺することはなく、心の準備ができるというのです。これは医療スタッフが、いかに温かく、しかも巧みに精神的ケアを施しているかの証左だと思いました。

それから、聖クリストファー・ホスピスには入所患者のケアのほかに、二つの機能があるともいっていました。一つは「外来」、そして二つめが「在宅」でがん患者を診ていくことだと。聖クリストファー・ホスピスはロンドンの東南部地域を受けもっていて、ホスピスのナースとその地域のGP（一般開業医）と一緒に患者さんを在宅で診ているとのことでした。

在宅のホスピスケアはとても大変だそうで、二十四時間待機制で、常時七〇～九〇名くらいのケアに追われていて、「これ以上労働過剰になればお手上げだ」とホイ博士は本音を述べていました。ナースは、「入所患者のケアよりも在宅患者のケアのほうがハードな仕事です」といっていました。

ただ、病棟看護師らの重い足どりや、疲れた表情、レスト・ルームで休息している彼女らの姿を見ると、この仕事は心身ともにかなりヘビーワークなのだなと想像されました。

鎮痛対応に驚く

鈴木　なかでも、もっとも私を驚かせたのは鎮痛剤の投与法でした。鎮痛剤オピオイドであるヘロインとコカインを混用した「ブロンプトン・カクテル」（Brompton cocktail）を、経口的に、しかも予防的に、「by clock」といいますが、経時的（四時間ごと）に投与して、がん患者の痛みをとり除き、鎮痛に成功した画期的なデータを示されたことでした。

わが国ではヘロインは市販されていませんが、ソンダース先生は「モルヒネで代用できる」といわれ、「効果としてヘロインはモルヒネの一・五倍の鎮痛効果がある」と説明されたのでした。

「なぜ、四時間ごとに投与するのですか」と問うと、「モルヒネの血中濃度が四時間後に薬理効果が半減するからです」という説明でした。

――「オピオイド」というのは。

鈴木 オピオイドとは、中枢のオピオイド受容体に作用して鎮痛作用を示す鎮痛薬の総称で、モルヒネはその代表的な薬で、ほかにコデインなどがあります。

――その当時、日本ではどのような鎮痛方法がとられていたのですか。

鈴木 当時、わが国では、オピオイド剤は痛みが出てから、鎮痛のため注射するのみでした。注射によってモルヒネ濃度は急激に上昇しますが、持続時間は短かく、鎮痛効果は一時的でしかありません。ですから、私はこの聖クリストファー・ホスピスの、経口的に、痛みの出る前に、予防的に鎮痛するという方法に非常に驚かされました。

――ブロンプトン・カクテルの調合はどのように行なわれているのですか。

鈴木 医師の指示で看護師が調合するとのことでした。実際、看護室では、看護師がブロンプトン・カクテルの調整をする姿が見られましたね。

——日本では、モルヒネは使われていなかったのですか。

鈴木 もちろん使ってはいましたが、緊急に鎮痛のための注射法だけでした。注射でやるものですから、急カーブで血中濃度が上がりますが、すぐ下がってしまうのです。だから絶対に長時間効かないのです。それが欠点でした。言い換えれば、日本の医者はモルヒネを経口的に投与するなど、まったく考えていませんでした。

聖クリストファー・ホスピスでは一人ひとり、この患者さんにはヘロインを何ミリグラム、こちらの患者さんには何ミリグラムと、薬局ではなくナースステーションでやっていました。

——日本では末期に、気管切開や酸素吸入が行なわれることもありますが、聖クリストファー・ホスピスではそうした治療行為は行なっていないのですか。

鈴木 ホスピスケアの大きな機能のひとつが、過剰な治療行為による、患者ないし家族が受ける苦痛を軽減するということにありますから、医師は疼痛管理第一ということで、鎮痛剤の経口投与をきめ細かくやっていました。

また、いわゆる輸液には反対なんです。たとえ口のなかを湿らすだけでも、あくまで「口からとる」という考えなんです。すなわち、安らかなよき死を迎えられるようにケアすることが主眼であって、そこにはケアはありますが、キュアはありません。

聖クリストファー・ホスピスのグリフィス医師が、「私どものところではライフスパンのなかで症状を緩和するということを考えているわけです。点滴をしないのは、点滴静注を行なえば、かえって患者に苦痛または不快感を与えるからで、自分の人生の最後の数日を点滴の針で患者をベッドにクギづけにするような、そういうことはしたくない、というのが私たちの考えです」といっているように、あくまでもキュアではなく、ケアという考え方です。

「ブロンプトン・カクテル」とは

――「ブロンプトン・カクテル」というのは……。

鈴木　「ブロンプトン」というのは、ロンドンのブロンプトン胸部疾患病院にちなんで付けられたもので、地名です。「カクテル」はその名のとおり「混成酒」という意味で、別名「ブロンプトン・ミクスチャー」ともいわれます。

ヘロインはモルヒネからつくる麻薬ですから、きわめて強力な鎮痛作用がある一方、依存性や「自律神経の嵐」と呼ばれる人格破壊のリスクがあります。そこでそのことを聞きましたら、「人格を破壊するとか、習慣性というのはない」と、彼らは強く主張していました。急にはう呑みにはできませんでしたね。

多くの論文をたくさんいただいてきましたが、私たちは半信半疑で帰ってきたのです。その後、私自身で試みてみましたが、本当にそのとおりでした。人格が破壊されたとか、習慣性が現われることはまったくありませんでした。

——わが国では、麻薬に対する拒否反応が非常に強いですね。麻薬＝犯罪と思っているところがあります。医療者にも、あまり使うべきではないという傾向があります。ですから、日本ではとくにペインコントロール、「疼痛管理」に対しては、ドクターはどちらかといえば関心が薄かったんではないでしょうか。

鈴木　ソンダース先生の行なった数々の業績のなかでも大きいのは、それまで麻薬は人格を荒廃させるということで、多くの医者から嫌われていたことを反証したことです。「痛みは激しくなってから抑えるのではなく、事前に防がなければならない」といいだしたのはソンダース先生でした。患者が痛みに耐え切れなくなって、うめいたり泣き叫んでから鎮痛剤を与えるのではなく、痛みの始まるのを予測して、痛みが激しくなる前に患者さん一人ひとりの、しかもそのときどきの症状に応じた鎮痛剤をきめ細かく量を加減して、適切な麻薬性の鎮痛剤を投与することで「ほとんどの患者の痛みを緩和できる」と主張し、そして実際にそれをやってみせ、その有効性を実証したことです。その結果、死にゆく患者が麻薬を濫用することはなく、むしろそれによって快適さを得ていることを研究によって明らかにしました。

——それが一九六二年十二月五日のイギリス王立医学学士院外科部会で発表された「がん末期における手に負えない痛みの治療」という論文というわけですね。それを契機として、医療界の麻薬中毒に対する誤解が氷解していったと。

鈴木　そうです。ソンダース先生は、その研究から、医師が麻薬の扱いに習熟すれば、副作用がほとんどなしに患者の痛みを緩和できると主張し、多くの患者さんのがんによる激しい痛みから解放していった。これはたいへんな業績だと思いますね。

しかし、そこにいたる過程はそう簡単ではなかったと思います。というのは、当時、ほとんどの医師は、がんで死にかけている重症の肺炎患者に対する抗生物質投与を停止することは患者の命を絶つに等しい行為と思われていました。そうした医療環境のなかで、ソンダース先生はそのような治療を中止し、すみやかに、できるだけ苦しまずに、自然に死に向かうことが許されるべきだと主張します。これは「患者に自然死を許す以上のことはしない」という、ソンダース先生の信念だと思います。

——それがのちの、「ホスピスは死を早めることも、遅らせることもない」というスローガンとなるわけですね。つまり「ホスピス」というのは、死にゆく過程を生の自然な一部とみなして、残されたクオリティ・オブ・ライフ、すなわち「生命の質」を保つことに焦点をおく。だからホスピスの患者は、人工呼吸器のような機械につながれたり、点滴やスパゲティのようにチューブを強制されたりしない。あくまで、慈愛とやさしさに満ちた雰囲気のなかで、生をまっとうする助けをする。それがホスピスだと。

鈴木　死にゆくプロセスを可能なかぎり快適に、そして豊かで、実り多いものにするというのがホスピスケアの本質です。

「ブロンプトン・カクテル」を日本に紹介

――「ブロンプトン・カクテル」を日本に初めて紹介したのは鈴木先生たちだったということですか。それまでなかったんですか。

鈴木　一八九六年に、H・スノーという医師が末期がん患者のために、アヘンやモルヒネとともにコカインを投与した記録があります。また一九二六年、先ほども申し上げましたが、T・ロバーツがロンドン・ブロンプトンにある胸部疾患病院で、その当時はやっていた肺結核の開胸手術の、術後の疼痛対策として「モルヒネ・コカイン混合液」を使用した記録があります。それで「ブロンプトン・カクテル」、または「ブロンプトン・ミクスチャー」と呼ばれるようになったのです。

――その初期の「ブロンプトン・カクテル」の組成というか、どのように処方されていたのですか。

鈴木　一九三七年の「British Pharmaceutical Codex」（英国薬剤処方集）によれば、

①塩酸ヘロイン（モルヒネでもよい）　一〇〇〇ミリグラム
②塩酸コカイン　一〇〇〇ミリグラム
③九〇%アルコール　一二五ミリグラム
④シロップ　二五〇ミリグラム
⑤水（クロロフォルム添加）　六二五ミリグラム

というものでした。

しかし、私どもが聖クリストファー・ホスピスを訪問したとき、付属研究所の臨床薬理部長であったトワイクロス（R. G. Twycross）博士は、二重盲検テストの結果から「塩酸コカイン追加は無意味」であること実証し、「塩酸モルビネだけで十分に鎮痛効果が保持できる」と、のちに報告してきました。

訪問したとき、ソンダース先生から「長期間持続の鎮痛剤を研究中だ」と聞かされました。これがのちに、わが国で市販された硫酸モルヒネ、「MSコンチン」です。

ついでにいいますと、埼玉県立がんセンターの武田文和先生がイギリスのホスピス関係者に、「なぜ、ワインなどを加えた水溶液を使用するのか」と質問したのだそうです。すると、「イギリスの医療現場では、病院やホスピス内でも、在宅でも、医師の指示に従って看護師が患者に投与する麻薬量を加減する裁量がゆだねられているためである」というのが、その理由だったそうです。

――つまり、水溶液でなくてもいいと。

鈴木　そうです。その後、この「ブロンプトン・カクテル」を含めた鎮痛剤投与に関しては、私も班員の一人でありましたが、「対がん戦略・終末期ケアの研究」のなかでもいろいろ討論があって、粉末や錠剤でも十分効果が得られるとの合意がなされ、「あえて水溶液にして投与する必要はない」という結論になっています。

――それまで「ブロンプトン・カクテル」のことは、日本では誰も知らなかったのですか。

鈴木　誰も知らなかったですね。「ブロンプトン・カクテル」が使われるようになったのは私たちの訪問以後のことです。

――ホスピスの入所期間はどれくらいですか。

鈴木　入所（入院）日数は、終末期の入院平均日数が二十四日、その中央値が十二日（一九七五年時点）で、わが国の長期入院にくらべて短いことにも驚かされました。

家族を参加させるという考え方

――シシリー・ソンダース博士という方は思想家ですね。あるべき姿のイメージをもっておられる。人間の死に対する精神をもっておられますね。

鈴木　そう思います。ソンダース先生が、「患者はみな、ひとりひとり異なった存在であり、いかにして患者個々の欲求を満たしうるかを追求する際には、そのことがまず考慮されなければならない」というように、哲学がその背景にあるのでしょう。

これはあとで話題になるかと思いますが、ソンダース先生のもう一つの功績は、どのような治療を行なうか、あるいは行なわないかを決定する際に、つまり「治療の意志決定」に患者とその家族を参加させたことです。一九六〇年代において、治療について患者自身の意見を聞くというのは革新的な発想でした。

聖クリストファー・ホスピスの由来

――聖クリストファー・ホスピスは何に由来するのですか。

鈴木　聖クリストファーというのは旅行者の守護聖者であり、伝説上キリストを背負って川を渡った巨人として知られています。そこで、死に際し、この世からあの世に渡ろうとする人々のための最後の安息所にしようとする悲願から「聖クリストファー・ホスピス」という名称が使われたのです。ホスピスとは「この世からあの世への中継所」という意味です。

――ソンダース先生は「きわめて敬虔なクリスチャン」として知られています。

鈴木　そのとおりで、その背景にはキリスト教の精神が息づいています。欧米のホスピス運動はキリスト教の教義、信仰に支えられるところが大きいといわれています。実際、聖クリストファー・ホスピスもクリスチャン財団によって運営されています。

見学したとき、聖クリストファー・ホスピスの礎石には、新約聖書『マタイによる福音書』二六章三八節の「ここに待っていてわたしと一緒に目をさましていなさい（Watch with Me）」という言葉が刻まれていました。

また、新約聖書からその数節を引用させていただければ、たとえばコリント人への第一の手紙第一五章四二節「死者の復活も同様である。蒔《ま》かれるときは朽《く》ちるものでも、朽ちないものに復活し」、また四四節「自然の命の体が蒔《ま》かれて、霊の体が復活するのです」とあります。それがホスピスケア思想の背景になっています。

——ところで、失礼ですが、聖クリストファー・ホスピスへは皆さん自費で行かれたのですか。

鈴木　もちろんです。

——それはすごいことですね。開業医の先生方がどこからの援助も得ず、自腹を切ってイギリスのホスピスを見に行ったことだけでもすごいのに、しかもそれが大学の先生や病院の先生でないことに価値があります。まだ疼痛管理をやっている医療者もいない日本において、これは革命的な出来事だったといってもいいのではないでしょうか。だから、朝日新聞の藤田真一さんも支援したんだと思います。

日本においていかにすべきか

――さて、先生はホスピスを見学訪問して日本に帰ってこられるわけですが、どんな感想を抱かれましたか。

鈴木　このキリスト教をバックボーンとしたイギリスでのホスピス医療の実践を、ヨーロッパからはるか離れた日本においていかにすべきか、ということばかり考えていました。私たち日本人も人間であるかぎり、死はなんぴとにもおとずれます。ホスピスケアは身体のケアももちろんですが、心と魂のケアもきわめて重要です。そして、医師やナースがこの「日本人の心」に精通しなければ、患者や家族への満足なケアはできないのではないか、と思うようになりました。

そして、コミュニティのなかで死は看とられるべきではあるけれども、そのコミュニティの構成因子であるわが国の人びとの精神風土をしっかり理解していなければならないのではないか、との結論にいたりました。そこで日本の文化、精神風土というものに五感を傾けていきました。

もうひとつ、当時、末期がん患者がしだいにがんセンターや大学病院のベッドを占有しはじめており、その在院日数が確実に伸びていて、検査や治療できる新しい患者さんの入院を遅らせる状態を引き起こしているのではないか、ということが念頭にありました。

さらには、在宅でケアすることは、たとえ聖職者としての意識に支えられたとしても、介護する多くの家族に負担を強いることになるだろう。やはり、わが国にも、日本の精神風土にあった末期がん患者ケアシステムが必要ではないだろうかと考えました。

そしてそれは医療担当者のみならず、国民がどのような末期医療を望むかという、医療の本質についてのフィロソフィー、換言すれば死に臨み、どのようなケアが人間としてもっともふさわしいかを問い直すことから始まるのではないか。それにはみずからが末期患者の死を看とり、実践を通じて、患者やその家族から学んだことを社会に報告していくことがまず第一歩であろう、と私は考えました。

日本にホスピスを紹介

――そして帰国後、一九七七年（昭和五十二）七月十三日の朝日新聞夕刊に、鈴木先生ら「実地医家のための会」のメンバー五人がイギリスのホスピスを訪問したことが大きく取り上げられるわけですが、書いたのは社会部の藤田真一さんでした。この記事が日本で初めて「ホスピス」を話題にした最初の出来事でした。反響はどうでしたか。

鈴木　記事はインタビューというかたちで、朝日新聞の夕刊で全国に報道されました。反響はすごく、電話や手紙が殺倒しました。

じつは、イギリスに行く前に藤田さんに相談したんです。そしたら藤田さんが、「なにも大学の先生に行かせることはない。あなたたち自身で行ってらっしゃい」といわれて、この一言に非常に助けられました。それで帰国するとすぐに連絡があって、「きみのことはインタビューするから待っててくれ」といわれた。それであの記事になったのです。私は人とのこういう出会いがあってここまでこられたということに、とても感謝しています。

――藤田さんとはどういう関係だったんですか。

鈴木　藤田さんは当時、東北大学の脳外科で植物状態の患者さんについて取材していて、そのことで「実地医家のための会」に来るようになったのです。それは『植物人間の記録』として連載され、単行本（一九七七年刊）にもなりました。

――藤田さんは古武士然としたところのある人でしたね。私もずいぶん鍛えられました。

藤田さんはよく、「一人の人間の歴史をつき詰めていけば社会全体が見えてくる」といっていました。社会や制度から見るのではなく、一人の人間をとことんつき詰めていくことで本質が見えてくると……。

鈴木　いかにも藤田さんらしいですね。

――藤田真一さんのおじいさんという人は、栃木の那須藩の下級武士だったそうです。藤田さんが十五歳のとき、そのおじいさんが東京にやってきて、元服の年を迎えたというので「切腹」の作法を教えられたといっていました。左から右にもっていって、そして下から上に引いて腑す。すごいですね。

お父さんという人も「武士は渇しても盗泉の水を飲まず」といって、ものごとの筋道、正義にもとることをしないこと、どんなにひもじくても、どんなにのどがかわいても、他人のものを盗んだり、筋道を曲げたりしてはいけない、と口やかましくいっていたそうです。藤田さんの家は貧乏だったそうですが、「貧乏なことはけっして恥ではない。しかし、他人のふところをねらうような罪を犯した場合は許さない。おれが貴様を成敗してやる」といっていたといいますから、あの古武士然とした態度も納得というものです。手紙といえば候（そうろう）文でした。そうした「サムライの教育」は、戦後のある時期まで、日本には残っていました。

鈴木　もうひとつ、これは歴史的経過を正確に書き残しておくためにも、私はあえてここで強調しておきたいのですが、聖クリストファー・ホスピスを訪問し、その疼痛対策の実際を目のあたりに見て、多くの文献をいただいてきたのは、私のほかに、渡辺淳、佐藤安正、神田修次、北川欣也の五人の仲間だったことを記しておいてほしいと思います。

読者の反響から考えたこと

――反響としては、どういう内容のものが多かったですか。

鈴木　報道されるや、各方面から聖クリストファー・ホスピスやシシリー・ソンダース先生の業績、それに「ブロンプトン・カクテル」などについて、いろいろ問い合わせが殺到しました。そのなかに、国立療養所東京病院の間瀬美知子（現姓・中島）先生から、「原著を知らせてほしい」という依頼がありました。私はすぐコピーしてお送りしたと思います。

患者さんやその家族からの問い合わせがたくさんありましたが、なぜか医師からの問い合わせはありませんでしたね。

――市民からの反響というのは。

鈴木　医学の進歩には著しいものがありますけれども、がんの終末期においては七〇パーセントの人が激しい痛みで苦しんでいるということを実感しました。ですから、その痛みを除くということで市民は大いに期待していました。「誕生の医学」はありますが、「終末の医学」も必要だと痛感しました。

ミニ・ホスピスを実践

――それでみずからホスピスケアの実践を思い立つわけですね。

鈴木　そうです。しかし当時、文献や教科書も乏しかったので、聖クリストファー・ホスピスからいただいた症状コントロール（疼痛対策）を資料として、暗中に模索するようにはじめたのですが、そのときはすぐやってきました。

子宮がんから全身転移していた患者（六十六歳）さんがおられ、在宅で自家製のモルヒネ剤を赤玉ポートワインに混ぜた「ブロンプトン・カクテル」（塩酸モルヒネ・カクテル）を試すことにしたのです。方法は、聖クリストファー・ホスピスで教わった予防的に投与するという方法で、鎮痛はみごとに成功しました。点滴は一度だけでした。

――具体的に教えてください。

鈴木　この方は明治四十四年（一九一一）生まれの女性で、新聞記者だったご主人と早くに死別し、私が初めて診た昭和三十六年には、すでに小料理屋の女将（おかみ）をしておりました。しかし職業がらでしょうか、彼女には栄養過多と運動不足のために肥満があり、診察してみると、すでに軽症のインスリン非依存型の糖尿病がありました。

しばらくして、私の食事指導が甘かったのか、それとも職業がら食事制限を守ることがむずかしかったのかわかりませんけれども、昭和四十九年の夏の午後、とつぜん「胸が苦しい」といって来院したのです。診察と心電図検査の結果、急性心筋梗塞の疑いがあることから当院に一日入院してもらい、明くる朝、東京女子医科大学病院心臓病センターに転院させることにしました。その結果、「高位後壁梗塞症」ということで、二カ月にわたる高度医療を受け、退院しました。

退院後、彼女は小料理屋を閉じ、娘さん夫婦と三世代同居生活を始めたのですが、永年の過労がたたったのでしょうか、翌五十年の秋に子宮がんが発見され、手術を受けたのですが、長時間の麻酔に心臓が耐えられず、第三期に進行していた病状からも根治手術はできませんでした。そのため、翌五十一年秋には左下腹部に腫瘍を触れるようになってきました。

無情にも腫瘍はしだいに増大し、私がイギリスのホスピス訪問から帰ってきた五月ころには、痛んでは止まるといった間欠的な腹痛と右胸痛を訴えて、ペインコントロールが必要な状態になっていました。

——そこで「ブロンプトン・カクテル」の処方となるわけですね。

鈴木 そうなんですが、じつは正直にいうと、最初うまくいかなかったのです。それはイギリスのホスピスから学んだ鎮痛管理に習熟していなかったせいもあり、疼痛を十分におさえることができなかった。塩酸モルヒネ内服や鎮痛坐薬、および抗うつ剤投与をつづけたのですが、六月二十三日からは毎日往診が必要になりました。ついには、反復する疼痛発作と不安感のために、一日に二回か三回、ときには深夜におよぶ往診を求められるようになったので、本人の強い希望もあり、入院させることにしました。

入院後、私は徹底した呼吸管理と疼痛対策に重点をおくとともに、しだいに「ブロンプトン・カクテル」による疼痛管理にも馴れてきましたので、この「ブロンプトン・カクテル」はきわめて奏効するようになりました。

その効果を目のあたりにして、私のこれまでの麻薬に対する偏見と不安は徐々に取り払われていきました。患者さんは最期まで精神的な乱れもなく、人間としての尊厳を保ったまま、一抹の不安もみられず、静かに息をひき取りました。

――その自信が「ミニ・ホスピス」活動へと進展してゆくわけですね。

鈴木　そうです。そこで私は、当院のベッド五床を活用するとともに、在宅でもホスピスケアをはじめることにしました。それは、地域のがん患者さんの痛みを少しでも取りたいと思ったからです。これがいまいわれた、初期の「ミニ・ホスピス」活動でした。

しかしそのころはまだ、モルヒネは麻薬中毒になるとか、人格が荒廃するといった根拠のない流言のため、多くの医師はモルヒネ経口投与に躊躇していました。ですから、当時「ブロンプトン・カクテル」の有用性を信用する医師はいませんでした。しかし、私はイギリスのホスピスの鎮痛策を信じ、がん患者に経口的に鎮痛剤投与をつづけました。

——聖クリストファー・ホスピスを訪問して、鎮痛対応をご覧になって、それを実践したのは鈴木先生だけですか。

鈴木　そういうことになります。ホスピスを訪問見学した医師は五人でしたが、帰国後、オピオイドの経口的鎮痛療法をただちに試行したのは私だけでした。

イギリスでは、モルヒネではなく、ヘロインが使用されていましたが、わが国ではヘロインは製造されておらず、また「コカインは二重盲検検査で不用です」とソンダース院長から知らせてきました。そこで私は、まったくコカインを使用せず、事実わが国では販売許可されていませんでしたから、モルヒネ末を赤玉ポートワインに一定量を溶かし、一日六回、がん患者に投与しました。

以後、一九八九年、薬効時間の長い「ＭＳコンチン」（硫酸モルヒネ）が市販されるまで、当院では塩酸モルヒネ末や錠剤に赤玉ポートワインを加え、「和製ブロンプトン・カクテル」をつくり、がん患者さんに服用させて鎮痛に成功してきました。

——「ブロンプトン・カクテル」の有用性と非依存性は実証できましたか。

鈴木　つぎに紹介する一例は、その答えとなると思います。

この方は七十歳の男性で、不動産業を経営しておられました。腰痛と全身の骨・関節痛のため、都内のA病院を訪れたところ、前立腺がんですでに全身の骨に転移していました。その後、T大学病院で睾丸摘除術を受け、退院したのですが、しだいに全身に激しい疼痛が各所に起こってきました。当院に近いこともあって、在宅で「ブロンプトン・カクテル」（塩酸モルヒネ）による除痛法を行なうことにしました。

投与法は最初、一回六～七ミリグラムで、八時間ごとの投与です。しかし、あまり効果がありませんでした。除痛濃度には足らなかったのだと思います。そこで、一回一〇ミリグラムを六時間ごとに投与することにしました。それでかなり除痛できるようになったのですが、それでもまだ不完全でした。その後、排尿障害も加わり、奥さんの体力も限界だったことから、当院に入院させることにしました。このころがもっとも痛みが強かったですね。

それで塩酸モルヒネを増量して、一日二四〇ミリグラムを、四時間ごとに四〇ミリグラムずつに分けて投与することにしました。それでやっと完全に除痛に成功しました。

投与期間は約九カ月にわたりましたが、入院一カ月後には疼痛を訴えなくなり、一カ月半後には禁断症状もなく麻薬を脱却できました。患者さんはその十八日後に死亡されました。

この事例から、従来いわれてきた麻薬の長期使用による禁断症状や身体依存性は、適切な投与であれば、三～四週かけた漸減法により、禁断症状を出現させることなく中止できるということを実証できたと思います。

まさにソンダース先生がいった、「医師が麻薬の扱いに習熟すれば、副作用なしに患者の痛みを緩和できる」。その言葉どおりでした。

――先生はただたんに聖クリストファー・ホスピスの全人的ケアの技術に感動したというよりも、ソンダース先生の思想、精神というものに直に触れて感動したのではないでしょうか。それはセンチメントではなく、本当の感動だったでしょう。だから行動が伴った。そう思います。

日本の精神風土にあったホスピスとは

――先ほど先生は、「わが国にも、日本の精神風土にあった末期がん患者ケアシステムが必要ではないか」とおっしゃいました。それは言い換えれば、日本人の死生観に立脚したホスピスケアとは何か、ということになります。

鈴木　まさしくそうです。日本人の死生観に立脚したホスピスケアとは何かを思索していた私に、この思いに結びつく思想として強く影響をあたえたのは、深い思索に徹した哲学者・和辻哲郎（わつじてつろう。一八八九～一九六〇）の『風土』と、民俗学者・柳田国男（やなぎたくにお。一八七五～一九六二）の『遠野物語』や『先祖の話』でした。

柳田国男の『先祖の話』のなかにはこうありました。

「どうして東洋人は死を怖れないかということを、西洋人が不審にし始めたのも新しいことではないけれども、この問題にはまだ答えらしいものが出ていない。怖れぬなどということはあろうはずがないが、その怖れにはいろいろの構成分子があって、種族と文化とによってその組合せが一様でなかったものと思われる。生と死とが絶対の隔絶であることに変わりはなくとも、これには距離と親しさという二つの点が、まだ勘定の中に入っていなかったようで、少なくともこの方面の不安だけは、ほぼ完全に克服し得た時代が我々にはあったのである」（「死の親しさ」）

連日空襲下という熾烈な環境のなか、多くの若者が死んでいく異常な状況のなかで、日本人の本来いだいていた〈死〉の意識を、柳田国男はそう書いていました。民衆のなかに深く分け入った彼の考察は、当時の日本人の心情をくみとっていると思いました。

もうひとりは、文芸評論家だった古谷綱武（ふるやつなたけ。一九〇八～一九八四）の『私の中の日本』でした。古谷氏はイギリスで外交官の子として生まれたのち、日本に帰り、西洋とわが国のものの考え方に対峙された方です。

――古谷綱武さんは、私の文章の先生でもあり、師匠でもありました。「有用なものであれば社会が迎えにくる」という信念をもっておられ、私はいまでもこの言葉を信じています。また、「誠実さは、人間のあらゆる能力のなかでももっとも優れた能力である」ということを教わりました。一度、品川のプリンスホテルで鈴木先生と奥様、そしていま先生のあとを継いでいるご子息の央（ひろし）さんと古谷先生、その奥様である評論家の吉沢久子さんの五人でお茶を飲みながら話したことがありました。

鈴木　そうでしたね。古谷綱武さんは佐々木さんの紹介でした。その古谷さんから、日本の歴史、文化、精神風土というものを教わりました。古谷さんは『私の中の日本』のなかで、私たちの心を育てたのは、わが国の気候風土であったと、次のように述べています。

「長い夏と長い冬、そして短い春と秋、それが日本民族を育てて日本民族がここに生きてきたこの日本列島の四季であった。他の地域とはやや別の四季がここにあった。夏は海からの湿った風が、この列島の上を大陸に向けて吹く。湿潤が、夏を雨季にした。その夏の雨が、森林に覆われていたこの列島に植物を繁茂させ、やがて、ここをひらいて農耕に生きた人たちの作物を育てた。（…中略…）しかし、この列島でのその変化は、激変という変化ではなかった。この列島での気候の変化は、きわめてゆるやかに、そして微妙なやわらかさをもって、移り変わったのである。それが、この列島における四季の変化の特色であった」

紀元前二～三千年前から、この日本列島に北や南から稲作水田農業の技術をもった人びとが渡来し、世界でもまれなほど四季の移り変わりをしることができたこの土地で生活を始めたこと、そしてその気候風土が、この地にすむ人びとの精神構造に、ながい歴史を通じて、国内の地域による特性は少し変わったとしても、ほぼ共通のメンタリティー、人生観や死生観を育んできたのではないか、ということを教えられました。

そして、島国であったために、ながいあいだ単一民族として単一言語を保持できたことや、歴史的には仏教や儒教の外来思想が伝えられたけれども、それを日本的に調整し、精神的栄養素として同化させてきたといったことを教わったわけです。

その後、日本は明治維新をへて、西洋の科学技術文明とともに思想・哲学、そしてキリスト教が入ってくるわけですが、その移入されてきたキリスト教思想をわが国の人びとの多くは、それを受容するにあたって、態度を「あいまい」のままにして過ごしてきてしまっているところがあります。しかし私は、人間である以上、誰しも心の支えを求め、また生あるものはいつか死をまぬかれないことを、多くの人びとはよくしっていると思います。

そのことを教えてくれたのが、森有正（もりありまさ。一九一一～一九七六）という人の存在でした。彼は日本に生まれ、パリに渡り、かの地で一生思索の生活を過ごした日本人です。彼は日本人であると同時に、クリスチャンでもありました。

彼は『土の器に』（日本基督教団出版局、一九七六）の「日本人の心」のなかで、「日本人のものの考え方は、キリスト教の思想であっても、あるいはヨーロッパの思想、ギリシャの思想であっても、それを考えるときに、日本人であるということを忘れると本当の理解ができなくなる」といって、日本人の魂を本当に深く理解した人として、本居宣長（もとおりのりなが。一七三〇～一八〇一）を挙げています。

本居宣長は「もののあはれ」という見方を示した人ですが、その「もののあはれ」をしるということが、人間にとって大事である。そして、「もののあはれ」そのものではなくて、「もののあはれ」をしるということが重要であるといっています。

「もののあはれ」というのは、簡単にいえば、人間のエモーション、感動のことです。「あはれ」は「ああ、はれ」で、「ああ」としみじみとした感動を表します。つまり、「もののあはれ」をしるということは、人間はいつも自分の感動、自分の思考を主体としてものを考えるということです。

そして本居宣長は、日本人には「古道」というものがあり、古（いにしえ）からの人間の踏むべき道はひとつだといっています。宣長は、「たしかに儒教という教えは立派な教えだけれども、儒教は聖人君子の道である。ところが人間は決して立派ではないではないか、いろいろなことに迷ったり、悩んだり苦しんだりする。つまり自分がそういうことを本当に自覚し、それを知ることが本当の人間になることで、それこそが『もののあはれ』をしるということである」といっています。これは、本当に自分自身が、第一人称としての自分をしっかり把握すること、それが「もののあはれ」をしることだと私は思うのです。

それからもうひとつは古道、すなわち『古事記』に現われてくる自然の神道です。これはむずかしい哲学上の言葉を使えば、宣長の古道は価値論ではなくて存在論だということです。日本はそういう国として生まれている。そこに日本人の本当の心のふるさとがあり、そこに日本人が物ごとを本当に感動する源泉があるというのです。

そして宣長は、すべて人間の事柄において、三つのこと、すなわち心、言葉、それから業（わざ）を挙げています。長くなりますので省略しますが、宣長はこれらを『初山踏（ういやまぶみ）』（一七九八）で、その方法叙説を述べています。

――古道あるいは国学というのは、儒教や仏教が渡来する以前における日本固有の文化・精神を明らかにしようとする学問ですね。

鈴木　そうです。この本居宣長の思想は、そのままわが国の、しかも現代のホスピスケアの源泉になるのではないかと、私は思いました。

人間はいかに栄えたとしても、その四季のごとく、いずれ冬、すなわち死を迎えます。まさに「もののあはれ」を、私たち日本人は誰でもがこの国土で感じている本質です。その人間の本当の姿（ライフサイクル）を、医療者も、患者も、そしてその家族も、自覚するところからホスピスケアは始まるのであって、イギリスでキリスト教の土壌で生まれたホスピスが、ここで初めてわが国の伝統的な精神風土に合わせて、本来的になくてはならない思想となり、受肉化されるのではないか、という結論にたどりついたのです。

――先生のその考え方は、日本のホスピスケアにおける重要な思想になると思います。

敷島の　大和心を人問わば　朝日ににほふ山桜花

これも本居宣長の歌ですが、「敷島」はもちろん枕詞で、「大和」にかかる言葉です。「敷島」というのは、島を敷きつめた、それによってできているという意味です。この歌は戦争中、山桜花のように潔く散るという意味で用いられ、軍部や右翼ナショナリストによって、日本人の精神であると喧伝されました。しかし、精神科医で歌人の斎藤茂吉らは「この解釈は間違っている」といっています。

司馬遼太郎さんと親交のあった評論家の松本健一（麗澤大学教授）さんによれば、「朝日ににほふ」というのは「香りがする」という意味ではなく、「赤い色が映えている」という意味だというのです。ですから、「朝日ににほふ」というのは、朝日にあたって「匂う」という意味ではないのです。

丹（に）は赤い色で、秀（ほ）はものの先端など、抜き出て目立つところで、「ふ」は動詞化する接尾語です。ですから、「にほふ」というのは赤い色（丹）が表面にあらわれ出て（秀）目立つという意味なのです。小さくて、ほのかな、かすかな赤で、匂いもあるかわからない山桜花が、朝日にあたった瞬間には、そのほのかな赤が燃え出るような生命力の旺盛な赤になる。そして匂いも出てくる。

これを先生の言葉に重ね合わせていえば、どんなささやかで、はかなく、貧しくて、目立つこともなく、幸薄い人生でも、また苦々しい人生でも、あるいは恵まれた人生であったとしても、それを引き受けて「に（丹）ほ（秀）」いたたせていくのだ、ホスピスケアを受けたときには」と言い換えることができます。そこには民族・宗教の壁はありません。それぞれがみんな頑張って生きている、そしてそれぞれに美しい。そして最期の一瞬において、その輝きを発揮するときがあるのだということになります。そうした人生の最期の一滴の生命力をたたえ、人生の意味を見いだしてあげるのがホスピスケアの存在ではないか——。そういうことができます。

「死の臨床研究会」の発足

河野博臣先生との出会い

――一九七七年は、日本の終末期医療にとって、まさに「節目の年」でした。そのひとつの出来事が、鈴木先生らの聖クリストファー・ホスピス訪問のインタビュー記事が朝日新聞で報道され、広く一般の人々にもホスピスの存在が知るところとなったことです。もうひとつの出来事は、「死の臨床研究会」の創立でした。その中心的役割を果たしたのが、神戸の河野博臣先生でした。

河野先生はターミナルケアへの開眼へのきっかけを、「肉親の死、しかも幼い次女の交通事故死であった。……私は子どもの死に出会ってはじめて、死んでいった患者のことを思い出したのである」と述べていますが、これはどういう事情だったのでしょうか。

鈴木　河野先生は、昭和三十三年（一九五八）に娘さん（次女）を特急電車にはねられるという事故で亡くされたんです。次女を亡くされてから、医師としてより親として子どもに何ひとつ援助できなかった無力な自分に、うんざりしておられた。そんなとき、ある患者さんから、こういわれたそうです。それは、肝硬変から肝がんになって死んでいった五十九歳の妻を看とった夫からでした。

「以前、父を看とったときに主治医がきてくれなくて、当直の若い医師が最後の脈をとってくれたのです。病室を出て裏の広場を見ると、そこで主治医が自分の黒い乗用車をみがいているのを見てしまったのです。私は残念やら悲しいやらで、その場から逃げるように去りました。患者の死より、自分の車のほうが大切である医師は、本当に医師といえるのでしょうか?」

それを聞いて河野先生は、がんが再発して死んでいく患者を見ても、自分の子どもを交通事故で亡くすまでは、医学的にそれは当然の結果であり、とくに驚くことではないように思ってきた。しかし、子供の死は当然のように、自分の死について考えなければならなくなると同時に、死んでいくということが、患者本人にとってはもちろん、家族にとってどんなにつらいものなのかが少しずつ身をもってわかってきたように思った。そのとき初めて、患者と家族の離別の苦しみがどれほど悲しいものであるのか、子どもを失った私には共感することができた、と思ったそうです。

――河野先生のいう「共感」は「共苦」と合わせ身のように感じます。

鈴木　「共感」という言葉をお使いになられた河野先生に、それこそ私は同意します。

そしてこうもいっておられました。

「子どもをなくしてから、私の治療は成功よりは失敗と思える結果が多くなったように思えた。手術し、薬を使って症状がよくなった患者を見ると、それまでは自分の力のすばらしいことを誇っていたのに、症状がとれた患者の顔に喜びよりは苦悩がひそんでいるのを見ると、いままで成功と思っていた治療が、ときに患者を苦しめていることを知るようになった。……子どもの死は私の死となった。そして患者の死は、私の心の中のテーマとなっていった」と。

河野先生は、医師である自分がいかに無力であるかをつくづく知らされることになった、と回顧していました。

――その心境は、鈴木先生が義理の弟さんを肺がんで亡くされたときと同根ですね。

鈴木　河野先生は私との対談で、死の臨床に取り組むようになったのは、がん末期の患者さん、手術も薬も効かない患者さんに対して、人間として、また治療者として、どういうアプローチがあるのかということを少しずつ研究しはじめたのがきっかけだったといっていましたね。

河野先生は外科医ですから、ご自分で手術をして実際に患者さんの状況を見ていましたから、そうした死にゆく人びとの症例をたくさんもっていた。しかも、どうしたらよいかということも知っておられた。

――それらの知見をまとめたのが『死の臨床――死にゆく人々への援助』（医学書院、一九七四）ですね。

鈴木　そうです。先生は心身医学から死の問題を追求して、その成果を「死と看護」（一九七三）というタイトルで一年間、『看護学雑誌』に連載され、それが単行本化されて『死の臨床――死にゆく人々への援助』として出版されたのです。

――「死と看護」の連載は、当時、ナースのあいだで大変な反響だったそうで、前出の梅田嘉子・渡会丹和子両氏の論文には、「一九六九年から一九七八年に多大な影響を与えたのは、河野博臣医師の一九七三年の一年間に亙る論文『死と看護』であり、とくに患者の心理的側面の追求であった」とあります。

鈴木　河野先生はのちに、「死と看護」の連載は自分でも驚くほどの早さで書き進んだといっていました。なかでも河野先生がいちばん驚いたのは、たくさんのナースが死にゆく患者のケアに苦しみ、悩んでいることだった。しかも、同じ医師から共感を持たれると思っていたのが、現実は医師の共感は少なくて、ほとんどはナースだったと驚いていました。それで、「これで自分の医療の進む道が示されたと思った」といっておられました。

――「死の臨床研究会」の名称は、その『死の臨床――死にゆく人々への援助』によったものだと聞きました。

鈴木　河野先生は「死の臨床研究会」の発足の前から、ターミナルの患者さんに対して医療的援助のあり方を考えておられ、とくにターミナルケアの主役をなすナースの人たちが、ターミナルの患者・家族にどういう援助を与えていったらいいかという問題にたいへん悩んでいることに心を痛め、医療は死にゆく患者さんのことについてはほんの少ししかわかっていないし、またこの死にゆくプロセスにおける人間の心理、身体、社会的問題、宗教的な問題、これらはまだほんの少しもわかっていない。これらのことを少しでも明らかにするために、医療者だけでなく、あらゆる分野の人たちがこれらの問題に参加していくことが、この死の臨床研究の根本的な問題だ、といっていいましたね。

――河野先生を「死の臨床」に駆りたてたのは何だったと思われますか。

鈴木　河野先生は、ホリスティックな、全人的レベルからこれらの患者のアプローチ、つまり「ホリスティック・メディシン（holistic Medicine）」を基礎においた「死の臨床」を考えていたようです。そしてキュアからケアへ、それが「死の臨床研究会の大きな目標だ」ともいっておられました。

患者が平和に、そして、安らかに死ぬことのできる看護と援助、そういう技術とかケアを勉強する。患者さんの痛みをいかに緩和してケアしていくか——。それが河野先生を「死の臨床」へと傾斜させていった動機だったと思います。

同じ開業医として

——河野先生との接点はどんなところにあったのでしょう。

鈴木　河野先生とは「死の臨床研究会」ができる前から手紙のやり取りをしていて、その後、私の家までこられて、「病院の医者でない実地医家として死の臨床の研究をしようじゃないか」ということになったのです。

——河野先生とは同期ですか。

鈴木　いえ、河野先生は私より一つ上で、一九二八年（昭和三年）の生まれですが、昭和二十九年に久留米医大を卒業されて、九州大学・京都大学などで研究され、さらに同志社大学の樋口和彦教授にユング派の精神分析を学ばれた。そのころから心身医学に興味をもたれて、九州大学の心療内科でも勉強されておられました。

前にもありましたように、河野先生はお子さんを列車事故で亡くされて、ふつうだったら死の問題から逃げるのがあたり前と思いますが、逆に先生はユングの心理学まで学んで、そ

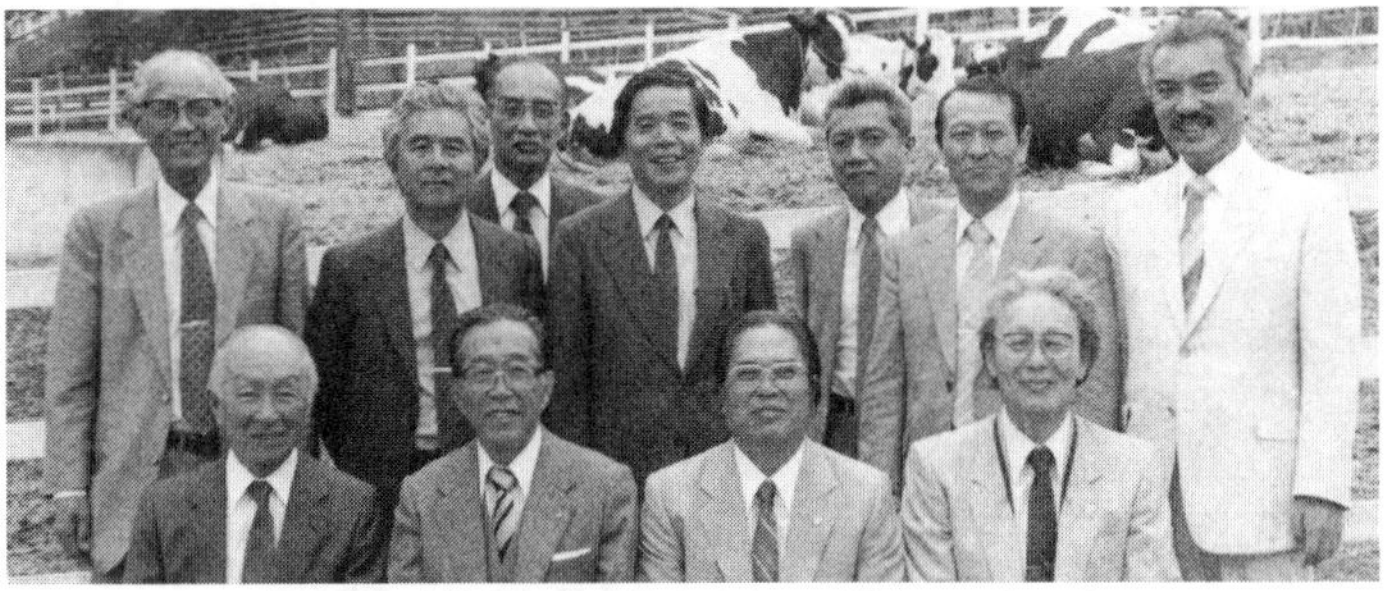

神戸での「実地医家のための会」の例会のスナップ。
後列中央（左より四人目）が河野博臣先生、左より二人目が松坂勲先生。前列右より二人目が著者。前列左端が永井友二郎先生。

れを医学のなかに取り入れようとされた。当時、そういう方はほかにいませんでしたから、私は手紙を出したり、訪ねて行ったりしました。そしたら、

「君もそうか、そんなことがわかっているのか」

といわれて、お互いに同志だと感じましたね。それで河野先生にも「実地医家のための会」に入っていただきました。私もよろこんで「死の臨床研究会」に入会し、そこで発表するようになりました。

――河野先生のご家族とも親交があったのですか。

鈴木　ええ、河野先生の家は神戸市の垂水区にあって、訪れると穏やかな家族に囲まれていて、暖かい家庭でした。同じ開業医のよしみからか、気心が通じあって、お互いにお宅を交流往復する関係になっていました。先生は外科の臨床医だけではなく、心身医学を学ばれ、ユング派の箱庭療法などの心理療法をがん患者に活用され、実地診療にも熱心でした。

もうひとつ、これはあとになってわかったのですが、二人ともクリスチャンだったということで、人間の生と死とを考えていたということですね。

――お二人ともクリスチャンというのが共通点だということですが、鈴木先生はどうしてクリスチャンになられたのですか。

鈴木　だれにも人生が、そして精神史があるように、私にも心の歴史がありました。戦後間もない旧制高校時代、私はふとした機縁からローラ・モークさんというすばらしいアメリカ人の宣教師に出会いました。彼女は大正三年、二十八歳で来日し、教会や自宅でバイブルクラスを開いて、多くの学生を教育していました。そして第二次大戦中も帰国を拒み、抑留所で不自由な生活をつづけながらも、日本と日本人のために祈った本当の愛の人でした。

青春時代の私は、そんな圧倒的な彼女の人格に感化され、イエス・キリストの信仰に入ったのです。それから、そのころに読んだシュヴァイツァー博士の思想『生の畏敬』は、私の心に深い感銘を与えましたね。

死の臨床のかたち

――河野先生の考える「死の臨床」のかたちとはどんなものだったのでしょうか。

鈴木　河野先生は、がん患者さんの痛みをいかに和らげていくか、たんに臓器的な痛みだけではなく、心理的・精神的な痛み、社会的な痛み、宗教的な痛みを分析的に見れるとともに、これら相互に関連し合っている全人的な痛みに対して、どう対応していくか、どうケアしていくか、そうしたテーマを主体的に、新たな地平を拓こうとしていたように思います。

患者にいろいろな処置とか点滴とか、いわゆるdoingよりは、患者さんのそばにいて、患者さんの心中を見すえて話を聞いていくという、患者さんとのコミュニケーションを主としたbeingというものをより大切な高い価値として多く取り入れていこう、それが河野先生の「死の臨床」の目標だったように思います。

河野先生はのちに、私との対談で「死の臨床研究会」への熱い思いをこう語っていました。

「死の臨床研究会は患者から離れないでやっていこうと思った。そして、決して学会にはしないことを心に決めた。学会になれば、えてして患者本人から離れて論理だけが追究され、いつのまにか患者不在になってしまう。私たちの仲間が『死の臨床研究会』をつくったときに、まず初めにこういうことをいったのです。死の臨床というのは『臨床』場面から離れて成り立つものではない、臨床から離れないでやろうじゃないか、とね。つまり、決して『学問』にしないようにしようということだった。

ところが、いまや死の臨床は学問になろうとしている。だから、もし学問にするのなら、生きた学問にしなければいけない。学問というのは確かに分析です。しかし、死にゆく人たちはほうっておいても分解し崩壊してゆくわけですから、われわれがしなくてはいけないのは〈統合〉というアプローチなのです。……私たちは日本の現代社会の実情をよく理解しないと、死の臨床へのアプローチや、死の臨床がいかに大事かということが根づかないと思う」

この河野先生の思いは失くしてはいけない、つづいていかねばならない。そう思います。河野先生はその後、「国際オンコサイコロジー学会」を運営され、その学術大会を神戸で開催（一九九五年）されましたが、残念なことに、ご自身が胃がんにかかり、二〇〇三年に亡くなられてしまいました。

――河野先生とは「死の臨床研究会」の大会の折りに何度かお会いしていますが、先生のそうした生き方に、よき精神のロマンティシズムとリアリズムを感じます。

「ターミナルケア」の定義

――ところで、「ターミナルケア」を定義するとどのようになりますか。

鈴木　ターミナルケアの概念、定義というのは比較的新しいもので、日野原重明先生は、「イギリスのホルフォードの定義（一九七三年）がもっとも古いようだ」と述べておられます。「臨死患者」（dying patients）とは、「医師によって不治の病気であるとの診断を受け、それから先、数週から数カ月のうちに死亡するだろうと予期された人」としています。

一方、ソンダース先生は、「ターミナルケアとは、死が確実に接近していて、それがあまり遠くないと感じられる患者で（積極的な）治療法をとらない方向に医療体制が向いており、症状を軽くさせ、患者と家族の両側を支えようとするようになったときのケアである」としています。

日野原先生は「ターミナルケア」の概念を、おおよそ次のように要約しています。
1 患者を人格体として扱う
2 苦しみを和らげる
3 不適当な治療を避ける
4 家族のケア、死別の悲しみを支える
5 チームワークによる働き
こうした概念は、全米ホスピス協会においても、また世界保健機関（WHO）の「緩和ケア」（palliative care）の定義においても、その基本となっています。

同じ主題の共時性

――さて、その第一回「死の臨床研究会」が大阪大学病院講堂で開催されます。一九七七年（昭和五十二）十二月十一日のことでした。その参加への呼びかけには次のようにありました。

「死の臨床の援助については、最近とくにその必要性が求められていますが、その臨床における病者の問題は不明な点が多くあると思われます。死の臨床における本質を明らかにすることによってこそ、患者に対する真の援助の道が明らかになるものと信じます。そこで私たちは医学、看護、臨床心理、宗教の全人的立場で、研究していきたいと思っています」

その第一回の「死の臨床研究会」の様子を、元日本大学医学部教授・岡安大仁《おかやすまさひと》先生は『ターミナルケアの原点』（人間と歴史社、二〇〇一）のなかで次のように記しています。

「第一回『死の臨床研究会』は大阪大学で開催された（世話人代表・金子仁郎大阪大学精神科教授）。ユング派の権威である樋口和彦大阪大学教授が「宗教的観点から見た死の臨床」と題する特別講演を行ない、シンポジウムでは長年にわたって結核患者の死に心理面から尽力してきた深津要博士と、ロンドン郊外にある聖ヨセフ・ホスピスのリチャード・ラマートン博士の〝Care of the Dying〟（邦題は『死の看護』）を訳した日本大学付属板橋病院の訪問看護室主任・季羽倭文子氏が加わった。また、一般演題として医療ジャーナリストである乾成夫氏は、父親の死の体験から、家族の立場で、一般病院での末期癌患者の苦痛と家族の苦悩の実態、さらに医師をはじめ医療者、医療施設の欠点と今後への期待を述べた」

鈴木　河野先生は、その第一回の「死の臨床研究会」開催の日、死の臨床というような、タブーでマイナスの面を思いきってかかげた研究会に、医療者やそれ以外の方々が集まるだろうかとたいへん心配されたそうです。しかしいざフタを開けてみると、参加者は四〇〇人を超え、会場は立錐の余地もないほどだった。それこそ、開場とともに人々が押しかけ、「開会十分前には階段教室の席はいっぱいになっていた」といっておられました。

――そのときの興奮が伝わってきます。くしくも、その日は「実地医家のための会」の第一六五回例会で、「死を看とる医療」を主題としたシンポジウムが、東京の笹川記念館で行なわれた日でもありました。

鈴木　まったく同じ日に、同じ主題で行なわれたということに、私はユングのいう「共時性」（シンクロニシティー）を感じます。

――共時性というのは、同時に同じ問題意識をもっていたということです。

鈴木　そのとおりです。ふり返ると、私たちが一九七六年一月に「安楽死をめぐって」のシンポジウムを行なってから約二年の歳月がたっていました。この日の「死を看とる医療」のシンポジウムでは私のほかに、永井友二郎先生、日向野晃一先生、朝日ホームドクターの西来武治編集長、神奈川成人病センターの佐藤恵子婦長、鎌倉雪の下教会の加藤常昭牧師ら、医師のみならず牧師、僧侶、法学者といった異分野からの発言が相次ぎました。

はじめ七〇名を予定していたのですが、会場が人であふれ、あわてて二〇〇名が入れる会場に移動したほどでした。この盛況は、わが国にも末期医療の充実発展を願うニードの高まりを実感させるものでした。

——まさに共時性ですね。

鈴木　その席上で私はイギリスの聖クリストファー・ホスピスの実情を伝えるとともに、私たちがともすればこれまで避けていた死の臨床に、まともに、真正面に取り組み、わが国らしいターミナルケア、とくにホスピスケアの必要性を提起しました。

ただ、会場の部屋が狭かったことから入りきれずに、佐藤智先生、芳賀敏彦先生ら、帰られた方々がかなりおられました。都立大学教授で医事法学者の唄孝一先生は、午前は大阪で開かれた「死の臨床研究会」に出席され、午後は東京に帰られて、わざわざ私たちの例会に出席してくださいました。

——まさにこの日（一九七七年、十二月十一日）は、日本におけるターミナルケアの開幕であり、ホスピスムーブメントの始まりでもありました。

わが国におけるターミナルケアの潮流

鈴木　日本のターミナルケアの歴史を鑑みるとき、柏木哲夫先生の「ＯＣＤＰ」と日本大学附属板橋病院の岡安大仁教授の「ターミナルケア・ミーティング」は、これからも記憶されるべきです。

――柏木哲夫先生の「ＯＣＤＰ」（The Organized Care of the Dying Patient）は、わが国のホスピス病棟のルーツともいえるものですね。岡安先生は前著『ターミナルケアの原点』で、「柏木先生は淀川キリスト教病院の精神科医であったときに、外科医から死の不安におびえて混乱していた一人の末期がん患者の依頼を受けた。そのときからがん末期患者のチーム医療の必要性を痛感し、ＯＣＤＰを開始した（一九七三年）。その成果は、『死にゆく人々のケア――末期患者へのチームアプローチ』（一九七七）にまとめられ、同院のホスピス病棟創設（一九八四）の基礎となった」と書いておられます。

また、前出の梅田・渡会の両氏は、「柏木哲夫医師は『死のチームワーク』のなかでＯＣＤＰを紹介し、チームアプローチに関し、実践を通じて数多く論じ、また死への看護の本質を追求しつづけた」と書いて、その実践を高く評価しています。

鈴木　私が聖クリストファー・ホスピスに行ったのは一九七七年（昭和五十二）ですが、その前に柏木先生は「ＯＣＤＰ」というかたちで、病院のなかで組織的に「死にゆく患者」のケアをしておられたのです。

それから、柏木先生に「聖クリストファー・ホスピス」のことを伝えたのは、じつは私なんです。一九七八年（昭和五十三）でしたか、エーザイの『クリニシャン』という雑誌で「人間の生と死」というテーマで座談会があって、その席で柏木哲夫先生に「聖クリストファー・ホスピス」の話をしました。それからソンダース先生のところに行かれたのだと思います。

――ふたたび梅田・渡会両氏の論文を引けば、「特筆すべきは、一九七七年のホスピスの紹介であり、これが我が国の医療関係者のホスピス見学のきっかけの一要因になったと考えられる」と書いていましたけれども、それだけ一九七七年七月十三日の朝日新聞のホスピスの紹介の影響が大きかったことがうかがえます。

一九七八年の九月には、日本大学附属板橋病院看護室長であった季羽倭文子先生が聖クリストファー・ホスピスを訪ね、その見聞を「英国の癌末期患者の看護」として報告しています。

その季羽倭文子先生と、当時第一内科の教授だった岡安大仁先生らが始められたのが「ターミナルケア・ミーティング」ですが、この「ターミナルケア・ミーティング」は、一九七八年一月から月例で開始されていますが、岡安先生は「その強い契機となったのは、その前年、同僚の若い一人の看護婦から、その看護婦が自分で看とった一〇人の患者の終末期の記録の要約と考察を見せられたことであった。それらの患者の中には、私自身が回診していた患者が多く含まれていた。その若いナースを強く動かしたものは、学生時代に読んだキューブラー・ロス博士の『死ぬ瞬間――死にゆく人々との対話』(邦訳は一九七一)であった」(『ターミナルケアの原点』)と記しています。

日本の医療を変えた「患者の権利」

鈴木　さらにいえば、バイオエシックスの立場からわが国のターミナルケア、ホスピス運動に強いインパクトを与えた早稲田大学教授の木村利人先生(現恵泉女学園大学学長)の存在があります。私もよく存じあげていますが、木村先生は「患者の権利」を強く主張、展開され、この運動は日本の医療を変えました。

――「患者の権利」はひとつの転換点になりましたね。

鈴木　そのとおりです。医療における「患者の権利」は、一九六〇年代から一九七〇年代の、いのちと人権を守るための運動から生まれたものです。一九七二年、アメリカ病院協会が「インフォームド・コンセント」、すなわち、治療を拒否する権利を含め、患者の自主性、自己決定権、転院の権利、プライバシーの尊重などを盛り込んだ「患者の権利章典」を採択すると、それをきっかけに活動は広がり、一九八一年には世界医師会が、患者の権利を提示した「患者の権利に関するリスボン宣言」を採択します。この「リスボン宣言」で注目されたのは、「患者は尊厳のうちに死ぬ権利をもっている」という項目がつけ加えられたことです。

――その「患者の権利」ですが、わが国において、どのように展開され、現在ではどのような扱いになっているのでしょうか。

鈴木　いままでは、医師会や各病院が「患者の権利」を声明するようになりました。二〇〇一年には、東京都立病院倫理委員会「患者の権利章典」検討専門委員会が、国公立病院としては初の「都立病院患者権利章典」を制定しています。委員長は木村利人先生です。「患者中心の医療」ということが平易に書かれていますので、以下に紹介しておきます。この十項目の「章典」は、多くの病院の章典のモデルとなっています。

[1] だれでも、どのような病気にかかった場合でも、良質な医療を公平に受ける権利があります。

[2] だれもが、ひとりの人間として、その人格、価値観などを尊重され、医療提供者との相互の協力関係のもとで医療を受ける権利があります。

3 病気、検査、治療、見通しなどについて、理解しやすい言葉や方法で、納得できるまで十分な説明と情報を受ける権利があります。

4 十分な説明と情報提供を受けた上で、治療方法などを自らの意思で選択する権利があります。

5 自分の診療記録の開示を求める権利があります。

6 診療の過程で得られた個人情報の秘密が守られ、病院内での私的な生活を可能な限り他人にさらされず、乱されない権利があります。

7 研究途上にある医療に関し、目的や危険性などについて十分な情報提供を受けた上で、その医療を受けるかどうかを決める権利と、何らの不利益を受けることなくいつでもその医療を拒否する権利があります。

8 良質な医療を実現するためには、医師をはじめとする医療提供者に対し、患者さん自身の健康に関する情報をできるだけ正確に提供する責務があります。

9 納得できる医療を受けるために、医療に関する説明を受けてもよく理解できなかったことについて、十分理解できるまで質問する責務があります。

10 すべての患者さんが適切な医療を受けられるようにするため、患者さんには、他の患者さんの治療や病院職員による医療提供に支障を与えないよう配慮する責務があります。

その後のホスピスの展開

――その後、日本でもホスピス・緩和ケア病棟といった施設が次々とつくられていきます。一九八一年には、静岡県三方原の聖隷病院内に緩和ケア病棟ができます。初代院長は原義雄先生でした。

鈴木　原先生に、ホスピスという施設があることを告げたのは私でした。当時、原先生は都立荏原病院の院長をしておられました。先生はそれから神学校に入り、聖職者の資格も取って赴任されたのです。私も開設されて間もなく、永井友二郎先生らと訪ねています。

――つづいて、柏木哲夫先生の淀川キリスト教病院に緩和ケア病棟が設置され、また柏市の国立がんセンター東病院に緩和ケア病棟が新設されています。さらには、山崎章郎先生がおられた東京・小金井市の桜町病院に緩和ケア病棟ができました。

鈴木　昭和五十五年（一九八〇）のころには、うれしいことに、すでに数カ所で「死を看とる医療」が行なわれていました。また、この年の十一月に「死の臨床研究会」の主催（笹川記念館）で、「よりよい臨死患者のケアのために」を講演した聖クリストファー・ホスピスのコンサルタントであるグリフィス博士は、私の実践に賛成し、励ましてくださったことが忘れられません。

――その後、「死の臨床研究会」は年一回、関西と東京とを交互にして開催されています。また「実地医家のための会」の「死を看とる医療」は、その後、昭和五十五年十二月に「現代の日本における末期医療の実践」として開催されていますね。

鈴木　その「現代の日本における末期医療の実践」では、河野博臣先生、北川欣也先生、国立療養所東京病院院長の芳賀敏彦先生、季羽倭文子先生、カウンセラーの白井幸子先生、聖隷ホスピス牧師・斎藤武先生らの発言を中心に熱心な討論が行なわれました。

――そういえば、鈴木先生はＮＨＫの『訪問インタビュー』に出ておられましたね。たしか斎藤季夫アナウンサーの司会だったと記憶していますが。

鈴木　そうです。昭和五十九年（一九八四）に取材を受け、六月に放送されました。最初に教育テレビ、次いで総合テレビで放送されました。七月七日にはアンコールアワーとして「死を看とる」の部分が再放送されました。

――反響はいかがでしたか。

鈴木　予期はしてましたが、おどろくほど全国の視聴者から電話やお手紙をいただきました。多忙ゆえ、そのすべてに意を尽くしたご返事ができなかったことを、改めてここでおわびします。

ご質問やご相談のなかで、もっとも関心が高かったのが、家族としてどのように病人を看とるかということでした。それで私は、自分の考えを、また実践したケースをとおして学んだことを、何らかの方法で「伝えねばならない」と心を揺すぶられ、それで書き上げたのが『死を抱きしめる』（一九八五年）でした。

——映画化の話もありましたですね。たしか、サリドマイドの少女を追ったドキュメンタリー映画『典子はいま』（一九八一年）をつくった会社で、柴田輝二さんという方だったと記憶しています。

鈴木　そうでした。そんなこともありましたね。

死の臨床の意義

——日本における「死の臨床研究会」の意義ですが、これについては、私どもがまとめた『死の臨床』の「発刊にあたって」（一九九〇年八月二十二日）で、岡安先生がグローバルな視点から整理してまとめておられていますので、それをご紹介したほうが……。

鈴木　いいですね。

——では、紹介させていただきます。

「本研究会が発足して以来、各方面で末期医療や死への関心が高まり、厚生省の研究班も作られ、さらに昭和六十一年には医師卒後研修要項にも末期医療の能力が加えられ、翌々年には医師国家試験出題基準にも入れられました。このような変化はまことに顕著というほかありますまい。（…中略…）本研究会がわが国の末期医療、あるいはホスピスへの啓蒙的役割を果たしてきたことには異論のないところであります」

「本研究会は当初から特別な専門領域のための会ではなく、ただ死と、臨床を離れないということと、研究的立場を重んずることを柱としたいわば国民運動的な性質をもっていましたし、それが年を追うごとにエネルギーを増していったというわけですが、このような性質の研究会や学会は少なくともわが国ではこれまでにはなかったと思います」

「バイオエシックスの木村利人教授はアメリカの医療界は一九六〇年代を境に大きく変化し、しかもそれは人権運動の流れとしてとらえるべき変化であるといっています。D・H・ノバックらの一九六〇年代と一九七〇年代とのがん告知の著しい変化の報告は有名ですが、アメリカのホスピス運動はコネチカット州ニューヘブンのホスピスプログラムが嚆矢《こうし》であって、一九六三年にロンドンからシシリー・ソーンダーズ博士を招いた講演会から開始されたといいます。しかもソーンダース博士自身がロンドンにセント・クリストファー・ホスピスを創設したのは一九六七年であります。さらに、あのキューブラー・ロス博士の『死ぬ瞬間──死にゆく人々との対話』の出版は一九六九年（邦訳は一九七一年）で、アメリカではヴェトナム戦争への反感がその頂点にあるときで、政府の人間生命への侮辱や、死そのものへの非人間化に対して市民が立ち上がりつつあったちょうどそのときであったといいます。

R・フルトン博士がミネソタ大学に死の教育と研究のためのセンターを創設したのも同年であります。これらのアメリカの変化からはわが国の歩みは約十年遅れているといってもよいでしょう。C・クイント著『看護婦と患者の死』が一九六八年に邦訳され、キューブラー・ロスの『死ぬ瞬間』につきましては前述しましたが、一九七二年には看護学雑誌に座談会『死にゆく患者の看護』が掲載されました。そして翌年から、その一人である河野博臣先生の『死と看護』の連載となり、一九七四年に『死の臨床―死にゆく人びとへの援助』に結実しています。

一方、柏木哲夫先生らの淀川キリスト教病院のOCDPは一九七三年に開始され、一九七八年に『死にゆくひとびとのケア』として出版されました。前年本研究会が発足しております」

「ホスピスケア」か「緩和ケア」か

――その後、「ホスピスケア」はいつの間にか「緩和ケア」、あるいは「パリアティブケア」と呼称されるようになりますが、それにはどんないきさつがあったのでしょうか。

鈴木　それについては、私が説明するよりも、岡安先生のほうが詳しいと思いますよ。

——わかりました。以前、岡安先生から『信愛病院緩和ケア病棟開棟一〇周年記念誌』（「いのちを愛し、幸いな日々を。」）をいただいておりますので、その座談会で岡安先生が話された箇所を引用させていただくことにします。

「緩和ケア＝Palliative Care（パリアティブケア）という言葉を『ホスピス』の代わりに使ったのは、カナダ・モントリオールのマウントという医者でした。モントリオールはフランス系の人が多く、フランス語が通用しているのです。フランスではホスピスは、オスピスと発音するけれど、オスピスという言葉が、向こうでは『認知症患者あるいは知的障害児の施設』を指すようなのです。または、ワインの提供場所、あとは古い美術館に、ホスピスという言葉は使われています。そこでマウント医師は、『認知症や知的障害者のケア施設』とかん違いされては困るので、何かいい言葉はないかと医語辞典を調べて、それで『パリアティブケア』と名づけた。ところが、それを使ったら、わりとそれが医者好みの言葉でもあった。しかし、単なる『医療の中での痛みの緩和』になっていってしまうのではないか、と懸念して反対する人もいたのですよ。そのうち、『パリアティブケア』という言葉のほうが科学性を表していていいのじゃないか、ということになってきた。『ホスピス』という言葉が、精神的宗教的意味合い・スピリチュアルなものだけを強調する、という批判もあって、いつの間にか『パリアティブケア』がインターナショナルに使用されるようになったのです」

鈴木　私は講義するときに、日本の場合は、現在のパリアティブケアには二つの目的があるといっています。ひとつは疼痛緩和、もうひとつはCare of End Life、つまり終末期のケアが必要である。しかし私は、キリスト教、仏教、イスラム教、ヒンドゥー教などの宗教の違いを超えて、大きな、包括的な「死の臨床」が生まれてこなければいけないのではないかと思っています。

私は「緩和ケア」という呼称もいいけれど、「死を看とる医療」という言い方が日本にいちばんふさわしいように思います。

死にゆく患者の心理

衝撃を与えたキューブラー・ロスの『死ぬ瞬間』

——日本のターミナルケアに携わる人びと、のみならず死を考える人びとにとって、もっとも影響を与えたのがE・キューブラー・ロス（一九二六〜二〇〇四）の著した『死ぬ瞬間』（川口正吉訳、読売新聞社、一九七一年）でした。この本は、死にゆく患者が、死に至るまでにどのような心理的経過をたどるか、という問いに一つの答えを与えました。死の一歩手前の、瀕死の人を前にして「死にゆく心境」を聞くなどということは、およそ医療者には考えられないことでしたし、誰も取り組んだことのないテーマでした。

それまでは、哲学にせよ思想にせよ、それは観念の上の〈死〉であって、生々しさの伴った本当の意味での〈死〉ではなかった。だからこの『死ぬ瞬間』は医療界だけでなく、思想界・哲学界に与えた影響は大きかったと思います。評論家の吉本隆明氏も、「『死ぬ瞬間』は、死について従来の考え方を一歩前進させた」（『死の位相学』）と評価しているように、この本は日本で〈死〉が注目されるきっかけになったように思います。先生もお読みになられたと思うのですが、どんな感想をもたれましたか。

鈴木 それは大きな衝撃でしたね。それこそ当時の医学は〈死〉を絶対に拒絶していましたから、非常に感銘を受けました。『死ぬ瞬間』はやはり現代における一つのエポックメーキングな仕事だったと思います。

キューブラー・ロスが、死にゆく人たちの心理状態に取り組んだのは一九六五年、彼女がシカゴ大学の精神科の助教授だったときでした。そのとき四人の神学生が訪ねてきて、「じつは自分たちは、いままさにこれから死にゆくというような人たちの心理を勉強したい。それにはどうしたらいいだろうか」という相談をします。ここから、この『死ぬ瞬間』のアチーブメントというか、この大きな仕事が始まりました。

末期患者さんたちがある部屋に連れて来られ、そこでキューブラー・ロスをはじめ、数人の精神科医が長い時間をかけて患者との信頼関係を築きながらインタビューを行ない、それをとなりの部屋で医師・ナース・医学生・神学生がマジックミラーを通して見聞きしながら記録していく。そのようにして死にゆく患者の心理的変化を観察し、その過程には、否認・孤立→怒り→取り引き→抑うつ→受容という五つの過程があることを見いだしました。それをまとめたのが『死ぬ瞬間』です。
「死とその過程」というこのセミナーは、一九六九年、アメリカの有名な雑誌である『ライフ』の十一月号に特集記事として掲載され、そして同年に出版された『死ぬ瞬間』はすぐさまベストセラーとなりました。それによって「死の受容五段階説」は世界中にまたたく間に知られるようになり、世界の医療界に大きな衝撃を与えることになりました。それほどに、非常にエポックメーキングな、画期的な仕事でした。

——キューブラー・ロスは一九二六年に、スイスのチューリッヒに生まれ、医学生の時代にはカール・グスタフ・ユングを何度も見かけたと書いていますね。

鈴木　ええ。ロスは、「私がいちばん影響をうけたのはユングだった」とも書いています。

——キューブラー・ロスは、「この主題を扱った論文や著書なども読んでいなかった。わたしたちはただ開かれた心で臨み、患者とわれわれ自身の内部に発生したものだけを記録することにした」と述べていますが、この既成の概念を入れない仕事の意味は、日本のみならず西欧においても大きかったと思います。

死の受容の五段階

——では、死にゆく患者がたどる五つの心理的な段階とはいったいいかなるものか、具体的に解説していただけますか。

鈴木　キューブラー・ロスは、五段階の心理を次のように説明しています。**〔第一段階〕**は、差し迫っている死を拒否したり、無視したり、あるいは「それは何かの間違いだ」と見なすような、否定や孤立です。たとえば、「死はだれか別の人のことであって、わたしに死が差し迫っているのではない」とか、「それは真実ではない」とか、あるいは「がんではなく、別の病気だ」といったようにです。肺がんの末期にあった義弟のことでいえば、私が「結核性の肋膜炎」を疑った心理と同じです。

——患者としては、悪化していく自分の病状について、「真実を知りたい」という人もいれば、その一方で、悪化している自分の症状に対して、「なにかの間違いだ」とか「絶対に良性に違いない」という思い、そうした理由を見いだしたいという心理が働くのはよくわかります。

鈴木　そうですね。キューブラー・ロスは、「ほとんどの人は不治の病であることを知ったとき、はじめは『いや、私のことじゃない。そんなはずはない』と思ったという。だれにでも最初に訪れるのがこの否認である」と述べています。

そして**〔第二段階〕**は、この病名告知がいかに不当であり、不公平であるとして、死に対する激しい「怒り」や敵意が表現されることです。「なぜ私が……」というのが、この段階の典型的な反応といえます。

――「怒り」を表現することは、否定的な感情を吐き出すためにとても役立つように思いますが。

鈴木　それはあります。私の知っている人で、告知を受けたその夜、「公園でただただゴムタイヤをバットで叩いていた」という人がありました。

キューブラー・ロスは、「第一段階の否認を維持することができなくなると、怒り・激情・妬み・憤慨といった感情がそれに取って代わる。そして必然的に、『どうして私なのか』という疑問が頭をもたげてくる」といっています。怒りの段階は、医療スタッフだけでなく、家族にとっても非常に対応がむずかしいものとなります。

そして〔**第三段階**〕は、取引を試みる段階です。「わかりました。でも……」という「取引」です。たとえば、心を改めるとか、何かつぐないをするとか、娘の結婚式のときまで待ってほしいとか、孫の誕生まで死を先送りにしてほしいといったような、何かと取引するという特徴がこの段階では典型として見られます。ある人は「お金はいくらでも出すから何とかしてくれ」といいます。しかし、やがて病気が進行するにつれ、取引には意味がないとわかります。その結果、うつ状態に陥ります。

キューブラー・ロスは、この段階の具体例を挙げて、「神は私をこの世からつれ去ろうと決められた。そして私の怒りにみちた命乞いに応えてくださらない。ならば、うまくお願いしてみたら少しは便宜をはかってくださるのではないか」という思いから、患者は神との取引の作戦に出るといっています。

そして〔**第四段階**〕は、予測される死、人生の喪失、愛する人との別れに対する反応としての「抑うつ」が出現してきます。それがこの段階の特徴です。「たしかに自分は悪化してきている」とか「いままでになかったいろいろな症状が出てきて、体力もなくなり、からだもやせてきた」という認識、これは差し迫った死を「容認」する態度といえます。

キューブラー・ロスは、この段階になると「無気力さや冷静さ、苦悩や怒りは、すぐに大きな喪失感に取って代わられる」と述べています。そして、「死期の近い患者には、この世との永遠の別れのために心の準備をしなくてはならないという深い苦悩があるということである。もしこれら二つの種類の抑うつ状態を分類するなら、一番目を反応的な抑うつ、二番目を準備的な抑うつと呼ぶことができよう」と述べて、それぞれがまったく違う扱いをしなければならないといっています。

最後の〔**第五段階**〕は、「もはや死は避けられない」という、死を受け容れる段階です。

キューブラー・ロスによれば、この段階は、「患者は疲れきり、たいていは衰弱がひどくなっている。まどろんだり、頻繁に短い眠りを取りたくなる。……最期の時へと近づく眠りである」と述べ、そのようなとき、患者は「どうにもならない」とか「もう闘う力がない」といった意味の言葉を吐くこともあるが、それはけっして諦念的・絶望的な「放棄」を表しているのではない。注意しなければならないのは、そのような言葉からは病気との闘いが終わりに近づいていることがうかがわれるが、だからといって受容を意味するものではない、ということです。

キューブラー・ロスは、この〔第五段階〕を、「受容を幸福な段階と誤認してはならない」と警告しています。なぜなら、「受容とは感情がほとんど欠落した状態」であり、「長い旅路の前の最後の休息」のようのものだからです。この段階にある患者は、「いくばくかの平安と受容を見いだすが、同時にまわりに対する関心が薄れていく。一人にしてほしい、せめて世間の出来事や問題には煩わされたくないと願うようになり、面会者が訪れることを望まなくなる」と述べています。

存在しつづけるもの――それは希望

鈴木　私が注目するのは、キューブラー・ロスの次の言葉です。

「そうして患者とのコミュニケーションは言葉を使わないものになっていく。患者はただ手招きして私たちを呼び、しばらく掛けていてくれと伝える。あるいはただ私たちの手を握り、黙ってそばにいてほしいと頼む。(…中略…)そんな無言のひとときは意義のあるコミュニケーションになりうる。(…中略…)患者とともに、窓の外の鳥のさえずりに耳を傾けるのでもよい。私たちがそばにいるだけで、患者は最後まで近くにいてくれるのだと確信する。(…中略…)『やかましく』いろいろな言葉をかけるよりも、患者の手を握ったり、見つめたり、背中に枕を当ててやるほうが多くを語ることもある」

「無言のひとときは意義のあるコミュニケーションになりうる」というロスの指摘は重要です。ついでながら、こういうコミュニケーションをするためには、「夕方に訪ねていくのがよい」といっています。というのは、面会者にとっても患者にとっても、「一日の終わりだからだ」というのが、その理由です。

——たそがれや夕暮れに人生の最後のイメージを重ねた詩や和歌が多いのも納得できますね。私は思わず、堀口大学の「夕暮れのときはよいとき。かぎりなくやさしいひととき」という詩を思い浮かべてしまいました。「わたしは精いっぱい闘った」「最善を尽くした」「もう十分だ」という表現は、必ずしも受容やあきらめの表現ではないんですね。

鈴木　ここで重要なことは、「たいていの場合、各段階を通してずっと存在しつづけるものがひとつある。それは希望である」というキューブラー・ロスの指摘です。そして、その希望を支えるのが医師、医療者なのです。事実、『死ぬ瞬間』には、「現実的なものであれ、非現実的なものであれ、〈希望〉をもたせてくれる医師をもっとも信頼していた」とあります。これはとても重要なことで、〈希望〉こそが人間の生を支える本質であり、最後の砦ともいうことができます。

『死ぬ瞬間』の「希望」の項には、次のような詩がそえてありました。

太陽の光は金色のベールとなって輝き
あまりの美しさに私の体は疼く
頭上には叫び出しそうな青い空
確信を得てわたしは思わず微笑む
世界は花に満ち微笑んでいるかのようだ
飛び立ちたい、でもどこへ？　どこまで高く？
有刺鉄線に囲まれていても花は開く、それなら
この私だって！　絶対に死んだりしない！

（一九四四年　作者不明「陽ざしあふれる夕べに」）

――「飛び立ちたい、でもどこへ？　どこまで高く？」という言葉には希望を感じます。そして、「この私だって！　絶対に死んだりしない！」という言葉には、すでにどこか超越したものを感じます。死を見つめながらも希望を捨てず、それでいて死を待つ、若き、どこか憂愁のかげをおびた哲人のような顔が浮かんできます。

それから私が注目したのは、キューブラー・ロスの『続・死ぬ瞬間――死、それは成長の最終段階』（読売新聞社、一九九九）のなかの、「死に瀕している人びとが変身するのに必要なのは、（一）たえず自分というものを意識すること、すなわち、『自分だけの経験』を通して、アイデンティティの感覚を獲得すること、（二）大切な人たちとその経験について対話すること、この二点に懸命に取り組むことだ」という一文です。この「自分だけの経験」というのは、「わたしは私である」というアイデンティティです。これは、私たち日本人の「アイデンティティとは何か」という問題意識に通じます。

日本人の「甘えの死」もすばらしい

――日本人のアイデンティティと関連させて、このキューブラー・ロスの五段階を日本人にあてはめるとどうなりますか。

鈴木　キューブラー・ロスのこの五段階をそのまま日本人にあてはめるのは、ちょっとむつかしいように思います。精神文化が違うからです。

日本はキリスト教的な精神風土とは違って、あいまいな心情文化のゆえか、あるいは言語化に弱いのか、悪い知らせ（bat news）、つまり末期で余命いくばくもないことを告知されると、その驚きから、「否定・孤立」や「怒り」といった段階をとおり越して、抑うつになる人、また取引に入る人が多いように思います。私の印象では、日本人の場合、死に至る心理的変化はけっして一様ではなく、絶えず微妙に変わるように感じられます。

――日本人では、否定や孤立、怒りといったものが見られないということはどういうことですか。

鈴木 そのことについて以前、河野博臣先生と対談したことがありました。そのなかで、河野先生はユング派の心理学を勉強されていたこともあって、現代の日本社会を工業化した父性社会と批判しながらも、日本人の心理の奥には「母性としての農耕社会の心がかなり残っている」、そして「日本は言語と感情が混然一体となっている」と指摘されたうえで、私たち日本人は、死に近づくと母音が非常に多くなり、かつノンバーバル（非言語）なコミュニケーションが多くなる。日本人の死に向かう態度は母性的であり、それゆえに、「甘えの死」もすばらしいといっていました。

――「甘えの死」ですか。なるほど、うまい表現ですね。日本的で、日本人の精神風土に合った〈死〉のイメージがあります。

鈴木　そこが「自律」を尊重する欧米人とは違うところでしょう。

——これは日本人の死生観とも関連してきますね。ところで、日本人は「諦め」の良さを愛でるところがありますが、「諦める」というのは「明らかに悟る」という意味でもあります。「観念する」と同じです。

死の受容に関する異なる意見

——キューブラー・ロスは、この五段階は、人が死を受容するまでにたどる過程として、誰にでも適用できると考えていますが、一方で、キューブラー・ロスとは異なった意見もあります。

鈴木　ええ、アメリカ人がみんなキューブラー・ロスと同じ考えをもっているかというと、そうではない。カリフォルニア大学のシュナイドマンという心理学者がそうです。彼は、サナトロジーという「死の学問」を切り拓いた人ですが、彼が書いた本の日本語訳が誠信書房から『死にゆく時』という題で出されております。

シュナイドマンは自殺の研究家として有名ですが、同時にキューブラー・ロスの説に反対して、人間の心理はロスがいうような一方通行で変わっていくのではなくて、ちょうどハチがいくつもの巣箱を飛び交うように、あるときは「うつ」になり、あるときには「取引」が行なわれ、あるときには「怒り」をもち、あるときには「拒否反応」が出て、最後に「死を受け容れていく」のだと説明しています。

――キューブラ・ロスは、患者がこれらの段階の間を行ったり来たりすること、または同時に二つの段階にいる場合もあることを認めています。肝心なのは、死にゆく患者が、否定や怒りの段階に逆戻りするのを最低限にとどめるのが、医療者の役割だといっています。

先般、『いのちと向き合う看護と倫理』(二〇一〇)という本を出したんですが、そのなかにも、キューブラー・ロスの説とは異なった二人の研究が紹介されています。この本は看護教育のベテランであるエルシー・L・バンドマンとバートラム・バンドマンによる共著で、翻訳は新鋭の生命倫理学者である聖路加看護大学助教授の鶴若麻理さんとスタンフォード大学で研究をしている仙波由加里さんにお願いし、監訳を日本生命倫理学会会長を務める木村利人先生にお願いしました。

その一人、ヒントン(Hinton)の行なった死にゆく人のインタビュー研究では、死にゆく人びとは予後について理解したいこと、またとくに子供のいる人や不安のある人は、たとえ正式な医学的診断を与えられていなくても自分たちの状態について気づいていることが示されていたということです。

また、もう一人の研究者であるワイズマン（Weisman）は、死にゆく人を対象に行なった研究から、死にゆく人びとの状態の意識について、彼はもう一つの分類をあげています。それは「中間の認識」というものです。ワイズマンは、死をはっきりと受け容れている状態と、まったく否定している状態との間にあるものを「中間の認識」と呼んで、明確に区分することを避けています。

しかし、いずれにせよ、最終的に死を受容することは、患者がたどらなければならない悲嘆の終着点であることに変わりありません。

鈴木　そのように、新たな知見も出て、アメリカでも必ずしも死にゆく人びとの心理過程についてはコンセンサスは得られていないと思うのですが、いずれにせよ、キューブラー・ロスの仕事によってアメリカ人の医者の患者さんに対する態度は大きく変わったことは事実でしょう。日本の医者も相当影響を受けたと思いますね。

心と魂で患者を看る

――『病院で死ぬということ』（主婦の友社、一九九〇）で一躍有名になった、わが国のホスピス運動のリーダーの一人である山崎章郎先生も、かつて船医であったときに同書を読んだことがターミナルケアに取り組むきっかけとなったと述べています。

医事評論家の川上武氏は、「たしかに日本では影響がおおきく、山崎章郎の『病院で死ぬということ』は、キューブラー・ロスの考え方を臨床医の眼で表現したものといえる。日本の病院のなかでみたらどうかを、医療者として人間として、がん末期患者とつき合うなかで得た問題点を、より患者の側に身をおいて正確に報告したものである。ここでは現代日本人の生死観が、言葉としてではなく、行動様式をとおして、よく把握されている。（…中略…）彼はキューブラー・ロスの著書にショックを受けて、医師として信念をもって仕事を始めているが、やった仕事をみると非常に日本的である。末期のガン患者から逃げないで、正面からむかいあっている。臨床でなくてはできない仕事である」（『日本人の死生観』、勁草書房、一九九三）と評しています。

鈴木　この『死ぬ瞬間』を読まれた方は、おそらく何かしら非常に熱い感動に打たれると思います。そういう内容をもっています。患者さんを患者さんとして見ずに、人間として温かく見るのにはどのような態度で臨まなければいけないかということを、この本はよく教えてくれます。

じつは、東京医科歯科大学の「がん専門医養成プロジェクト」のなかで、私も現在「在宅緩和ケア」の講義をお引き受けしているのですが、講義の最後に強調しているのがキューブラー・ロスの次の言葉です。

「皆さんの目ではなく、心と魂でもって患者さんを看てください」

――その「看る」ですが、これは会意文字で「手と目」を合わせて「みる」、という意味です。

鈴木　ふつう私たちが人間をみるのは「見る」ですが、医者が診察する、診断するというときには「診る」です。そして看護では「看る」です。その意味を漢和辞典で見ますと、「看とる」「見守る」という意味が書いてあります。

では、「看とる」「見守る」という意味が看護学のなかに果たしてあるのか。いまの看護学では、たしかに観察するということはしておられると思いますが、実際に看とる、見守るということについてはどうか、これは反省の余地があります。

――ありますね。看護師さんというのは、患者にもっとも近い存在ですから。

鈴木　そうです。そして時間があれば、私は次のキューブラー・ロスの言葉を付け加えます。

「患者さんが不治の病を破壊的で無意味な暴力として見るのではなく、人生のあらしのひとつとして――つまり自身の内的成長を助け、何世紀にもわたり風雨に打たれてきた渓谷のごとく美しく生まれ変わるのを促すあらしとして――見るように援助することが、われわれが生涯をかけてやってきた仕事です」

「彼らの闘いにおけるわれわれの役割は、単なる触媒としての時間、涙（多分）、そして希望を共にすること、そして何よりもまず聴く耳を貸すことでした。それぞれが独自で個性的な方法で自分の死を演出していました。すべての者が自分の行きつく先を知っていて、それぞれの人間性や性格を反映した最後の段取りを決めていたのです」

「人類は他のあらゆる生物に対して、ひとつの偉大な利点をもっています。それは、人間は自由な選択ができるということです。われわれは、風の中を舞う無力な砂ぼこり、気まぐれな運命に踊らされている砂塵ではありません。われわれは、われわれのひとりひとりが、神によって創られた美しい雪の一片のごときものです。全宇宙にふたつとして同じ雪の一片がないように、全世界にふたりとして同じ人間はいないのです」

（霜山徳爾訳、『生命ある限り』、産業図書、一九八二）

「平和と威厳」をもって

――『死ぬ瞬間』（一九七一年）の川口正吉さんの「あとがき」もすばらしいのです。「あとがき」は、この本のもつ意味を東西の思想を織り混ぜて、あますところなく伝えています。私は感動を覚えました。少しだけ引用してみます。

「著者は、死ぬ人が〝平和と威厳〟を持って死ぬ権利があると主張する。用語とニュアンスは違うが、われわれ日本人のいう『極楽往生』『従容として死す』などと同じ意味であろう。だが喜ばしいことに、著者はひとつの歴然たる事実として、彼女がインタビューした二〇〇人以上もの患者のほとんどが〝平和と威厳〟のうちに死んだことを発見している」（…中略…）「患者はコミュニケーションに飢えきっている。そうした患者とコミュニケートするためには、まずわれわれがみずからの死の恐怖を去らなければならない。そのような人がそばに黙ってすわってくれているだけで、患者は無限の安らぎをおぼえ、平和と威厳のうちに死ぬことができる」

このなかの、「患者はコミュニケーションに飢えきっている」という一文は、「実地医家のための会」の例会で発言された、春日豊和先生の「私のこころは、まさに植物状態である」という言葉を思い起こさせます。

鈴木　西洋の医科学のなかで〈死〉をあれだけ取り上げたのは彼女、キューブラー・ロス以外にいません。しかし、西洋医学を勉強して〈死〉の問題を取り上げる人がその後いなくなってしまいました。それこそ、まわりからは「死体を漁るハゲタカ」と呼ばれ、医師たちから忌み嫌われながらも、強い意志をもってつづけた仕事でした。

がん告知とインフォームド・コンセント

告げるべきか、告げざるべきか

――そこで問題になるのが、がん（悪性腫瘍）と診断された場合の対応です。「告げるべきか、告げざるべきか、それが問題である」とキューブラー・ロスもいっているように、「がん」と診断された患者への対応はいつの場合もむずかしいと思います。キューブラー・ロスは、この告知について、「私個人としては、この問題は是か非かで論じるべきではない。問題は『告げるべきか』ではなく、『どのように告げるか』でなければならない」といっています。これについて鈴木先生はどうお考えでしょうか。

鈴木　私もそのとおりだと思います。がんを「告げるべきか」ではなく、「どう告げるか」です。そこで、私がなによりも大切にしたいと思うことは、患者さんとの心の交流、コミュニケーションということをまず考えます。

「がん」という重大な疾患を抱えた患者と医者という人間同士が向き合う医療では、患者さんの心のなかに入って共に考え、悩み、かつ闘うパートナーシップによって信頼関係が築かれていくものです。そのためには相手（患者）の身体ばかりでなく、心まで診ていかなければなりません。日ごろからのかかりつけ医であれば、患者さんの性格や考え方がある程度わかっているので、なめらかに対応することができますが、初めての診察であれば相手の心はなかなか読めず、告知の方針を定めがたいものです。

そこで私の方針は、まず患者さんともっとも親しい存在である家族と面接し、診断結果を告げ、「できれば患者さん本人に病状を正しく告げることが今後の治療を進めるうえで有益である」と説くようにしています。

しかし多くの場合、「そのようなことはしないでほしい」とか「病人は気が弱く、がん告知による不安に耐えられないからやめてほしい」といった答えが返ってくることが多いのも、また事実です。

「がん治療は現在急速に進歩していますから、治癒または共存の可能性も高くなっていますので、その副作用などに耐えていただくために情報はきっちり伝えたほうがよいのでは」とすすめても、なかなか家族から賛同が得られません。それは、自律心や自己決定権が温情的な善行よりも勝る、という価値観が確立しているようにみえるアメリカとは異なって、家族間の情緒関係が自律心よりもなお強いわが国の精神風土のためなのかもしれません。

「甘え」という精神特性

――実際の臨床ではどうされていますか。

鈴木　私はがんを告知するさいには、できればライフ・レビューを行なうようにしています。つまり、その人の人生歴を、生い立ちからずっとバーバルとノンバーバルのコミュニケーションをしながらたずねていく。そして最後はその人のパーソナル、その人自身に何がいちばん大切かということを探し求めるわけです。

その人の歩んだ人生、いま家族のなかで置かれている立場、あるいは家族間の心の葛藤、そういうことをもし患者さんが話してくれたら、その患者さんの信頼を得たという証拠でもあるわけです。このライフ・レビューのとり方は、医者よりも、むしろ看護師さんのほうが上手だと思います。

――アメリカでは、医療も一つの契約としてとらえます。つまり、患者本人と医師とのあいだを権利・義務の関係で合理性をもって考える立場です。それに対して、日本は患者・医師関係に「情的信頼」を期待する傾向があります。いわゆる「甘えの構造」です。

鈴木　ご指摘のように、日本人の精神風土として「甘え」というわが国の精神特性があります。土居健郎（どいたけお。一九二〇～二〇〇九）は「甘え」という、日本人特有の心理的観点がいかに行動力学や価値観に影響を及ぼしているかを、その著『甘えの構造』（弘文堂、一九七二）で指摘しました。

「がん告知」という行為においても、同様な心理反応が、医者・患者双方の深層心理に働いているのではないかと、私は考えています。それは、長いあいだ、雨の多い四季のある自然環境のなかで育てられ、島国の歴史をへてきた思考行動が私たちの心に根づいているからだと思います。

たしかに、表面的な生活や考え方は欧米化しつつあって、個人の意思が尊重される傾向にありますが、かといって、甘えを文化的効用として認めないわけにはいきません。わが国でインフォームド・コンセントとしての「がん告知」がなかなか進まないのは、患者や家族にも、そして医療者側にも「甘え」があって、お互いがそれをなかなか超えられないからだと思います。そして多くの国民に自律心の優位性が育つのには、まだしばらくの時日が必要ではないかと考えています。

がん告知が増えた背景

――ところで、そのがん告知ですが、医療先進国であるアメリカでさえも、一九五〇年代までは「医者にすべておまかせ」という状況でした。それが一九六〇年代になって、二〇パーセントの医者ががんを告知するようになりました。裏を返せば八〇パーセントの医師は告知していなかったことになります。それが一九七〇年代になると、八〇パーセントの医師ががんを告知するようになりました。現在ではほぼ一〇〇パーセント、がんを告知するようになっています。これは「告げすぎ」ではないかとも思いますが、先生はどうお考えですか。

鈴木　末期医療における「真実の告知」を日米両国の医師について調査された宮地尚子さんは、アメリカの医師の原則主義に対し、わが国の医師の態度を、原則を立てることを嫌う文脈主義だと批判されていますが、ひとつにはそうした国民性、文化の違いがあると思います。

かつて、一九六〇年代ころの多くの医師は、がんは死を意味すると信じていました。また、多くの患者も「がん＝死」という悲観論をもっていた。このような考え方が、医師・患者間の自由な会話を妨げていたと思います。

しかし、今日のがん治療の進歩は生存率を延ばし、生命の質（ＱＯＬ）を向上させ、かなりの患者さんは治癒さえしている。そうした状況から、医師はがん患者さんにより以上の希望を与えることができるようになったといえます。

また、がんの知識が一般人にゆきわたり、『がんの危険信号』などといった日本対がん協会の宣伝などによって、がんの恐怖を少なくしたことも、がんについて話すことを容易にしたと思います。

向上した「がん患者五年生存率」

――がん患者の生存率というのは向上しているのですか。

鈴木　確実に向上しています。二〇〇九年の国立がん研究センターがん対策情報センターの統計によると、「がん患者五年生存率」はほぼ五〇パーセント（男より女が良い）と、大いに改善しています。乳がんや子宮頸がんなどは延命しているのですが、ただ肺がんや肝がんなどはなお厳しいようです。

たしかにわが国は長寿国家になり、とくに女性は世界一の平均寿命となりました。しかしそれでもなお、死因の第一位はがんです。死者三人に一人が悪性新生物（がん）によって亡くなっています。しかもいまや、がんの生涯罹患率は国民二人に一人ともいわれています。

――まさに国民病ですね。

鈴木　そうです。私は、多くのがん患者を診るにつけ、その早期発見と早期診断の必要性を痛感してきました。それで、できるかぎり、がんの早期発見に心がけてきました。日常の診療でも、各種がん検診にも積極的にとり組んできました。最近では、画像診断、手術術式、化学療法の薬剤、放射線療法などの進歩もあって、がん患者さんの余命は確実に延びてきています。

ですから、がんと診断されても希望をおもちになっていただきたい。いまでは多くの治療法の選択がありますので、その方策を医師と患者さんが相談し、いっしょに治療法を決めるようになりました。しかも、その成功率は確実にのびてきています。

そして、私がわが国に初めて紹介したホスピス緩和ケアの医術は、いまや二〇〇七年のがん対策基本法施行以来、末期だけでなく、早期から利用できるようになりました。緩和ケアに精通した医療者により、がん患者さんは病期のいつでも、苦痛に悩むことは少なくなりました。医学は確実に進歩しているのです。

たとえ死をまぬかれない場合でも、告知する医者が増えているのは、治療法の進歩が、医師と患者とを楽観的にしていることや、おそらく、医師のなかには、臨死患者との関係がよくなっていると感じている者も増えているからでしょう。

――「死の臨床」、ターミナルケアへの高まりもあったのではないでしょうか。それにケアの技術の向上ということも。

鈴木 それはたしかにありますね。少なくとも、「死の臨床」の技術やケアの向上が社会的に認められたことがあります。しかも、これらの死の臨床の問題が、医学校や病院の研修プログラムに取り入れられていることも大きいと思います。それに患者さんはがんを「告げてもらいたい」と思っていることが調査上わかってきましたし、また告知による害は仮説に過ぎないこともわかってきたこともあると思います。

そしてなにより、「患者の権利意識」の高まりがあります。医師・患者関係に対する意識が高まってきたので、医師・患者関係は隔てがないほうがよいということになってきました。私は、なかでも消費者運動が大きかったのではないかと思っています。本当のことを告げないと、裁判になったときに製造販売者は負けますから。この点に関しては日本の医者はまだまだかなりあいまいですね。

――アメリカでは病名を告げないと裁判で負けるとさえいわれますね。

鈴木 それは極端としても、本当のことを告げないと、医療者と患者・家族が共感し、ともに苦しむことができなくなってしまう。それは双方にとって不幸なことです。

ウソをつかない

――以前、「死の臨床研究会」の世話人代表だった松岡寿夫先生の『先生はウソをいった』(一九九五)という本を出したことがありました。そのなかで松岡先生は、死にぎわに「先生はウソをいった」と言い残して死んでいった女性の話を書いていました。三人いたそうです。その一人は胃がんで、松岡先生はそれを「胃潰瘍」といつわっていた。あとの二人は乳がん患者で、一人には治るような希望をもたせ、もう一人には「ウソは言わない」と約束したのに、「数カ月の命です」とはいえず、「十年も生きる」ようなことをいってしまった。松岡先生は、「いまもその言葉が胸につき刺さっている」といっていました。

鈴木　最初にウソをいってしまうと、そのあとをウソの上塗りで固めることになってしまいます。それでは患者さんも苦しみますし、告げたほうも、のちのちずっとそのウソに苦しむことになります。ウソをついたことがわかると医師・患者関係にどうしても不信感が生まれます。その不信感を取り除くのにまた余分な力、神経を使うことになって負のスパイラルが生じます。ですから、患者さんがまだ真実を受け止める力があるうちに、本当のことを告げるのがいいと思います。

「がん告知」という問題では、日本医師会の討論会などに呼ばれたり、いろいろなところで講演をしてきましたが、まず家族には真実を伝え、患者には家族の承認を得たうえで告げるということを提案してきました。

私自身は、当時、まだ告知しないというムードのなかで、「ウソをつかない」ということを第一の方針としてきました。いまでは、がんでも正直に伝えるのが当たり前になってきましたね。それこそ、がんは二人に一人がかかるといわれるくらい、特別な疾患ではなくなってきましたから……。

――余命についてはどうでしょうか

鈴木　いちばんむずかしいのが余命です。あとどれくらいもつかというのには科学的な根拠がないのです。それを「あと何日」というのは本当の告知ではありません。どれくらいもつかというのは、経験のある医師ほどむずかしいのです。私は、「あとこれくらいだと思うけれど、本当のところは神様しかわかりませんよ」といいます。

――本当のことを告げないほうがいい場合というのはありませんか。たとえば、うつ傾向の強い人とか、認知症のあるお年寄りとか。

鈴木　そうですね、その人の性格もありますし、判断力も大きく関係してきますからいちがいにパターン化することはできませんが、それこそケースごとにメリットとデメリットを考慮して判断されるべきだと思います。うつ傾向の強い人では自殺の可能性も考えられますし、認知症の人ではがんであることさえ理解できないということもありますからね。それに年齢も関係してきます。若ければ若いほど、がんそのものが理解できないということもあります。

――いまは簡単に告知しますね。その「告知」という言葉ですが、私はこれに少し違和感を覚えます。「告知」とは、通知する、告げ知らせるという意味ですが、なにか「お上」からの通達のような感じがします。法律用語では、「契約の解除のうち、将来に向かってのみ効力を発揮し、当事者双方とも原状回復の義務を負わない」という意味です。「告知」にかわる、もう少し人間的な、平等的な表現はないものかと思います。

鈴木　そうですね。上下関係を意味するような言葉でないほうがいいですね。

——ところで、患者の心理としては、「よく説明してくれ」「納得できるように話をしてくれ」と痛切に望んでいながら、それでいていちばん肝心なこととなると、「真実は話さないでくれ」という。そういう矛盾が人間としてあると思います。

鈴木　そのような心情が色濃いことを証明するような、次のような事実があります。私は東京医科歯科大学医学部の学生に、年一回、ターミナルケアの特別講義をお引き受けしたことがありますが、この講義の最中に、不意に「がん告知」について賛否を問うたことがあります。結果としては、「自分の場合にはぜひ告知してほしい」という学生が八割以上でしたが、家族すなわち自分の両親や兄弟の場合では、「ぜひ告知してほしい」という賛成の手が三分の一しか上がらなかった。しかも、この回答の比率は十年間、ほとんど変わっていないのです。

告知のメリットとデメリット

——そこで、真実をどう告げるかです。鈴木先生はよく「ノンバーバルコミュニケーション」ということを強調されていますね。

鈴木　私たちは、人間のコミュニケーションは「言語」のみによると考えがちですが、人間の意思伝達は言語のみに限るものではありません。むかしからわが国では、「以心伝心」とか「目は口ほどにものをいう」といわれてきたように、非言語の方法が使われてきました。

——もうひとつ、「口で殺さず、目で殺す」というのもありますよ。

鈴木　なるほどね。また、アメリカのバードウィステルらは、人間の意思伝達の六五パーセント以上はノンバーバルによると報告しています。そして論理的なバーバルに対して、ノンバーバルは情動的であって、バーバルにくらべて意識レベルの支配を受けないため、本心が示されることがあるのです。

ですから、がん告知にさいしても、このバーバル・ノンバーバルのコミュニケーションをフルに活用して、患者さんのかたわらに座り、希望を支えながらインフォームド・コンセントに努める。そうした態度で三十三年間、私はがん告知に向き合ってきました。

——いまの人間の意思伝達の補足ですが、「メラビアンの法則」というのがあって、どんなに気持ちを込めて話しても、言葉そのものはわずか七パーセントのメッセージしか伝わらない。むしろ声の大きさとか、声の質、イントネーションといった、言葉の周辺の情報が三八パーセント、そして残りの五五パーセントは、表情とかからだの動きといったものがもっとも大きな比重を占めるという結果もあります。これは行動科学的にも研究する価値があると思います。

そこで鈴木先生におたずねしたいのですが、がん告知によるリアクションとして、どのようなことが考えられますか。

鈴木　いろいろな意見がありますが、河野博臣先生はがんの告知のメリットとして、患者側にとってがん告知は、治療に協力的になる、落ち着く、自己実現ができる、社会的な役割ができる、術後の再発を気づくことができる、自己を見つめることができる、といっています。一方、医療者にとっては、病態の説明がしやすい、検査・治療がスムーズにできる、治療に協力してくれる、相談にのれる、家族と秘密なしに話せる、といったことを挙げています。ところがデメリットとして、ヘタをするとガックリする、治療欲を失なう、自殺することがある、治療を中断することがある、患者の怒りを受ける、告知後のフォローが大切になる。どちらがいいでしょうか――。これには、私は正解はないと思います。

しかし、もし自分の全人格をもって患者さんにぶつかれば、どっちがベターであるかわかるはずです。私は許されれば告げるほうですが、責任をもてない場合は告げません。ただ、「がん」という秘密の壁が取り払われたとき、つまり「告知」がなされたときにこそ、真実の信頼関係が固い絆で結ばれることも事実です。そうした事例を、私はいくつもみつめてきました。

本人は真実を知りたがり、妻が拒否したケース

Aさん（五十七歳、男性）は会社経営者で、ある日、上腹部痛を訴えて来院しました。Aさんとはそのときが初対面でした。X線検査と内視鏡検査から、かなり進行した胃がんと診断し、手術を受けさせました。Aさんは国立大学卒の知識人でしたが、妻は病名告知をかたくなに拒否しました。私もAさんの性格がよくわかりませんでしたので、「難治性胃潰瘍」といって、手術を受けさせることにしたのです。しかし、術後二年未満で再発し、通過障害と黄疸が出現しました。

そこで本人と家族の希望もあって、当院に入院させ、輸液療法を行なうことにしました。ところが、Aさんは病状についていく度も質問されるのです。妻は病名告知を拒否し、患者本人は本当の病名を知りたい――。この相反するあいだにはさまれた私は、悩んだすえ、妻を説得し、ついにAさんに真実の病名を告げました。

Aさんはやっとの思いで自分の病状を理解し、「今後の治療は自分の希望どおりにしてほしい」といいおいてから、「少しでも口から食べたい」といって輸液を断わり、亡くなるまでの約十日間、二回の点滴のみで他界されました。

病名を穏やかに受け入れたケース

Bさん（六十六歳、男性）は中華料理店を営んでいました。Bさんとは日ごろからかかりつけ医でしたが、成人病健診で来院したおり、同時に胃X線検査を行なったところ、前庭部に壁硬化を認め、胃内視鏡検査から胃がんと診断されました。

このときも、まず妻が来院し、私が「胃がんの初期だと思う」と告げました。すると間もなくBさん本人が来院し、病名をおだやかに受けいれられました。「初期」という言葉が、Bさんにも妻にも安心して聞かれたようでした。その後、Bさんは手術後、店を閉じ、精神的に安定した生活を送っています。

最期まで賛成を得ることができなかったケース

Cさんは八十六歳の無職の女性です。数年前から心臓病で某大学病院に通院していましたが、食欲不振から胃内視鏡検査を受けたところ、幽門部の進行がんだと家族に告げられました。しかし本人には、「ただ胃が悪い」としか告げられていませんでした。まもなく、近くに住む次女が訪ねてきて、「本人の体力がかなり消耗していて歩行が困難なので、在宅診療をお願いしたい」と切望されましたので、訪問診療に切り替えることにしました。

Cさんは富山県の出身で、女子大卒の知的な人でしたので、点滴輸液を行なうあいだいろいろなことを話し合いました。しかしCさんからは病名について最後までたずねられることはありませんでした。往診のおり、病室から離れた応接間で、家族とインフォームド・コンセントについてしばしば話し合いました。しかし、家族は高齢を理由に告知に反対でした。私は、「できれば、病名を告げたほうがよいのではないか」と説得を試みましたが、最後まで賛成を得ることはできませんでした。Cさんはその後しだいに衰弱し、永眠されました。

平静にその真実を受け入れたケース

Dさん（六十三歳、女性）は元保険会社員で、胃がん手術を受けたときにはすでに肝転移しておりました。翌年に再発し、疼痛と黄疸が現れていました。食欲不振がひどく、輸液と疼痛管理のために私は毎日往診しました。介護者は五人の子どもの末娘でした。

この末娘と心の交流を深めてゆくなかで、Dさん本人がすでに真実の病名を知っていることを初めて知らされました。それは私が書いた社会保険継続療養証明書を、封を切って読んでしまったからでした。また、がんの疑いをもつようになったのは、術後、入院期間の長いことや、病院の医師や看護師の態度であったといいます。

ついに決心し、十月の秋晴れの午後、居宅であるアパートの一室で、私はDさんと静かに向き合いました。彼女の目はくい入るようで、私の一言一句も聞きもらすまいとしていました。そこで私は、発病からその日までの経過を詳しく説明し、「真実の病名を伝えなかったのは、もし知らせれば、それがあなたの精神的負担になり、希望を失うことを恐れたためです」と告げました。

すると、Dさんの顔にほほ笑みが浮かび、そのまなざしから疑いの光が消えてゆくのが見てとれました。Dさんは平静に、その真実を受け入れられたのでした。そして亡くなるまで希望の心を失わず、病いと闘い、しだいに死を受け容れていきました。

真実を告げることの意味

――鈴木先生の聖クリストファー・ホスピスのインタビュー記事を書かれた朝日新聞の藤田真一さんが死の問題に関心をもつようになったのは、一九七〇年に一人娘のお嬢様を、高校一年生のときに急性骨髄性白血病で亡くされたことでした。

そのとき奥さんにも話さなかったそうです。もちろん娘さんにも話さなかった。最後の最後までウソをつきとおしてしまったことに、藤田さんはずーっと心の底で後悔しておられた。「これはどんなに後悔しても、謝っても、とり返しがつかない」といっていました。藤田さんがそこで知ったことは、「自分のいのちに代えてでも娘のいのちを救ってもらいたいと願ったが、それができない。自分がどんなに娘を愛しても、娘の死は娘自身が死んでゆくほかない。こんな簡単な事実を、わたしは看病しながら知った。……わたしがいちばんこたえたのは、娘に亡くなられたことよりも、ウソをつきとおして、娘を裏切ったということだった。また、毎日付き添っている妻をも裏切ってしまった。これはわたしの人生観を本当に大きく変えた」と述懐していました。藤田さんの胸中はいかばかりだったか。そう思うと、いまでも胸を突かれます。

また、藤田さんは真実を告げることの意味を、アメリカのNIH（国立保健研究所）のジョン・フレッチャーという生命倫理学者に、こう聞いたそうです。

「アメリカの医療は truth telling ということを大事にするというが、では、かりにフレッチャーさん、あなたの息子さんが子どもだとして、その子どもががんにかかったとわかったとき、あなたはどうしますか」

すると、フレッチャーさんはこう答えたというのです。

「それはいい質問だ。自分の息子が六歳をこえていたとすれば、私はいっさい秘密にしない。自分の息子に対して、『おまえはがんという病気にかかった。これは死ぬ可能性が高い』ということを話す。死とはどういうことか。死を避けるためにわれわれはどういうことをするかということもすべて、よく話して、理解させるようにつとめる。そして子どもはおとなが考えている以上に、死というものについてよく理解をして、その日その日をしっかりと生きてゆくものだということを数々の経験によって、われわれは知っている」藤田さんはこの答えを聞いて、「すごい」と思ったそうです。

そして、「これは私たちが、かつてもっていて、いまはすっかりなくしてしまった、つまり死というものと取り組む態度、こういったものをアメリカ人がしっかりと、一九七〇年代の医療における意識革命のなかで手にしている」と感嘆していました。

医師は理解できるように説明する義務がある

――さて、がんを「告げるべきか、告げざるべきか」よりも「どのように告げるか」が問題だとキューブラー・ロスはいいましたが、では「どのように説明するか」が、次の問題となります。

かつて、わが国の医療は、医者が患者に病状や治療法について説明するということはほとんどなかったことでした。たとえば、「この薬は何の薬ですか」とたずねても、医者は「そんなことは知る必要はない。まかせておきなさい」というのが常識だった。また、入院して治療を受けるときでも、「入院に際していかなることがあっても異議は申し立てません」という一札を入れ、たとえ不満があっても文句もいえませんでした。私にもそうした経験があります。

鈴木　パターナリズム（父子主義）ですね。

――そもそも、これまで医療者のあいだで「インフォームド・コンセント」（Informed Consent）という意識はあったのでしょうか。

鈴木　ほとんどなかった、といっていいでしょうね。それまでは、あなたがいったように、病状を上意下達の関係で伝えていました。それがようやく一九八九年になって、当時の厚生省が「医薬品の臨床試験の実態に関する基準」というかたちで通達がなされ、一九九〇年になって、初めて日本医師会の「生命倫理懇談会」による『説明と同意についての報告』が提示されるわけです。

そして二〇〇四年（平成十六）二月に、日本医師会による、医師の「職業倫理指針」の第一章で、「医師は、病名・病状を患者が理解できるようにやさしく説明する義務がある。医師が診療を行なうには、患者の自由な意思にもとづく同意が不可欠であり、患者がそれを理解したうえでする同意を得ることが大切である」とされました。

――いまではふつうに「インフォームド・コンセント」ということがいわれるようになりましたが、そもそも「インフォームド・コンセント」は、アメリカで一九六〇年代以降、人権や公民権、消費者運動の高まりから生まれた考え方でした。その「インフォームド・

コンセント」という概念、その意味を日本に紹介した嚆矢が、当時都立大学教授だった医事法学者の唄孝一（ばいこういち。一九二四〜二〇一一）先生でした。

鈴木　そうです。唄先生は一九六七年のときに、すでにこの「インフォームド・コンセント」の概念を伝えていました。

医事法と唄孝一先生との出会い

――唄先生とはどういうご関係だったんですか。

鈴木　唄先生とは、永井友二郎先生のお誘いで、わりと早くから「日本医事法学会」に入っていろいろ学ばせていただきました。永井先生は昭和四十八年（一九七三）に、旧・厚生省の「医事紛争研究班」の委員になられていました。厚生省は早くから唄先生の「説明と承諾に関する研究」に大きな関心をもっていたんですね。それで接点ができたんです。

「医事法学」が日本で芽生えてきたのは、昭和三十年代のことです。昭和三十六年（一九六一）の東京大学の輸血梅毒事件などの医療過誤訴訟の研究と平行して、患者の承諾、それに必要な医師の説明、すなわち「インフォームド・コンセント」という問題がでてきたわけです。それで国民の生命権・健康権ということへの関心が高まっていった。この国民の健康権というのが、のちの「バイオエシックス」という運動へとつながっていくわけです。

これまでわれわれは、医療というのは病者の苦しみや痛みを和らげたり、命を救ったりする人道的な行為、善意の行為と思ってきました。いわゆる、仏教でいうところの「抜苦与楽」、つまり慈悲の行為です。それが使命だと思っていた。それはそれで間違いではないのですが、しかし医療というのはたんなる人道的行為、善意の行為ではなく、医師と患者との間の「法的行為」だということです。それを唄先生から学ばせていただきました。

——つまり、医療とは「法的行為」なんだと。

鈴木 そういうことになります。医療とは、多かれ少なかれ身体に対する「侵襲行為」を伴うものです。外科手術であれ、投薬であれ、外形的にみればそれは患者さんの身体に対する侵襲行為であり、安全性を害する行為です。つまり、医療行為は本質的には侵襲（傷害）を伴う危険な行為ということになります。ですから、日本の医師法では法律上、医療は一般的には禁止されるべき行為として扱っているのです。

——ではなぜ、侵襲を伴う「診療行為」が傷害の罪や身体権の侵害にならないのか。なぜ、こうした行為が医師だけにゆるされるのか、ということになりますが。

鈴木 その理由として、次の三つの条件が必要とされています。

一つは、診療という目的があること。二つ目が、診療のための手段や方法が、その当時の医療水準からみて妥当であること。そして三つ目に、診療内容について医師の説明があって、これに対する患者本人の承諾があることです。

この三つの条件がそろった場合、そして免許をもった医師である場合だけ、診療行為が許される。これが医療という行為に対する法律の基本の枠組みです。それが医事法学のとらえ方です。

病者の生命権・健康権を守るというのは、古来より「医の倫理」の中心でした。そのため、どちらからというと人道的・善意の行為ととらえがちだった。そこにパターナリズムが生じるわけです。

唄先生はこういっています。


「医療を受ける者はつねに泣く覚悟を要する。泣かねばならぬ危険を覚悟で、医療を求めざるを得ない。医療にはこんな悲しい宿命がある。しかし、このことは患者だけに悲しさを忍ばしめるものではない。医師は医療のこわさを銘記し、患者が泣き叫ぶ以外に救いがない宿命のなかで、医療を託していることを知ってほしい。そして傷つけられ、あるいは家族を失うことになった人びとが、泣くことをも忍ばしめるだけのきびしさをもって、医療の場を設定し、医療にのぞんでほしい。ここにこそ、医師の倫理が示されるのではなかろうか」

この言葉に、私は深く感動するとともに、医師としてのあるべき姿、医師の倫理とは何かという理念・思想を唄先生に教えられたわけです。

「インフォームド・コンセント」の理念

――現在、「インフォームド・コンセント」は「説明と同意」と訳されていますね。

鈴木　私は、「説明と同意」という訳だけでは不十分だと思います。「不同意」というものが欠けています。当然、患者には「コンセント（同意）したくない」という拒否権があるわけです。

――自己決定権ということですね。つまり「同意するか、しないか」、それを決めるのは医療者ではなくて、患者自身だと……。

鈴木　そういうことです。

――具体的にいえば、「診断結果にもとづいた病名と病状」について、「治療に必要な検査の内容と目的」について、「治療法の選択肢」について、「治療のリスクや予想される副作用」について、その「成功の確率」について、「予後」について、「あらゆる治療を拒否した場合」にどうなるかについての説明に、「同意するか、しないか」を決めるのは、患者の権利であり、自己決定権なのだと。

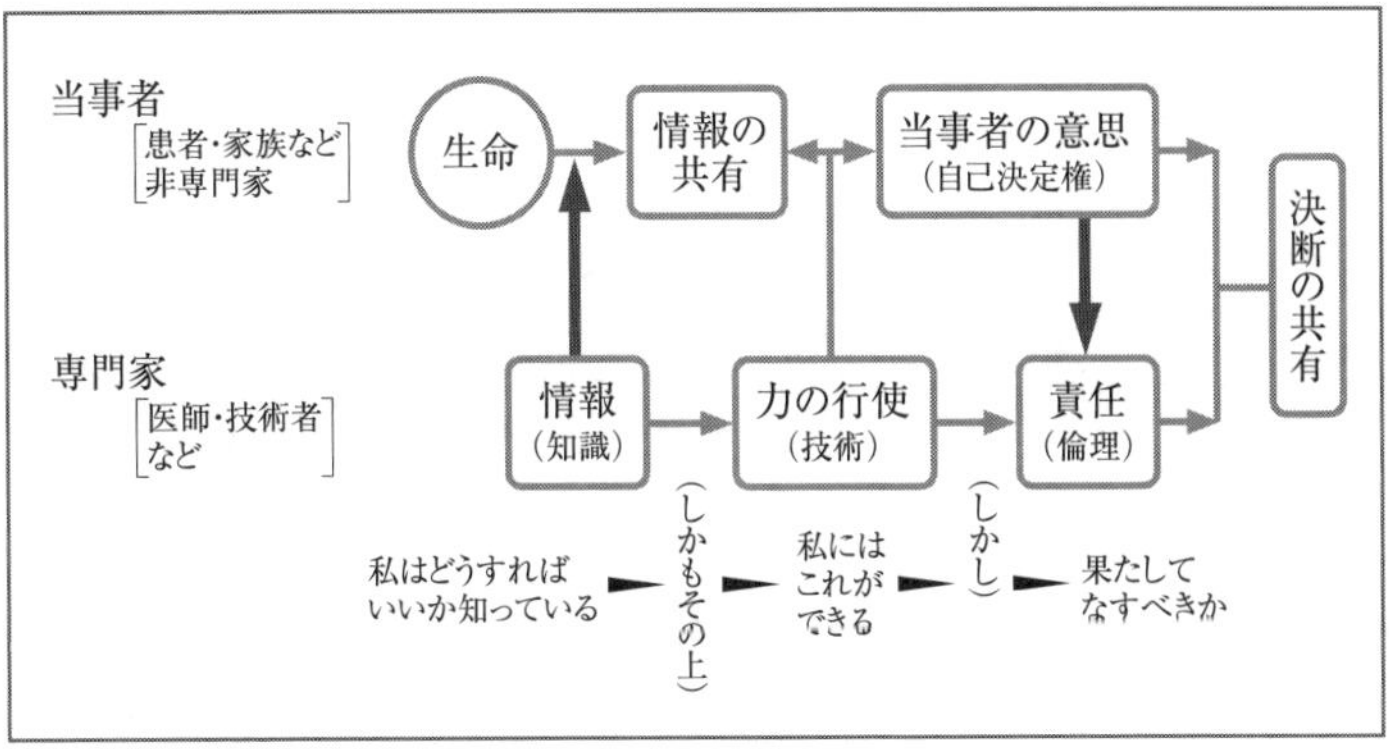

情報と決断の共有（『ターミナルケアの原点』、岡安大仁著より）

鈴木　そうです。ですから、説明と、その説明に対する納得、そして同意か不同意かという、選択までを含めたものが「インフォームド・コンセント」の理念なのです。

――ただ、「インフォームド・コンセント」という言葉はかなり普及しているとは思うのですが、実際の臨床の現場では、処置の選択肢やリスク、予後の説明はまだ十分でないという指摘もあります。へたをすると、医療側の法的な自己防衛のために「インフォームド・コンセント」が都合よく使われていることだって、ないとはいい切れないからです。

鈴木　そこで必要なのが「セカンドオピニオン」、つまり第三者の医療者の意見です。

――「インフォームド・コンセント」の理解のために、ここに木村利人先生の文献（「インフォームド・コンセントをめぐって―バイオエシックスの視座から」ほか）から作成した「情報の決断と共有」のフローチャートを示します。この図から、専門家である医師のもっている知識や技術をもとに、その情報を患者が共有でき、患者の自由な意思決定、すなわち自己決定権にもとづいて、医師が責任をもつところに患者・家族の決断を医師が共有するという図式がわかりやすく示されていると思います。

鈴木　医師と患者・家族間の、情報の決断と共有の流れがよくわかりますね。

プライマリ・ケアの新たな視点

きめ細かい医療をもとめて

――ここでどうしてもお聞きしておきたいのは、プライマリ・ケアとターミナルケアのかかわりです。さきに、先生が「死をみとる医療」をテーマにするようになったのは、「実地医家のための会」、とくに春日豊和先生の影響が大きかったといわれました。

鈴木　そうです。この「実地医家のための会」のおかげで、私は人間とは何か、人間に対するケアとは何か、ということを考えさせられたのです。私が入会したのは昭和四十四年（一九六九）ですから、すでに四十二年がたちました。

「実地医家のための会」は昭和三十八年（一九六三）二月十日に、永井友二郎先生をはじめ、浦田卓・松村博雄・原仁先生といった先駆的開業医の「医療学」の確立を目的に設立された自主研究会です。「実地医家のための会」という名称は、日本医事新報社の梅沢彦太郎社長が付けられたと聞いています。

――「実地医家のための会」の理念というのは。

鈴木　「全人的医療の研鑽」ということになります。「実地医家のための会」の機関誌である『人間の医学』の創刊号の巻頭には、次のようにあります。

「実地医家は人間を部分としてではなく全体として、生物としてではなく社会生活をいとなむ人間としてみてゆかなければならない。また、疾病のごく初期において、つねに診断と治療方針の説明を求められる立場にある。今までの大学教育や学会が果たしてどれだけこの実地医家の要請に応じ得るか、これは遺憾ながらあまり大きい期待がもてない現状にある。また医学が専門化・細分化の路線で年々膨大な数の研究業績を生産していることも、これまた多忙な実地医家にとって大変取り扱いに困るものである。

実地医家がこれらの現状から脱出するために、大学の先生方が教えてくれるのを待っているのではなく、自分たちの問題は自分たちで解決してゆこう。そのために発表の場、研鑽の場が必要である」

このように、「自分たちの問題は自分たちで解決してゆこう」という態度で、人間的・総合的医療、きめ細かい納得のいく医療をもとめて今日にいたっています。

――そうした理念はすべての医療者がもつべきでしょう。

鈴木　そのとおりです。これは何も実地医家だけではなくて、すべての医療人にいえることです。しかし、残念ながら病院で働いている人にしろ、あるいは地域で保健活動に従事している人にしろ、人間を部分として診るのがいまの医療のいちばんの欠点です。眼だけしか診ていない、あるいはお腹だけしか診ていない医療人が少なくないのです。

プライマリ・ケアの時代

――「地域において、その医療の最前線に立つ開業医は、疾病のごく初期においてつねに診断と治療方針の説明を求められ、なおかつ専門化・細分化される医学のなかでもがいていた」――これは、「実地医家のための会」の創設者のお一人である永井友二郎先生が著された『人間の医学への道』（人間と歴史社、二〇〇四）のなかに出てくる一文です。文はつづきます。

「専門化・細分化する科学的な近代医学一辺倒の医学界、大学中心、医学中心、医者中心の医療界のなかで、病人中心、人間中心の総合的医療を目指し、一般医・家庭医の医学を開発しようとした」

そして、その根底には「人間的でないものに対する静かな怒りの心」があったと永井先生は回想しています。この永井先生のいう「静かな怒りの心」とはいったい何に対してのものだったのでしょうか。

鈴木　医療への倫理性といっていいでしょうね。永井先生は、科学的な医学の開発や進歩だけがあって、これらを病人が納得して受けうるための、きめ細かい医療が育っていない、育てるシステムがないことにいきどおりを感じておられた。それが「実地医家のための会」創設の原点といっていいと思います。

――私は編集をしながら、「静かな怒りの心」という表現に、とても感動したことを覚えています。その理念を起点として生まれたのが「プライマリ・ケア学会」でした。

鈴木　昭和五十三年、一九七八年のことです。

――その記念すべき第一回の「日本プライマリ・ケア学会」は、たしか笹川記念館で開かれたと記憶しています。基調講演として、聖路加看護大学の日野原重明先生と日本医師会会長の武見太郎先生が講演をされたのですが、驚いたのは、お二人とも速記を起こすとそのまま原稿になったことでした。

「プライマリ・ケア」とは

——そこでおたずねします。まず、「プライマリ・ケア」というのは日本語では何というのでしょうか。

鈴木 「プライマリ・ケア」を日本語におき換えることはむずかしいですね。むしろ、このような思想・考え方がなぜ必要であったか、そのことを考えてみるほうがいいと思います。プライマリ・ケア学会設立時の代表者であった渡辺淳先生の「発会趣意書」がありますので、それを引いて説明してみたいと思います。

「わが国において医学の進歩は著しく、多数の医学会が存在して日夜進歩を競っています。しかし医学会のほとんどは〝病気〟のための学会であって、根本において真理の追求をその主たる目的としています。しかし、われわれ医療にたずさわる者にとっては、〝より真である〟ことを明らかにすることよりも、〝よりなにかしら善い〟ことを実践するのが目的となっています。すなわち高い倫理性と有用性の追求、そしてその実践がこれです。

人類はより良い生活を求めて医療を生み出し、医師にこの高い倫理性と人間生活への有用性をもって社会に奉仕するよう期待しています。この期待にこたえるためには、われわれ医療にたずさわるものにとって、従来の学会と違った〝医療のための学会〟〝病人と人間の安全のための学会〟がぜひ必要です」（…以下略…）

このなかでもっとも基本的な提起は、医療はたんなる医学の適用ではなく、医療そのものの学問体系、医療を社会化するための学問をつくるための学会が必要である、ということです。

――プライマリ・ケアというと、「アルマ・アタ宣言」が有名ですが。

鈴木 そうなんですが、プライマリ・ケアの系譜をみますと、その構想の源流はイギリスのDawson の報告（一九二〇年）に発します。「プライマリ・ケア」という言葉は、WHO（世界保健機関）では、「プライマリ・ヘルス・ケア」と表現されていて、一九七五年からこの言葉が使われ始めました。そして、一九七八年の「アルマ・アタ宣言」にいたって世界的に流布することになったのです。

このWHOのプライマリ・ケアは、主に「ヘルス・ケア」に重点がおかれており、脱病院化運動の一環でもありましたから、徹底して「地域」が重視されています。これには、①地域医療ニーズの把握、②地域医療資源の最大限の活用、③地域開発の支援があり、もう一つが「住民の自立」です。

これは、①保健要員は住民の中から選択する、②住民を含めたチームが継続的に責任を負う、というものです。

このWHOのプライマリ・ヘルス・ケアに大きく影響を与えたのが、いまいったイギリスの医療システムを徹底的にプライマリ・ケアを基盤にしたシステム化に導入したのですが、それが一九四八年に発足した国民保健サービス（NHS）です。これによって、国民はいずれかのプライマリ・ケア医（GP）にあらかじめ登録し、その診察を受け、紹介を受けなければ検査センターや病院に通うことができないという、自由選択のできない制度化でした。

これに対してアメリカでは、専門医志向の教育が進むなかで、包括的に診ることができる医師の必要性が高まり、一九六六年、アメリカ医師会の委託を受けたウェスターン・リザーブ大学の学長であったJ・Millisを委員長とした「Citizens Commissions on Graduate Medical Education」の討議のなかで、はじめて「Primary Physician」という言葉が最適ではないかという提言がなされ、のちに、Willard報告によって「Family Physician」なる呼称が使われるようになります。

これは患者を専門臓器別にとらえるのではなく、全人的、すなわち身体だけでなく、心理的・社会的にもとらえていくことのできる医師の必要性から、一九六九年に「家庭医学専門医認定制度」が生まれました。

プライマリ・ケアの特性

鈴木　ところで、アメリカでは一九七八年当時、プライマリ・ケアの定義は三八種類も存在していました。そのなかで、プライマリ・ヘルス・ケアは、次の五つの特性を備えていなければならないとされています。

1 近接性（accessibility）…地理的、時間的、経済的、精神的。

2 包括性（comprehensiveness）…年齢・性を問わない、全科的医療（臨床各科の基本診療）、全人的医療（身体・心理・社会的アプローチ）。

3 協調性（coordination）…専門医との連携、他の医療職との連携、社会医療資源（行政・福祉・住民組織）との連携。

4 継続性（continuity）…生涯にわたる健康記録、チーム医療による継続性の保持。

5 責任性（accountability）…患者・家族への十分な説明、監査システム、医療職の生涯教育、経営効率。

保健・医療・福祉を総合したケア

——わが国では、どうプライマリ・ケアを定義しているのでしょうか。

鈴木 最初に「プライマリ・ケア」という言葉を紹介したのが、日野原重明先生でした。そして地域の包括医療から出発したのが武見太郎先生です。ここでは先述の渡辺淳先生の文章を再び引いて、考えてみたい思います。

「人間は、多くの欲望に動かされて毎日生きている。しかし、その中で人びとが欲しいものとして第一にあげるのは健康であろう。病気になったときしみじみと思うのは、健康第一という言葉の重さである。それには病気から身を護らなければならない。すなわち、保健（健康を保持すること）と医療（病気と闘って、病気から身を護ること）とは人間の大きな願いである。しかも人間はたった一人で生きてゆくことはできない。誰でも他人と一緒に社会生活を営まなければならない。この他と仲よく暮らさなくては、自分の健康も護れない。だから、たすけあいが必要である。これが福祉である。すなわち人々は、保健、医療、福祉を心から、いつも求めて生きているのである。

そこで人類は、この保健、医療、福祉を社会の仕事として発展させてきた。その仕組みは各国、各地によってたいへん異っており、各地の事情に合った形で進展させてきた。このなかで、この保健、医療、福祉について発生するいろいろな需要にプライマリに対応する仕事が、プライマリ・ケアと呼ばれるものである」

つまり、プライマリとは「初期、近接、常在、総合、基本、本来」の意味であると定義することができます。

これを平たくいえば、「プライマリ・ケア」とは、地域のなかで、地域住民を参加させた、健康問題解決のための社会事業であり、保健・医療・福祉を総合したケアだと考え、それは、いつでも、どこでも、だれでもが、その身近なケアを保健医療専門職から組織的に受けることができるということになります。

プライマリ・ケア活動の範疇

――プライマリ・ケアのカテゴリー、範疇というのはどこまでが含まれるのですか。

鈴木　プライマリ・ケアの主な活動には、①健康保持、②疾病予防、③診断と治療、④社会復帰、⑤巡回ケア、⑥保証業務などが含まれます。

――ずいぶんと広いですね。

鈴木　プライマリ・ケアというのはこれだけ広いのです。これだけのことが、人間としてのケアのためにどうしても必要なのです。たとえば「疾病予防」でいえば、いまやっているのはせいぜい健診業務ぐらいです。大事なことはバストラール・ケア（巡回ケア）、一軒一軒の家を訪問して歩くことです。

実際に多くのお年寄りを診ていますと、あの方たちは大きな病院には行けませんよ。それこそ本当にバストラール・ケアが必要です。そして、利用できるのはいちばん身近なところにある医療機関です。そこでケアを続け、健やかに生き、そして健やかに死ぬことができるのが理想です。そのためには、どうしてもヘルスワーカーが病院から出て、地域のなかに飛び込んでいかなければいけない。病院の中でできる仕事は、この三番目の「診断と治療」だけなのです。

——日本の病院は、まさに収容医療だけですね。

鈴木 そう、病人になったら収容すればいいという考え方が支配的です。どうしたら健康を保持できるか、病院は病人を収容するだけではなく、こういうことをやらなければならない時代がきていると思います。

——大きな課題ですね。

鈴木 イギリスの一般医（ＧＰ）であり、プライマリ・ケアの指導者でもあるPeter Pritchardによれば、プライマリ・ケアの主な活動は①～⑥、すなわち「健康保持」から「保証業務」まであるといっています。

このことにかんがみれば、いままでのわが国の臨床医は③の「診断と治療」ばかりに専念していたことを、私たちはよくよく反省せねばと思います。

——これからの医療を考えるとき、プライマリ・ケアの役割はどうなりますか。

鈴木 いずれにしろ、わが国の医療はいま、曲り角に立っています。分化から総合へ、治療中心から療養へ、予防へ、健康増進へ。そして、病院中心から在宅ケアへ、施設中心から組織的ケアへと変容していくものと考えられます。その変容に対応するために、私たち臨床医はこのプライマリ・ケア運動の先頭に立ち、そのリーダーとして果たすべき役割がたくさんあると考えます。

ターミナルケアはプライマリ・ケアの一部

――いままでのお話しを総合すると、プライマリ・ケアは地域性を基本とした包括的医療ということになりますね。とすると、ターミナルケアもプライマリ・ケアの一部ということになりませんか。

鈴木　なりますね。これまでのホスピスは、どちらかというと、高度に進歩した専門の医療環境のなかで、より適切な、全人的ケアを目標にしてきた感があります。でも、これからはそうではなく、地域で、在宅でがん末期患者のケアをする……。

――そういう時代だということでしょうか。

鈴木　そう思います。がん末期患者のターミナルケアもプライマリ・ケアの一部であり、先ほどのお年寄りのケアもプライマリ・ケアの一部なのです。そして、がん以外の慢性疾患のターミナルケアもそうです。また、会社に勤めながら通院してがんと向き合っている患者さんのケアも、生活習慣病に苦しむ患者さんの継続的なケアも、難病をわずらっている患者さんのケアも、それらすべてがプライマリ・ケアの一部ということになります。

――これはとても重要な視点ですね。これまで私たちは、ターミナルケアは特別な医療施設、医療環境のなかで行なわれるものと思っているところがありましたが、そうではなかった。これは大きな発見でした。

鈴木　先に、ソンダース先生の言葉を紹介したように、ホスピスはたんに施設を意味するものでないことはいうまでもありません。地域で、在宅で、継続的なケアを受けることができ、そしてペインコントロールおよび症状がコントロールできる。それがこれからの、地域での、在宅でのターミナルケア、ホスピスケアということになるのではないでしょうか。

――患者のクオリティ・オブ・ライフ（ＱＯＬ）からみてもそうでしょう。

鈴木　そうですね。また、日常性の尊重という点からみても、「在宅ホスピスケア」がもっとも適していると、私は思います。ですから、今後、訪問看護を中心とする在宅ターミナルケアが、確実にその必要性を増してくると思います。

地域のなかで死を看とるシステムをつくる

――わが国では現在、八割の人が病院や施設で亡くなり、二割の人が自宅で亡くなっています。とくにがんの場合は約九〇パーセント以上の人が病院、または診療所で亡くなっていいます。自宅や施設外の人は一〇パーセント以下です。イギリスの場合、がん患者も三〇パーセントが在宅死といわれます。これは社会システムあるいは医療システムの相違によるものなのかはわかりませんけれども、あまりにも病院化医療に傾きすぎているように思います。また、医療制度も在宅医療支援に冷淡なような気がします。われわれ国民も、家族の死を看とるという人間の大切な営みを忘れていたように思います。ここに日本のかかえる在宅死のむずかしさが横たわっています。この現状を鈴木先生はどうみますか。

鈴木　私のところでも、在宅ケアに努めても全在宅死五二九人のうちの「がん死」は二一六人（三八％）です。

しかし、ここで思い起こしてください。私たちが聖クリストファー・ホスピスを訪問見学したさい、ソンダース先生が「末期患者にすべての医療技術を適用しようとすることは正しくない。その人にとって、最適な医療を選択して行なうべきだ」と述べたことは、ホスピスに点滴台が一台も置かれてなかった事実と重ね合わせて、医療費抑制という理由からではなく、その人にとって人間らしい尊厳を保持させるためのヒューマンケアの立場から、時間的な延命だけを目的とした過剰医療は反省しなければならないと思います。

そのうえで、診療報酬には精神的ケアを重視して、モノよりヒトに厚くすべきだと思います。よくいわれるホスピスケアの目標は「Doing」より「Being」であり、それに対してコストは払われるべきと考えます。

——具体的には。

鈴木　私は地域を中心とした施設と在宅を有機的に結合させた医療福祉体制の確立が、末期医療においてきわめて有用だと考えます。地域の人的資源の活用を考えても、近接性（accessibility）も継続性（continuity）もすぐれている地域中心に医療を組み立てることで、空間的にも時間的にも、さらには経済的にも大きなムダは省けると思う。

そして、地域内の医療機関がお互いの医療資源をすべて公開し、相互に連携協力をすることによって、ターミナルケアはある一部の先駆者から多くの医療職に開放され、普遍化し、その意義を共有できるようになります。地域という温もりある大地のなかで、その人の最期を看とってあげることが人間らしい営みではないでしょうか。

——「地域」という言葉はそのまま「ふるさと」と言い換えることができると思います。都会であれ、田舎であれ、そこがふるさとです。そこに生まれ、そこで死んでゆく。これはごく自然なことです。そしてそこで看とり、看とられる。シンプルですが、根源的な営みです。生活のなかで生き、生活のなかで死んでゆく——。たしかにそれは人間の営みですね。

家族がケアに参加する

鈴木　私が在宅ターミナルケアのなかでもっとも強調したいのは、「家族がケアに参加する」ということです。それを起点としてシステムを考える。そうしないと、ともすればシステムが優先され、人間はそのシステムに左右されることになりかねません。

――でないと、官僚主義的なシステムになってしまう。

鈴木　そうです。たしかに、いまは核家族化ということもあって、家族だけでは背負えない部分があります。その背負えない部分を、地域の隣人が、遠くの親戚よりも親しい家族となって互いに助け合う社会――。それこそが真に成熟した社会システムだと考えます。

――けれど、まだそのシステムがありません。

鈴木　その連携のあり方として、医療機関でいえば診療所、中小病院、そして大病院との連携、さらには保健所や地域包括支援センター、そして老人保健施設や特別養護老人ホームなどの連携もあります。

これからの在宅ターミナルケアを考えるとき、こうした地域の資源を活用しながら、各医療機関の医師、看護師、そしてメディカル・ソーシャル・ワーカー（ＭＳＷ）や自治体保健師、訪問看護師や地域包括支援センターのケースワーカー、そしてケアマネージャー、ホームヘルパーといった総合的なマンパワーの協力と参加のシステムが必要です。

そして何よりも、前にもいったように家族にケアへの参加をうながし、それとともに家族をサポートするシステムの確立。これが不可欠です。それには地域の行政自治体と地域医師会の合意協力はもちろん、さらには一般市民、町村自治会、とくにボランティアの協力参加を呼びかけることは重要です。

このシステム化が実現すれば、無床診療所の医師も有床診療所や中小病院らとチームを組んで「在宅ケア」を行なうことができます。診療報酬制度でも、訪問看護の利用が設定されておりますから、とくに有床診療所の役割はターミナルケアに適していると、私は考えております。

「城南緩和ケア研究会」の設立

――その一つのモデルケースが「城南緩和ケア研究会」というわけですね。

鈴木　そうです。日本人の平均寿命は、男性が七九・一九歳で、女性がが八五・九歳になりました（二〇〇八年）。その死亡場所をみますと、病院が八〇数パーセントで、自宅が一二・三パーセントです。そのうち、がん死は一〇パーセント以下です。これは欧米の在宅死の二〇数パーセントにくらべてはるかに少ない。そこで、がん患者が自宅で療養していくには、がん専門医のいる病院と、地域のかかりつけ医……。

――いわゆる診療所との連携、「病診連携」ですね。

鈴木 そうです。それがとても大切になります。それで、二〇〇〇年末のことでしたが、昭和大学病院の高宮有介先生と日赤医療センター緩和ケア科の秋山修先生、それにＮＴＴ東日本関東病院緩和ケア科の堀夏樹先生らと話し合って、ここ東京都内の城南地区にがん患者の病診連携のために「城南緩和ケア研究会」が必要だということになりました。これには、昭和大学病院麻酔科の樋口比登美先生、同病院がん看護師の梅田恵さん、それに当院副院長の央《ひろし》先生の協力もありました。

そのさい私は、城南五区地域内の各医師会に世話人を出していただくようお願いしました。そうした地域の診療所と緩和ケア病棟、大学病院との連携の必要から、また相互スタッフの勉強のため、二〇〇一年一月から都内城南地区を想定し、当院、日赤医療センター緩和ケア科、ＮＴＴ東日本関東病院のケア科と、それに昭和大学麻酔科が中心になって「城南緩和ケア研究会」を立ち上げました（協賛・シオノギ製薬）。

現在でも、年二回、研究会を昭和大学病院と日赤医療センター、さらにはＮＴＴ病院内で会場をお願いしています。これで各施設のスタッフの顔がつながりました。いまは緩和ケア病棟のある東京厚生年金病院、聖路加病院、東芝病院、木村病院、それに多くの訪問看護ステーションやボランティアも参加しています。

また、すでに市民公開講座も四回ほど開催しています。そこには医師、看護師だけでなく、訪問看護ステーションの看護師、ケアマネージャー、音楽療法士、ボランティアといった方々、ときにはがん患者・家族らも参加して緩和ケアの勉強をつづけています。

――互いに学び合って、地域の緩和ホスピスケアの連携体制を確立するというのは、すばらしい試みだと思いました。私もその構想をお聞きして、「城南緩和ケア研究会」の会報の編集・製作を担当させていただいたことは光栄なことでした。その第一回目の研究会が開かれたのは、たしか二〇〇一年一月でしたね。

鈴木　そうでした。そのときは、WHOがん疼痛救済日本代表委員だった武田文和先生の講演をいただきました。また、一般市民を含めた公開講座では日野原重明先生にも講演をいただいております。私は世話人代表を初期五年務め、その後、秋山修先生（日本赤十字社医療センター緩和ケア部長）、堀夏樹先生（NTT東日本関東病院緩和ケア部長）に引き継いでいます。これからは若い人の活躍に期待しています。

若いプライマリ・ケア医を育てる

――そのためには若い医師のプライマリ・ケア教育が必要ですね。

鈴木　そうですね。それもあって、私のところではプライマリ・ケア実習生を受け入れているんです。

——きっかけは何だったんですか。

鈴木　きっかけは、ある一人の医学生が「見学実習したい」といって、私の診療所を訪ねてきたことでした。

——気概のある青年もいるんですね。

鈴木　それが筑波大学六年生のＦ君でした。彼は、一九八〇年に私が日本医学教育学会誌に投稿した「死をみとる医療」の論文を読んで、「見学実習したい」、そう思ったそうです。

それで私は、Ｆ君にプライマリ・ケアの外来と在宅ケアを見学体験させることにしました。すると彼は、在宅患者には、脳梗塞、腎不全、末期がん、パーキンソン病、認知症、腰痛症など、ほとんど寝たきりに近い高齢者の姿を見て、大きな衝撃を受けたようでした。

——それはそうでしょうね。教科書とは違って、現場でスキルを学ぶのですから……。

鈴木　現在、彼は三井記念病院乳腺内分泌外科科長として活躍しています。

それで、一九八三年の第二十一回「日本医学総会」が大阪で開催されたおりでしたが、「医師養成の方向と目的」というシンポジウムがあり、私は「人間中心の医療を目指して」として、地域診療所での学生実習の意義と成果を強調しました。

そうしたこともあって、その三年後の昭和六十一年（一九八六）、「実地医家のための会」の創始者である永井友二郎先生と東京慈恵会医科大学の阿部正和学長とが話し合われて、「東京慈恵会医科大学家庭医実習」が開始されることになったんです。これが契機となって、四年生、五年生の希望者が家庭医実習として、われわれ実地医家の診療所に実習にくるようになりました。

——画期的ですね。

鈴木　当院は最初から協力施設として積極的に参加しておりましたから、毎年二回、学生を受け入れていて、六年目からは私が調整役となりました。この無償の行為は、「実地医家のための会」の多くの有志によって、平成十五年まで十八年間つづきました。その後は福島統教授のもと、家庭医実習として必修化され、五年生全員が多くの診療所で受けるようになり、現在もつづいております。

——ほかには家庭医実習はやっていないんですか。

鈴木　いえ、地元の東邦大学医学部からも、平成七年以来、五年生のプライマリ・ケア学外実習を依頼されまして、当院のみならず、地域の他診療所においても学外実習が行なわれるようになりました。とくに当院の実習は在宅医療が多いこともあって、実習後、大学で在宅医療の講義まで行なうようになりました。

また、平成十四年九月からは、毎年、私の母校である東京医科歯科大学医学部五年生を、六～七名、プライマリ・ケア実習として受け入れ、現在にいたっています。

「病気を診ずして、病人を診よ」

――実習生は感動したでしょうね。

鈴木　ええ、とくに在宅医療に感動があるようです。二〇〇〇年に実習をした東京慈恵会医科大学のA君は、

「鈴木医院は外来以外に、在宅医療二十数年というキャリアをお持ちである。忙しい合間をぬって、昼下がりに二時間往診が行なわれる。患者さんはすべて寝たきりで、病因は、がん、脳血管障害などである。末期の患者さんのところには毎日訪問診療がなされていた。それらの患者さんが急変した際には何時であろうと駆けつけ、処置を行ない、場合によっては看とることもあるという話を聞いて驚いた。ひとり意義を唱え、病人を中心とした医学、医療を実践した人物がいた。患者のニーズに耳を傾け、それに応える姿勢にわが校の建学の精神（『病気を診ずして、病人を診よ』）を見た気がした」

と、感想を寄せてくれました。

――「ひとり意義を唱え、病人を中心とした医学、医療を実践した人物がいた」という表

現はいいですね。歴史性というものを感じます。

鈴木　うれしいことです。また、東京医科歯科大学五年生のB君は、二〇〇二年の実習でしたが、

「往診では、人と人との近いかたちの医療の体験をさせていただいた。地域のなかで在宅での患者さんを診ることの重要性と、その大変さ、とくに一年間二十四時間対応できるようにしておかなければならない責任の重さに、大変ながらやりがいのある仕事だと思いました。現在の日本における介護保険の現実や、在宅ケアでの心のケアについて話していくことができました」

と、在宅での心のケアの重要性に目を向けてくれました。

――彼にとっても大きな収穫だったのではないでしょうか。

鈴木　そう思います。また、「新卒後臨床研修地域医療」（二〇〇四年から施行）にこられた東邦大学大森病院研修医のC先生の感想文には、

「二週間の研修から得た医師像は、今後私が一人前の医師になるうえで、非常に大きな影響を受けるに違いないと考えられます。患者個人への面接の仕方や終末医療における患者、家族への考え方など、またその地域に根ざした医療を見ることができました。とくに、訪問診療に同行させていただいたことは私にとって貴重な体験でした」

と、感謝の言葉が綴られていました。

「In Home」の提案

鈴木 一九九九年のことになりますが、日本医学教育学会（会長・堀原一先生）の「在宅医療ワーキンググループ」において、私は在宅医療教育の要点として「In Home」という概念を三重大学医学部の津田司教授の紹介もあって、提案しました。

――「In Home」というのは。

鈴木 「I」は Immobility（活動制限）の意味で、「N」は Nutrition（栄養状態）、「H」は Housing（住宅環境）、「O」は Other People（介護者、地域資源）、「M」は Medication（薬剤）、「E」は Examination（診察）の意味です。この六つの視点は在宅の患者をケアするうえで、忘れてはならない項目です。

在宅医療・訪問看護は時代のニーズ

――近年、とくに在宅医療・訪問看護が注目されていますが、その要因は何だったと思われますか。

鈴木 在宅医療・訪問看護は時代のニーズだと思います。その根拠となったのが、私も参加した厚生労働省の「在宅医療環境整備に関する検討会」（委員長・高久史磨先生）の報告書でした。その冒頭にわりと要領よくまとめてありますのでご紹介します。

「近年の社会的、経済的な環境の変化に伴い生活様式が大きく変わるとともに、個人の思考や価値観も多様化してきた。こうした変化は病気に対する療養のあり方についても見られ、社会活動を中断して療養に専念するために入院するという従来からの考え方のほかに，療養を行ないつつ、社会活動も持続したいという考え方や、療養中も趣味や生活習慣を持続するなど、より人間的な療養を行なうことを重視する考え方が見られるようになってきた。国民の平均寿命の急速な伸びにより高齢者が増加し、老化に伴う慢性疾患を有する患者も増加することが予想される。

高齢者は、一般に生活環境の変化に対応することが難しく、こうした変化がストレスとなって健康上の問題を生じる場合があることも知られている。特に病院環境への適応は必ずしも容易でないことから、できるだけ住み慣れた環境で療養することが望ましい。また、在宅での療養の方が入院に比較して治療効果が向上する場合も少なくなく、特に慢性疾患に関しては適切な援助により在宅での療養が可能になる場合がかなりあると言われている。

医療技術の面からもかつては医療機関においてしか行ないえなかった呼吸不全、肺機能障害者に対する酸素療法や、慢性腎不全に対する透析療法も、新しい医療機器の開発や治療方法の改良などによって在宅でも実施できるようになった。また、その他の慢性疾患についても、診断技術や治療技術の進歩により、在宅で治療できる場合が増えてきている。さらに、交通・通信手段などの普及や技術進歩など、医療を取り巻く社会環境の面においても、在宅の療養がより行ないやすい状況ができつつある」

――つまり、国民の意識の変化と在宅医療を行ないやすい条件が整ってきたということですね。では、「なぜ在宅なのか」ということになります。先生はどうお考えですか。

鈴木　言い換えれば、人間のありよう、あるいは生活の場はどこかということになります。人間が老いて死にゆく過程、あるいは生きていく過程のなかで、個人の主張というものを尊重しようという考え方が、とくにアメリカを中心にして起こってきた。そこで、医療においては「自己決定権」、あるいは「クオリティ・オブ・ライフ」（QOL）の問題が叫ばれるようになりました。

こうした主張のなかで、医療を受ける者自体の求めに応じた、いろんな医療のスタイルがあってもいいのではないかということが、在宅医療への期待のなかに込められていると思います。それは同時に、いままで高度医療が病院だけで行なわれていたということから、もっと輪を広げて、施設のほうから地域のなかに広げていこうという流れのなかにあるのだと思います。

——病院という管理社会から、在宅という自由な社会への解放と……。

鈴木　そうです。少なくとも在宅医療を受けている患者さんは、好きなときに好きなものを食べて、好きな時間に起きて、本を読んだりテレビを見たりすることも自由ですが、これがひとたび施設に入院しておれば、あるいは特別養護老人ホームのような福祉施設に入所しておれば、団体生活を強いられますから、やはりそこの管理社会のなかの規則に従わなければならないわけです。

入院した病人は、日常生活の家庭や職場から離れ、家族と別れるために、また空間的にも時間的にも自由を拘束される病院という場所で、その人自身の「生き方」が変えられてしまいます。そして入院が長期になるにつれて、しかも高齢であればあるほど、他人まかせの病院依存の人間に退行してしまうのです。

このような第二・第三の医原病は、文明の危機として官僚的管理主義を鋭く批判したイヴァン・イリイッチの言葉を引用するまでもなく、人為的につくり出され、増えてしまう。すなわち、収容医療は脱人間化・非人間化の危機をはらんでいるのです。

——先生が在宅ケアの有用性について気づいたのはいつごろからですか。

鈴木　私が在宅医療に関心をもったのは、一九八〇年の盛岡で開かれた心身医学会においてでした。この在宅と入院の比較については、いちはやく「在宅ケアにおける心身医学的アプローチの有用性について」の論文を発表しておりますが、そこには、空間的にも、時間的にも、患者さんが自由と自律を保持できるのは在宅が優位であること、そして入院の場合は医師や看護師が主役の治療であるが、在宅では患者本人や家族が中心のケアであるという考えを述べました。

地球という価値観から医療を考え直すとき

——イヴァン・イリイッチは、「健康のことで医療ばかりに頼っていると、病気や人生の問題に対処する力はだんだん衰えてきて、問題があったとき手を差し伸べる医療以外の組織をも弱体化させる」といっていますね。あまり科学技術の管理にのみ頼ると、みずからの自然治癒力を失わせるばかりでなく、医療システムそのものを衰えさせる、と警告しています。

また、『安らかな死のための宣言』（ロラン・ジャカール、ミシェル・テヴォス著、新評論）という本のなかに、フィンランドの保健局が実施した調査結果が紹介されています。食事の指導や健康管理の効果がどんなものかを科学的に調べたもので、四十歳から四十五歳までの管理職六〇〇人に、定期検診、栄養学的な調査を受けてもらい、運動を毎日し、タバコ、アルコール、砂糖などの摂取を抑えるなどした健康管理を十五年つづけた群と、まったく健康管理をしなかった別の六〇〇人との結果を比較したところ、はっきりした違いが現れたというのです。心臓血管系の病気、高血圧、死亡、自殺……といった、いずれの数も一方の群が少なかった。それはなんと、健康管理の対象ではなかった人びとだったというのです。

この本のなかで著者は、「治療上の過保護と生体の他律的な管理は、健康を守ることにはならず、逆に、依存、免疫不全、抵抗力の低下、要するに不健全な状態をもたらす」と指摘しています。むろん必要な医療は受けなければなりませんが、健康保持には、平生、みずから抵抗力をつけ、免疫機能を高める工夫が必要だということを知らされます。

鈴木　そのとおりですね。また人間のありようのなかで、十九世紀からおこってきた科学技術偏重の考え方を、もっと全人的に、あるいは包括的にとらえた地球的価値観が生まれてきているといえると思います。もちろん、科学技術で専門細分化した学問を構築していき、それを患者さん方に適用していくということも大事ですが、同時に医療資源の問題を考えるときに、それを無限に特定の個人のために使うことはできないだろうと考えなければならないと思います。つまり、地球というものの価値観から一人の個人の医療を考え直すということも必要になってくる。いわゆる環境破壊の問題とも、これは関連すると思います。

——サステイナビリティ（持続可能性）からいってもそうです。医療は社会活動の一部であり、生命にかかわる重要な使命を担っていることに異論はありません。しかし、一人の患者、特定の患者に資源を投入することは、資源の有限性からいっても限界があります。医療といえども、資源を収奪するだけの「寄生虫的技術」であってはならないわけです。一度、このへんで技術哲学の面から見直す必要があるように思います。「コスモロジー」「エコロジー」が叫ばれているのも、その反省とみることができます。「持続可能な医療」というものを考える時期ではないでしょうか。

在宅医療と在宅ケアとの違い

——ところで、在宅医療と在宅ケアとはどう違うのでしょうか。
鈴木　これは私どもプライマリ・ケア学会のなかでもさんざん論議されてきたことですが、在宅医療を定義する場合、狭い意味の在宅医療と、在宅ケアを含めた意味の在宅医療という場合の使い方の二種類があるように思います。看護とか介護というのを医療とは別にとらえるかというと、それは大変むずかしいことで、むしろ医療のなかに包括したほうがよいのではないかと思います。要は、患者さんを中心に、あるいは患者さんの家を中心とした在宅医療でなければならないということです。

実際に、私たち医師あるいは看護師や保健師が関わる在宅医療の種別のなかにどういうものがあるだろうかということを考えてみると、私は三種類あると思います。

一つは、寝たきり老人や認知症老人の在宅医療の場合。二つ目は高度医療技術を必要とする大変むずかしい病気に対応する在宅医療で、三つ目が終末期の在宅ケアと考えます。

在宅でのターミナルケアというのは、ある意味で、私たち実地医、プライマリ・ケア医のやりがいのある仕事でして、医者・患者間の信頼関係がうまく働いて成果を上げることができるのです。

――問題は、在宅での最期を看とる役割を誰が担うのかです。

鈴木　これは私が長いことやっていてつくづく思うことですが、人間の最期まで看とってあげるということを病院にあずけてしまうということは、医者としてのあるものを失ってしまうことになりますので、一人ではもちろん無理だとは思いますが、チームを組むなり、あるいはナースやケアワーカーと手を組んでこういうシステムをつくっていく。現にイギリスでは、ホスピスの活動が施設ケアから地域ケアへかなり転換しておりますし、アメリカのホスピスプログラムの八割は在宅ケアです。

いずれにせよ、日本のこれからを考えるときに、在宅で最期を看とってあげる役割を「誰が担うのか」ということが、大きなテーマになってくると思います。その最期を看とることで感動が授けられるのです。

死を看とる医療の実際

痛みへの対応

――これまで歴史的観点から日本のホスピス、緩和医療の経緯をみてきました。そしてプライマリ・ケアの重要性にも言及してきました。そこで、ここでは少し具体的なこと、がん末期患者のさまざまなマネジメントについてお聞きします。

まず、痛みのマネジメントですが、日野原重明先生は「苦しむと、人間でなくなる。知性もなくなる。痛みが強いと人間の脳が働かなくなる。だから症状をコントロールするために痛みを止める。痛みだけを止めるけど、意識は止めない。……考えられる、感じられる人間である時間を長くしてもらいたい」といっておられますが、先生は実際の臨床では、痛みにどう対応しておられますか。

鈴木　日野原先生のおっしゃるとおりで、あくまでも痛みを止めて、人間としてのクオリ

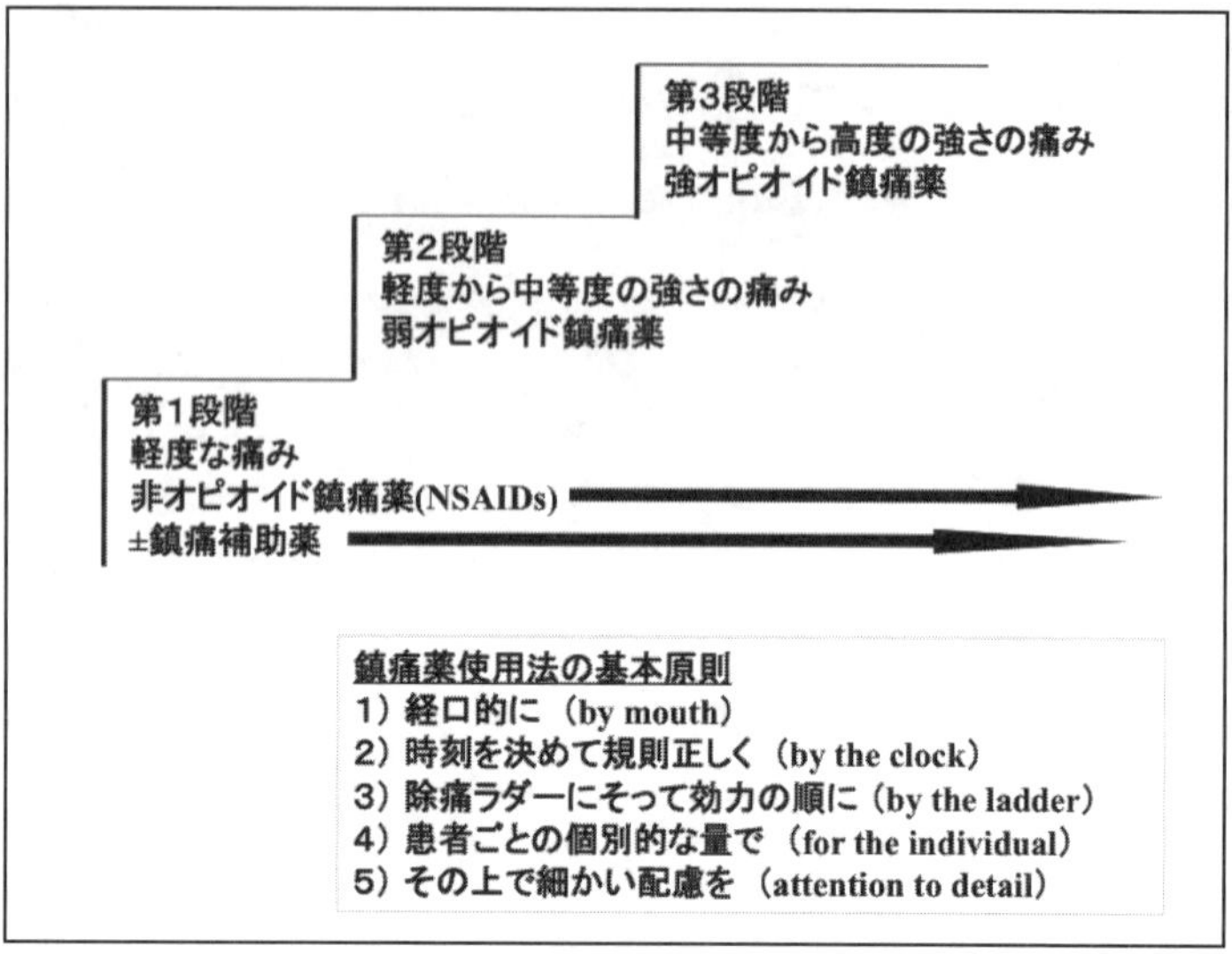
第3段階
中等度から高度の強さの痛み
強オピオイド鎮痛薬
第2段階
軽度から中等度の強さの痛み
弱オピオイド鎮痛薬
第1段階
軽度な痛み
非オピオイド鎮痛薬(NSAIDs)
±鎮痛補助薬
鎮痛薬使用法の基本原則
1）経口的に（by mouth）
2）時刻を決めて規則正しく（by the clock）
3）除痛ラダーにそって効力の順に（by the ladder）
4）患者ごとの個別的な量で（for the individual）
5）その上で細かい配慮を（attention to detail）

WHO 方式がん疼痛治療法（3 段階ラダー）

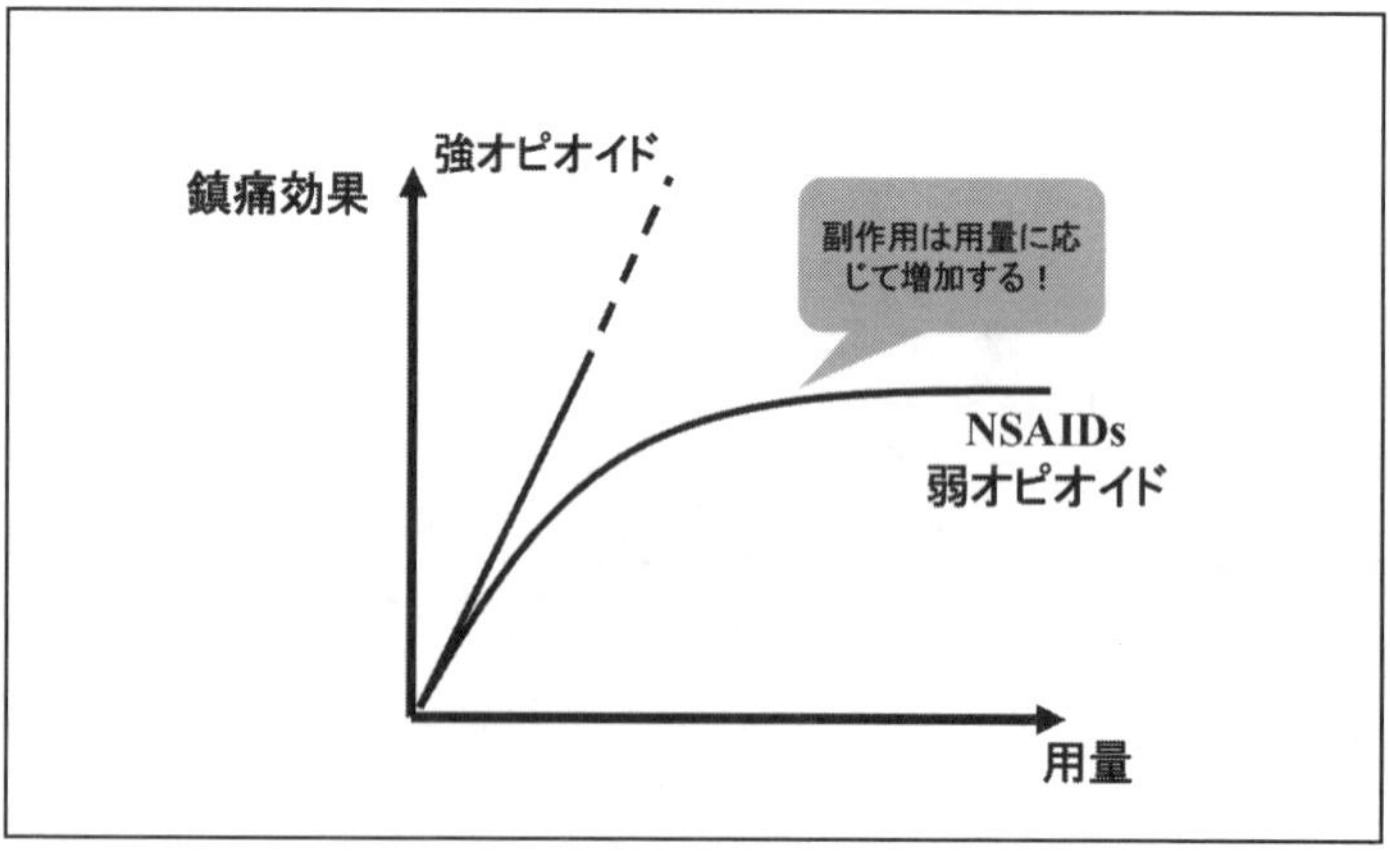
鎮痛効果
強オピオイド
副作用は用量に応じて増加する！
NSAIDs
弱オピオイド
用量

天井効果

ティを保持するというのが、痛みのマネジメントの基本です。

私は、実際の臨床では「WHO三段階除痛法」に準じて、痛みの強さに応じて、①非麻薬性（アスピリン、非ステロイド消炎剤など）、②弱麻薬性（リン酸コデイン八〇～一六〇mg／日など）、③強麻薬性オピオイド剤（モルヒネ、オキシコドン、フェンタニルなど）の鎮痛剤を、段階的に使用しています。

一九八九年には、経口剤のモルヒネ徐放剤「MSコンチン®」が発売されました（詳細は一九四～一九九頁参照）。現在ではパッチ（貼布）やテープタイプも発売されていますから、一九七〇年代にくらべると格段に疼痛管理はしやすくなったと思います。

オキシコドン（商品名＝オキシコンチン®）も経口徐放製剤で、モルヒネと同様の作用があり、共に有効限界はありません（**天井効果**）。「WHO三段階除痛法」の第二段階として使用することもあります。また、神経因性疼痛も有効な場合がありますので、とても有用な薬剤です。モルヒネに比べて一・五倍の鎮痛効果があります。

「パッチタイプ」としては、フェンタニルパッチ（商品名＝デュロテップMT®）がありますが、原則はオピオイド剤の投与量から換算して使用します。経皮吸収製剤ですから作用時間が長く、副作用もモルヒネに比べて少ないのが特長です。

同じ経皮製剤であるフェントス®は「テープタイプ」です。これは経口剤・座薬・注射剤に比べて使用が容易です。第一段階、または第二段階に新薬のトラマール®があります。さらには、神経侵害性鎮痛薬にも補助薬としていろいろあります。

その他の症状の緩和

——そのほかの症状の緩和にはどう対応されていますか。

鈴木　そのほかの症状としては、食欲不振、全身倦怠感、嘔気、咳、便秘、呼吸困難、不眠、褥瘡（とこずれ）、排尿障害などがありますが、そうした症状への対応としては、全身倦怠感にはステロイド剤の投与、嘔気に関してはプロクロルペラジン（ノバミン®）やメトクロプラミド（プリンペラン®）、ときにドンペリドン（ナウゼリン坐剤®）などを使用します。また必発の便秘には、酸化マグネシウム（通称カマ）のほか、センノサイド剤やピコスルファートナトリウム（ラキソベロン®）などを使用して対応しています。

——患者にとって、症状のコントロールは重要なことです。痛む姿を他人に見られるのは嫌だという人もいるでしょう。痛みに弱い人なんかは、とくにそうだと思います。患者にはなっても、自尊心、つまり自分の尊厳を守りたい、主張したいと思う気持ちは大事にしてほしいと思います

鈴木　医療によって自尊心が傷つけられていいわけがありません。

――精神的な症状についてはどうでしょうか。

鈴木　精神的なクスリとしては、「せん妄」にはハロペリドール（セレネース®）〇・七五～三mgを、「不安」にはアルプラゾラム（ソラナックス®）〇・四～一・二mgなどを、「うつ」にはジェイゾロフト®五〇～七五mg、またはパキシル®一〇mgを、「不眠」にはハルシオン®、レンドルミン®、ベンザリン®を使用して対応しております。

輸液と栄養管理

――輸液には、先生は反対でしたね。

鈴木　原則は反対です。先にもお話ししたように、イギリスのホスピスには点滴台は一台もありませんでした。ですから、私のところではイギリスのホスピスのマニュアルに従い、末期患者さんや家族と選択合意のうえで、輸液量を制限してきました。副院長もそうですが、私どもは、わが国の大量輸液処置には反対です。

一九八二年に来日し、順天堂大学で講演したイギリスのホスピスの医師ラマートンは、「日本人はどうして太らせて死なせるのか」といいましたが、人間を水浸しにして死なせるというのは溺死させるのと同じで、腹水はたまるし、胸水もたまるし、有効とは思えません。

――輸液の最適化というか、合意というのはまだないんですか。

鈴木　悪液質に陥った末期がん患者さんには、電解質を含め、輸液の最適量がどれくらいがいいのかを、今後、世界の医学界で大いに検討してほしいと思っています。私は輸液量の少ないほうが、ドライに近い状態のほうが、患者さんが楽のように思います。

息子の副院長はアメリカ家庭医学から、静脈経路ではなく、経皮的輸液を行なうこともあります。胸水や腹水は、また浮腫高度の患者には、輸液量を減らさないと、ますます増えていきますから……。

――経皮的輸液というのは。

鈴木　血管に輸液を入れないで、皮膚に点滴する方法です。当院では、必要なときはそうしています。そうすると五〇〇ミリリットルぐらいです。

――栄養摂取はどうしていますか。ソンダース先生がいうように、あくまでも口からとるというお考えでしょうか。

鈴木　そうです。あくまでも、栄養摂取は経口摂取を基本としています。栄養摂取はたんなる延命のための治療でなく、患者さんの良好な生活保持の観点から行なっています。

――口からとれない場合は。

鈴木　長期に経口的に栄養を取れない場合には、時にですが、中心静脈栄養か、あるいは胃ろう造設（ＰＥＧ）の処置をすることがあります。中心静脈挿入の場合には、病院に埋め込み式を依頼し、胃ろう造設も病院に依頼します。その造設挿入に際しては、医師二人と内視鏡の技術が必要だと思います。

在宅酸素療法

——在宅でも酸素療法が行なわれるようになりました。

鈴木　肺がんに限らず、多くの肺疾患や心疾患では呼吸不全が出現します。少し専門的になりますが、在宅酸素療法の適応患者の判定には、一九九四年からパルスオキシメーターによる酸素飽和度により、動脈血酸素濃度の代用をしてよいことになりました。しかし、場合によっては、動脈血酸素濃度や動脈血二酸化炭素濃度を測定し、二酸化炭素によるナルコーシスの危険を防がねばなりません。

在宅酸素導入に際しては、動脈血酸素濃度が九〇％以下の場合、酸素供給業者にいちはやく連絡し、流量を指示します。通常は酸素吸入量は毎分一リットルで開始し、訪問診察時に動脈血酸素濃度を測定し、流量を調節します。酸素濃縮器の許容範囲は、通常、据え置き型で毎分一〜五リットルで、携帯型では毎分一〜二・五リットルです。労作時の吸入量は、安静時の約二倍です。わが国で使用されている酸素濃縮器の大多数は、吸着型濃縮器です。

チーム医療の重要性

――そうしたことをふまえ、地域医療、在宅医療では一貫した、そして継続的な医療が求められます。そのためには、チーム医療、チームワークが必要になります。

鈴木　そのとおりです。病院でもそうでしょうが、末期の、しかも在宅医療ではなおさらチームワークが不可欠です。ここにチーム医療がうまく機能した事例（東京内科医会誌、一〇、一、一九九四）を示してみます。

患者さんは四十六歳の女性で、ホテルの秘書をしていました。仮にSさんとしておきます。Sさんは昭和六十二年二月にT大学病院で子宮頸がんの手術を受け、術後、放射線療法を受けていました。六月からは丸山ワクチン療法も始めています。満五年後の秋まで何もなかったのですが、平成五年の一月になって右肋膜炎が発見され、肺転移が認められました。そこでT大学病院に再入院し、コバルト照射などの治療がつづけられていました。同年十月十五日に、長い入院生活にたまりかねて、在宅療養の主治医を求めて、母親が私のところに訪ねてきました。

「どんな病状ですか」とたずねますと、「ＩＶＨ（中心静脈栄養）と硬膜外カテーテル、さらに尿道留置のほかに腎瘻カテーテルまで入っています」といいます。

この家庭とは長い付き合いがあり、父親が当院に入院したこともあって、できれば即座に「協力しましょう」と返答したいところでしたが、当時はまだ、密度の濃い技術を要するこのような末期患者の経験は私にもなかったので、即答するのをためらいました。母親は、「二十四時間、熟練した看護師を付き添わせます」ということでした。

そこで私は情報を集め、かつターミナルケアのチームをつくることが大切と思い、まず主治医の産婦人科の先生から紹介状をいただくことにしました。そこには一五の傷病と症候名が列挙されており、医療のポイントとして五項目が記されていました。①ＩＶＨ管理、②経口食事の管理、③尿路感染症の治療、④呼吸管理、⑤がん性疼痛の緩和です。

私がケアチームのリーダーを引き受けることにして、看護体制は、在宅看護システムの村松さんらに依頼承諾が家族からなされました。村松さんはまずＴ大学の病棟を訪れ、看護スタッフと会い、私にも「Ｔ大学病院の医療スタッフとぜひ会ってほしい」と連絡がありました。そこで、同年十一月十一日、当院看護師とともに病棟を訪ね、主治医・看護師、そしてケースワーカーらと面談し、そのさい、行なわれている治療内容、問題点と精神心理面についても患者の現状を聞きました。

患者は二人部屋に入院しておりましたが、となりのベッドとはカーテン一つで仕切られていて、そこにはつねに重症患者がいるので、自分の痛みよりも、となりの気配のために不眠・不安が絶えずあるとのことでした。

このころの疼痛管理は、持続硬膜外カテーテルが挿入され、二％カルボカイン四〇ミリリットルと塩酸モルヒネ一〇〇ミリグラムが投与されていました。そして大学病院から、在宅医療に移行しても、この継続投与をお引き受けいただく旨のご承諾を得ました。

十一月十五日（日）、Sさんは看護システムの看護師に付き添われて退院し、いよいよその日から私の往診が始まりました。病室は一階の広い居間に電動式ベッドがすえ付けられ、枕元には在宅酸素濃縮器がおかれていました。

この日の意識は前夜の鎮静剤のせいか、もうろうとしていました。また、弛張性発熱があることなどから、気管支炎を併発していることが明らかでした。硬膜外カテーテルの影響で、上腹部以下は知覚がなく、下肢はまったく動かず、そのために仙骨部と両膝外側に褥瘡がみられました。

在宅療養に切りかわってからというもの、本人の意識がしだいに清明になり、食欲も改善し、また自宅という利点から、好きな物を好きな時間に提供できるようになりました。

Sさんの家は当院から五〇〇メートルと近接しておりましたので、私は休日も含め、毎日往診しました。病室に入るときには、なるべく明るくSさんにあいさつするよう心がけ、そして、ベッドサイドに腰をかけて容態をたずねるのを常としました。Sさんの気分はお天気のように一進一退でしたが、絵が得意で、仰向きのまま描くときもありました。

Sさんの生存中、もっとも悩まされたのは咳と痰、それに伴う呼吸困難でした。その処置のために、付き添い専業のナースが吸入と吸引をくり返しました。呼吸困難を伴う喘息発作には、ステロイド投与で対応しました。末期がん症状のコントロールに効果があるといわれているからです。もうひとつ苦労したのは、疼痛対策としての硬膜外カテーテル内の塩酸モルヒネ量の調節でした。

このようにして、在宅看護システムの看護師との協力体制は、最期の瞬間まで円滑に機能しました。彼女らは、看護師としての専門職の自覚と責務を尽くしていました。とくにIVHと硬膜外カテーテルの挿入部の消毒には、細心の注意を払っていました。また、訪問診察後、彼女らとバイタルサインを記入した温度表を見ながら、ケアのあり方について話し合いました。そのさい母親も同席して、ケアの方針に意見を述べるのが常でした。

最期の瞬間は、とつぜん訪れました。

明くる平成六年の一月七日早朝のことです。アイスブロックを口に含んでいた朝八時五十分ごろ、とつぜん呼吸停止したのです。ただちに当院に連絡があり、かけつけたときには、看護師と家族とが懸命に心肺蘇生を行なっていました。私と当院ナースも加わって、さらに心肺蘇生法を行なったのですが、ついに回復しませんでした。急激な変化で最期の苦悶を味わう時間もなかったようで、Sさんの死に顔は安らかでした。

五十四日間の在宅ターミナルケアでしたが、この期間中、本人のQOL（クオリティ・オブ・ライフ）、アメニティ、プライバシーが十分確保されたことは何よりであったと思いますし、またそれがSさん本人と家族の希望でした。

このように、関係者全員の協力でまっとうできた事例がありました。すべての人がこのような医療を受けられるとは限りませんが、在宅療養専属の看護師の看護、麻酔専門医の指導・協力、そして当院の主治医機能（家庭医としての役割）を生かした組織体制によって、このような濃密な在宅ターミナルケアを無事に果たすことができたのだといまでも思っています。

患者・家族に寄り添う

――がん末期にある患者の心理は、迫りくる死の恐怖、死への不安があります。しかも精神的な孤独に加え、家族から孤立してしまう心配もかかえています。

鈴木　そのとおりで、がん末期の患者さんというのは、病名宣告の有無にかかわらず、迫りくる死を身体的に認知するという臨床的限界状況にあります。そうした状況は限られた生存の時間内ですから、周囲のあたたかい精神的サポートを求めています。もちろん、各種の疼痛や嘔吐、咳、痰、腹水といった症状コントロールなどの身体的ケアをつづけねばなりませんが、それとともに医師はいっそう患者さんに面接し、心の内側から発せられる人間実存の不安や孤独などに耳を傾けるべきです。

とくに末期では、黙ってかたわらに坐っている、手を握っている、足をさすっている、そして目と目を合わせるなどの、非言語的コミュニケーションが非常に大事です。私は、そのように実践してきました。

また、患者さんのみならず、その家族に対しても、医師はよく訴えを聞き、説明し、保証し、支持していくことが必要です。日本では病名告知が先に家族になされることもありますから、家族は二重の重荷を背負うことになります。ですから、医師は家族を心身両面でいたわり、とくに同居していてケアに専念している家族が疲れ果てないためにも、家族同士が相互に支え合うように援助すべきです。

家族の参加が不可欠

――家族のあり方について、先生はどうお考えですか。

鈴木　私は、三十数年にわたる末期の患者さんの最期をケアしてきた経験から、「患者さんの心をもっとも知っているのは家族である」と確信をもっていうことができます。ですから、家族の参加が不可欠です。

私は、家族もできるかぎりケアに参加するようにすすめてきました。それは、家族こそが病人の心をよく知り、核家族化する時代のなかでも、数日間から数週間、さらには数カ月間にわたる介護を通じて病人と共同生活することによって、人間らしい親子の絆を取り戻し、看とる者にも看とられる者にも、死を前にして内的に成長し、充実することができると考えたからです。

むろん、医師はたんに身体だけではなく、心の内側を深く観察し、温かいコミュニケーションを保つよう努めなければなりません。しかし、末期の患者さんの心というのは、その生涯の集積ですから、家族は医療者に詳しい情報を伝えていただければ、なお良きケアができます。これこそが医療における協働作業です。

――その協働作業の中心にいるのが主治医です。その主治医の人生観、死生観というのも重要になりますね。

鈴木　そのとおりだと思います。ですから、ケアの軸になる主治医にいちばん求められることは、患者さんの死への恐怖や不安に応答できるような人生観や死生観をつね日ごろから養い、自己確立に努めておくことです。これによって家族を支えることができるのです。

――家族を亡くした人へのケアも重要ですね。

鈴木　そうですね。家族ケアのもう一つの側面が、家族へのケアです。それは悲嘆・喪失感をいだく家族に対する医療者の温かいいたわりです。それには、正直に末期であることを家族に告げ、毎日の病状を正しく説明し、苦痛をとり除くなど、最善をつくすことを約束するなどです。また医療者は、死後も遺族を慰める機会と心構えが必要だと思いますね。

家族以外に選択する道はない

——現代に生きる私たちは、ともすれば、家族の死を看とるという人間の根源的な営みを忘れ、医療機関にその死すらをまかせて外野からものをいってきたきらいがあります。私事になりますが、私の父は病院で死にました。死の間際までスパゲッティの管につながれ、「自宅に帰りたい」という父の最期の希望も叶えてあげることもなく、逝ってしまいました。そのとき「いっしょに家に帰ろう」といえなかった自分を、いまでもなさけなく、後悔しています。どこかに「忙しい」「自分は東京にいるのだから」という言い訳が、心のどこかにあったのだと思います。

病室に父を探し、木の枝のようにやせ細った父の手をさすりながら、幼かったころ、夜中に、発熱した私を背中におぶって医者に連れて行ってくれたことや、父は仙台管区気象台に勤めておりましたから、台風がくると家に帰ってこられず不安だったこと、風の音がとても大きく聞こえたこと（見舞ったその日は台風がきていました）などを語りかけました。しかし、衰弱した父からは答えはありませんでした。ただ、その表情から、私はどこかしら父のいわんとすることはわかりました。不思議なことですが、昨夏、帰省したおりに、父の背におぶってもらい、医者に行く途中に見た橋が「あんなに小さかったのか」ということでした。当然といえば当然ですが、小さかった私にはその橋が大きく見えたのでしょうね。父の背中も同じでした。

鈴木　それが息子としての、家族としての情というものでしょう。

――家族の参加ということでいえば、「だれが看とるか」という課題は、家族にとっては大きい問題ですね。

鈴木　しかし、家族以外に選択する道はないのです。家族学者の山根常男氏は、その著『家族と人格』（家政教育社、一九八六）の序文のなかで、ひとつの、しかも示唆的なエピソードを書いておられます。

それは、山根先生が駒沢大学の海外研究員として、ヨーロッパ八カ国の大学・研究所を歴訪したさい、ローマ大学のフランコ・フェラロッティ教授との対談をされた。山根先生が家族の現在と未来について話し合ったおり、フェラロッティ教授はイタリアの家族が危機にあることをさかんに強調した。そこで先生が、「家族は将来どうなると思うか？」という質問をしたところ、すると教授は肩をすくめ、やや憂いに満ちた表情で、「われわれには家族以外に選択する道はない」と答えたというのです。私もそう思います。

イタリアはヨーロッパのなかでも家族に価値をおく国ですが、このフェラロッティ教授の言葉は、時代が変わっても、国が変わっても、文化が異なっても、人間は「家族」という宿命から逃れることはできない、ということを意味しています。

——なるほど。

鈴木　こんな事例がありました。この方は五十五歳の個人タクシーの運転手でした。仮にYさんとしておきます。

彼は、昭和四十八年にある病院で胃がんの手術を受け、その後、わりと元気に仕事をしておりました。五十四年六月になって、上腹部膨満感と食欲不振を訴えて、Yさんが私のところを訪れました。上部消化管のレントゲン検査をしてみると、残った胃から食道にかけて、がんの浸潤が及んでいて狭窄範囲が拡がっていました。しかも消化管出血のため、かなりの貧血があったので即刻入院させ、輸血を行ないました。

Yさんの妻は元来病弱で、彼はつね日ごろから夫であると同時に、介護者でもありました。Yさんには長男がいて、「一人息子」といっておりましたが、じつはその息子は妹夫婦の実子でした。その息子が大学を卒業し、就職する際に取りに行った戸籍謄本から自分の出生の秘密を知ってしまったのです。それが原因で親子の絆がこわれ、以来、関係は冷却なものになっていました。

そこで私は、この息子に面接して、親子の情を説き、人としてなすべきことを訴えました。彼は私の言葉を受け入れ、その事実を冷静に理解し、以後、病弱な母を助けながら、そして夜は父親のかたわらに寝るように努めました。連日の輸血にもかかわらず、出血はつづき、意識がうすれるなか、妻の細い手が夫のやせ細った手を握り、夫の胸のなかに自分の顔を埋めていました。

私はこの二つのからだをしっかりと抱きしめながら、最期を看とりました。それは、目には見えない、死そのものを抱きしめている感じでした。そのとき、もうひとつの手が重なり合うように伸びてきました。それは滂沱の涙に濡れた息子の手でした。両親のからだをいたわるように、そして親子の絆をたしかめるように抱擁していました。

——感動的なエピソードですね。胸が熱くなってきました。やはり家族なんですね。

家族の絆

鈴木　その家族の絆を象徴するような、親子三世代が最期の時間と空間を三日間、ともに生きた事例がありました。患者さんは女性で、Kさんとしておきます。

Kさんは過去に夫を胃がんで失っていて、やはり妻を胃がんで失ったMさんとは幼な友だちということもあって、両者の子供の承諾も得て再婚していました。一九七八年二月のこと、Kさんに黄疸が現れ、T大学病院に入院して精査した結果、膵臓頭部がんと診断されました。しかし手遅れで切除できず、胆管ドレナージのみを設置されて、退院してきました。五月に入ると、腹水による腹部膨満が顕著となり、六月五日に当院に入院しました。看病のために、関西からKさんの妹が上京して、昼夜を分かたずケアされていました。

当院の対応は、精神的な交流を密に保ちながら、身体的ケアとして腹水穿刺と、それに伴う低タンパク血症に対する輸血でした。さいわい、三人のご子息が同じ血液型だったので、交互に新鮮血を母親に輸血することができました。六月十三日には、Kさんの郷里から九十三歳になる母親が上京してきました。最期の別れだったのでしょう。

狭い個室でありましたが、Kさんとその母親、妹、そして息子三人の計六人が、二泊三日、全身で交流しておりました。夜は抱き合って眠り、別離を惜しみながら、この地上の残り少ない一刻一刻をたいせつに過ごしていました。まさに、残りわずかな時間をいとおしむように、また実感をたしかめるように、その空間は密に埋められていました。それは言葉でもあり、言葉でもありませんでした。

——Kさんには病名を告げたのですか。

鈴木　告げませんでしたが、亡くなられた夫の胃がんの末期も、肝転移による黄疸であったこともあり、Kさんは私のノンバーバルの意志伝達をよく理解していました。Kさんは仏教の来世信仰にも支えられ、また宗教者の援助もあって、終始ほほ笑みを忘れず、抑うつ状態もあらわさずに、全員に死をみとられながら死を受容していきました。Kさんにとっては、やはり親しい家族にとり囲まれていたことが大きかったと思います。

消極的だったがん疼痛への対応

――家族の絆が死をおだやかなものへと転位させるということでしょうか。その手助けとしての痛みの緩和は重要です。ふり返ると不思議に思うのは、痛みの問題が終末期医療のなかで長いこと放置されてきたきらいがあることです。これはなぜだったのでしょうか。痛みの緩和はもっとも先に取り組む問題だったはずです。

鈴木　それは麻薬に対するアレルギーが、国民にも医師側にもあったからだと思われます。「強い痛みがあっても、まだ意識もしっかりしており、食事もでき、動くこともできる。だから麻薬を投与するのはかわいそうだ」とか「麻薬を投与すれば傾眠状態になって死期を早める」という、誤解にもとづいた意識が患者・家族にも医療者にもありました。医療行政側の麻薬の連用による中毒が強調されたこともあるでしょうし、消極的だった側面はありますが、何といっても医学教育における患者の苦痛の軽減への関心が薄かったことは否めません。

——それと「我慢」という美学。「痛みを我慢する」という、日本人ならではの美学が背景にあるんじゃないでしょうか。「あいつは我慢づよいやつだ。みどころがある」などといって……。

鈴木　それもあるでしょうね。「身体的ケア」の最大の眼目は疼痛の緩和ですが、それに関しては先ほど申し上げたとおりで、しかも最近では麻薬剤の発達と臨床薬理学の確立から、麻薬中毒におち入ることなく、痛みを予防することができるようになりました。家族もこの点に関しては入院であれ、在宅であれ、医療スタッフの技術を信頼していいと思います。

ただ、医療スタッフだけでは解決できないものもあります。それは患者さんの〈心〉が痛みに関与している場合です。家族の問題が患者さんの〈心〉を左右している場合もあるからです。そうした患者さんの全人的（total）な苦痛にも、私たち医師は真正面から向き合っていかなければなりません。

——ところで、鈴木先生はなぜ、ブロンプトン・カクテルの論文を発表しなかったのですか。

鈴木　帰国後、すぐにブロンプトン・カクテルを使って痛みのコントロールに成功したことは前述したとおりです。学会で報告すればよかったのですが、当時ものすごく忙しかったものですから、八年後、『死を抱きしめる』（一九八五）を著して発表させていただいたわけです。

画期的だった「ＷＨＯ三段階治療ラダー」

——一九七七年（昭和五十二）に鈴木先生らがイギリスの聖クリストファー・ホスピスを訪ね、そこでソンダース先生に会い、「ブロンプトン・カクテル」というオピオイド含有の鎮痛剤を経口的、規則的にがん患者に投与して、がんの痛みから解放する実情をつぶさに見学し、その実態を朝日新聞で紹介しました。これがわが国におけるがん疼痛緩和アプローチの第一歩となりました。そのとき、当時、薬理部長だったトワイクロス博士から、「長時間持続する鎮痛剤を開発中」と聞かされた。それがのちの硫酸モルヒネ、ＭＳコンチンだった。そして、一九八四年（昭和五十九）になって「ＷＨＯ方式疼痛治療法」が策定されます。これが、がんの疼痛緩和に決定的な影響を与えたといわれます。

鈴木　いまのお話しにすこし付け足すと、近代ホスピスの生みの親であるソンダース先生らが実施していたがん鎮痛法をベースにして、世界の鎮痛療法学者がＷＨＯに集まり、緩和ケアについて検討し、一九八二年（昭和五十七）にＷＨＯは「ガンの痛みの解放」を取り上げ、一九八六年（昭和六十一）「ＷＨＯ三段階治療ラダー」が公表されました。そうした経緯がありました。

——では、その画期的な「ＷＨＯ三段階治療ラダー」とはどういうものでしょうか。

鈴木　まず「がん鎮痛法」ですが、がんの痛みの強さに応じて、「非アヘン系鎮痛薬」（アスピリン、インドメタシンなどＮＳＡＩＤＳ）、「弱作用アヘン系麻薬」（リン酸コデインなど）、「強アヘン系麻薬」（モルヒネ、オキシコンチン®など）を段階的に使い分けるというものです。

現在、臨床的に用いられているオピオイド系鎮痛薬は、主としてμ（ミュー）オピオイド受容体に作用して、さまざまな薬理作用を示します。

オピオイド剤の薬理作用についてですが、これには少し歴史的な経緯がありまして、一九七〇年代から一九八〇年代にかけて、アメリカ、スウェーデン、イギリスの各国で、それぞれ互いに独立して驚くべき発見がなされました。彼らは、いずれも脳や脊髄にアヘン誘導体のモルヒネに対して感受性をもつ特異な受容体があることを発見し、その効果を証明したのです。

――オピオイド剤の実際の投与方法についてですが。

鈴木　第一に「経口投与が原則」です。やむを得ない場合には、直腸内投与を行ない、注射は最後の選択とします。第二に、「段階的に進める」ということです。つまり痛みの程度に応じて、段階ごとの治療を進めます。薬用量も漸増法で行ないます。そして第三に、「規則正しく投与する」ことです。従来の頓用方法をやめて、一定時間ごとに投与し、痛みの発生を予防するためです。

——いわゆる、麻薬中毒、人格荒廃、やめられなくなるといった……。

鈴木　その心配はまったくありません。モルヒネを代表とするオピオイド剤は、いまいったような薬理学の解明からもわかるように、規則正しく使用すれば、その心配はまったく生じません。

モルヒネ投与の基本原則

——モルヒネの投与には原則というものはあるんですか。

鈴木　あります。すこし専門的になりますが、まず、適切量を決めるためには、できればモルヒネ製剤（これには粉末、錠剤があり、最近ではオプソという速効性液剤もありますが）から始めます。投与の開始量は、一回あたり五㎎ないし一〇㎎で、四時間ごとに規則正しく、投与します。投与の翌日、痛みが残っていれば、一回量（㎎）を、五→一〇→一五→二〇→三〇→四〇と増量していきます。

——モルヒネ徐放錠も出ていますね。

鈴木　ええ、それが硫酸モルヒネ、ＭＳコンチンです。これは一九八九年に市販が開始されました。ＭＳコンチンは血中濃度を十二時間維持します。その効力は塩酸モルヒネと「一対一」ですので、開始量を一回あたり一〇～二〇㎎として、効果をみながら漸増します。この薬剤には、一〇㎎錠、三〇㎎錠、そして六〇㎎錠がありまして、ときには一日三回投与が必要なことがあります。

――副作用は。

鈴木　どちらにしても、便秘、嘔吐が必ず発現します。ですから、予防的に食生活では水分を多く摂取し、繊維性の食品や果物をすすめます。便秘には、酸化マグネシウムやプルゼニド®、ラキソベロン®など、下剤を投与します。また、嘔吐には、制吐剤であるノバミン®、プリンペラン®、ナウゼリン®などを投与します。

――その後も新しい鎮痛剤が開発されているんですか。

鈴木　この十年間に、オキシコドン塩酸の徐放剤オキシコンチン®が市販されています。これはMSコンチンより副作用が少なく、頻用されるようになりました。さらに二〇一〇年には、新しくトラマドール（トラマール®）という鎮痛剤が市販され、効果はモルヒネの五分の一といわれます。

レスキュー剤として、モルヒネにはオプソ®二㎎／包、五㎎／包があります。また、オキシコドン（オキシコンチン®）にはオキノーム®二・五㎎／包、五㎎／包、一〇㎎／包があります。レスキュー量は徐放剤の四分の一から一〇分の一で、おおむね六分の一です。

持続皮下注は、経口摂取困難時や定時内服困難時などに、小型シリンジポンプで塩酸モルヒネ原液（一〇㎎／㎖／一アンプル）を微量投与（〇・〇五㎖／時から開始）、疼痛時二時間分、呼吸苦時一時間早送りします。用意するのは、小型シリンジポンプ（ニプロ、テルモなど）、オピオイドを充填した五～一〇㎖シリンジ、連結管などです。

持続静注は、塩酸モルヒネ一㎎＝一㎖、希釈液（一〇㎎／一㎖に生理的食塩水九㎖）を調整し、シリンジポンプで輸液側管から〇・五㎖／時で開始します。疼痛時および呼吸苦時では一時間早送り、皮下注射と同様に、二回以上／六～八時間内のレスキューが必要なら〇・五㎖／時ずつ増量します。

前後しますが、フェンタニル貼付薬としたデュロテップパッチⓇが二〇〇二年に登場しましたが、これは使用しやすく、内服が困難なときや、便秘や嘔吐が強い患者さんに有用です。ただし、必ず、オピオイド内服薬量を決定してから変更します。速効性がなく、作用時間が長いので（四八～七二時間）、発現に時間がかかることから、通常、レスキューを併用します。最大効果発現まで約一日かかりますが、副作用はオピオイドにくらべて少ないようです。デュロテップパッチは、その後、ＭＴパッチとして改善されました。

その使用量は、オピオイド剤（ＭＳコンチンⓇまたはオキシコンチンⓇ）から換算されます（表参照）。これによって病棟でも、在宅でも鎮痛剤は計画的に、疼痛の質と量に応じて投与されるようになりました。さらには、二〇一〇年には、新フェンタニル製剤（フェントス®テープ一日一回貼付）が市販されました。

――すごい進歩ですね。一九七七年のころとくらべると隔世の感がありますね。

鈴木　そうですね。このようにしてがん鎮痛剤の開発は進み、昔のように、がんの末期には七〇パーセントの人が耐えがたい痛みに悩むという時代は、ほぼ克服されました。

――うれしいことです。

鈴木　ただ、がんの神経侵襲は、心身両面に障害を起こします。とくに神経障害は難題です。神経障害性疼痛（ＮＰ）は、「ＮＳＡＩＤＳ＋有効で十分なオピオイド」で抑えきれない疼痛ですので、「いままで経験したことがない不快な疼痛」と表現されます。

これはオピオイド用量との関連はなく、痛みの質が異なるからです。この末梢性ＮＰにはオキシコドンが有効な場合がありますが、鎮痛補助薬の第一選択としてガバペンチン（ガバペン®）二〇〇㎎を眠前から投与し、眠気に応じて六〇〇㎎まで増量します。

ほかには、三環系抗うつ薬のトリプタノール®一〇㎎を眠前に投与しますが、効果が発現するまで一週間程度かかるうえ、抗コリン作用が出やすいですから、慎重に三〇㎎まで処方します。

末梢性神経障害で、ピリピリとした疼痛には、メコシレチン剤（メキシチール®）三〇〇

	経口	座薬	注射
モルヒネ	1	2/3 -1/2	1/2 - 1/3
リン酸コデイン	～10		
オキシコドン	2/3		1/2
フェンタニル			1/100

オピオイドの投与変換量

mgを三回に分けて、食直後に投与します。ほかに持続高度なNPには、脳梗塞後遺症薬であるイフェンプロジル剤（セロクラール®）を一日あたり一二〇gを三回に分けて開始します。有効性はまちまちですが副作用が少なく使用しやすいようです。

経口摂取が不可能で、疼痛が高度なら、麻酔薬ケタミン（ケタラール®）の持続皮下注を考慮します。この場合、皮下注射では硬結をつくりやすいので注意が必要です。

また胃がんなど、進行消化器がんの閉塞を溶解するクスリとして、サンドスタチン®の注射薬（一〇〇～一五〇㎍／日二～三回分割皮下注投与）があります。

――これは私の会社の役員をしていた友人なんですが、胃がんが肝臓に転移して、死ぬ直前に「ゴロゴロ」とのどが鳴りだしました。あれはどういうことでしょうか。

鈴木　死前喘鳴《ぜんめい》といいます。これは患者が死期に近づいたとき、気道内の分泌物が増加して、下咽頭から喉頭にかけて「ゴロゴロ」という喘鳴が呼気時に聞こえる状態をいいます。

この喘鳴の対応として二つあります。一つは、ハイスコⓇ注射用製剤一回〇・一五〜〇・二五㎎、一日四〜五回舌下投与する方法。一日数回可能です。もう一つは、一日〇・五〜二・〇㎎の持続皮下注射の方法もあります。この場合、患者は苦痛に感じておりません。

薬剤の詳細については、専門書を照覧していただくのがよいかと思います。

死亡前一週間の症状変化

――よく死が近いと表現されますが、実際にはどのような経過で死を迎えるのでしょうか。

鈴木　死を迎える終末期の一週間の兆候というか、変化はおおむね次のような経過をたどります。

まず、一人でトイレに行けなくなります。さらには、尿量も減少してきます。それが過ぎると、今度は水が飲めなくなります。そして発語、つまり言葉が減ってきます。そうなると次いで、顔貌にかげりが出て、目のいきおいがなくなってきます。これを「注視機能の低下」といっています。

最後には、原因の特定しにくい意識障害や傾眠傾向の出現が起こってきます。これは『死をみとる一週間』（柏木哲夫監修、池永昌之著、医学書院、二〇〇二）に詳しいですが、私の経験でも多くの場合、だいたい同じような経過をたどることが多いですね。

在宅ホスピス、在宅緩和ケアへの展開

「思い切って在宅に専心してごらんなさい」

──鈴木先生は、一九九七年から自院でのミニ・ホスピスを中止し、在宅ホスピス・在宅緩和ケアへと舵を切りますね。言い換えれば死を看とる場の転位です。その決断の背景には何か事情があったんですか。

鈴木　ミニ・ホスピスでは、少ないでしたがベッドをもっていました。それによって患者さんの症状コントロールが困難になった場合、あるいは、家族の負担が大きく疲れ果ててしまっている場合には、ショートステイとしての機能がありました。

しかし、二十年後、一九九七年にソンダース先生が来日したおりに、「思い切って在宅に専心してごらんなさい」といわれて、在宅に限ることを決心しました。

一昨年（二〇〇八）、医院を建て替えるときに「ベッドをどうしようか」とも考えたのですが、ミニ・ホスピスのときには力になってくれた家内も歳をとったし、副院長の息子も在宅医療に専心してとても忙しいものですから、ベッドはつくりませんでした。

――ミニ・ホスピスをやっておられたときは奥様、それに奥様の妹さんたちみんなが協力して、それこそ親身になってケアをしておられました。とくに食事について奥様は、患者さん一人ひとりに合わせた対応をしておられました。そうした姿をみて、「よくやるなあ」と敬服したものでした。

鈴木　そのころは家内も若かったし、家内の妹とかを含めて協力してくれる人がいたので、食事や洗濯なども患者さん一人ひとりに合わせた対応ができたのです。将来、またミニ・ホスピスを再開するにしても、いまの医療制度には非常に欠陥があるので、小さなところでもできるような診療報酬体系にしないと、とてもできないですね。

――インタビューの冒頭でいわれた「転機」というのは、ソンダース先生の助言だったのですね。

鈴木　そうです。ソンダース先生とは訪問見学後も文通をつづけ、また自著『死を抱きしめる』の要約を英訳してお送りしておりました。その関係から、一九九七年（平成九）の春にソンダース先生が初来日されたとき、先生の希望もあって、再会を果たすことができました。私が聖クリストファー・ホスピスを訪問してから二十年がたっていました。

ソンダース先生との再会

――ソンダース先生と話された内容を少し詳しく話していただけませんか。

鈴木　ソンダース先生は、その後も精力的にイギリス国内にとどまらず、欧米・アジアへとホスピス活動を広げられていました。そしてついに、そのかけ橋は日本へと向けられて、一九九七年に初来日されたのでした。

来日が決まったその直前、ソンダース先生から一枚のファックスが入りました。そこには、来日のスケジュールとともに、「あなたに再会したい」と書かれてありました。お約束した時間に、先生が宿泊されていた東京・全日空ホテルに妻とスタッフを伴って訪ねると、そこにソンダース先生がたったひとりで車イスに座って待っておられました。お顔には昔の厳しさは薄れ、温和になられていましたが、張りのあるお声はなつかしいものでした。

再会の喜びとともに、ソンダース先生は緩和ホスピスケアの現状について話されたあと、私に「在宅のホスピス活動はどうなっているのか」とたずねられました。そのときには、ソンダース先生はすでに静岡の聖隷ホスピス、大阪の淀川キリスト教病院ホスピス、東京・小金井の桜町病院ホスピス、さらに千葉・柏の国立がんセンターなどのホスピス、緩和ケア病棟を訪問されていました。それででしょうか、

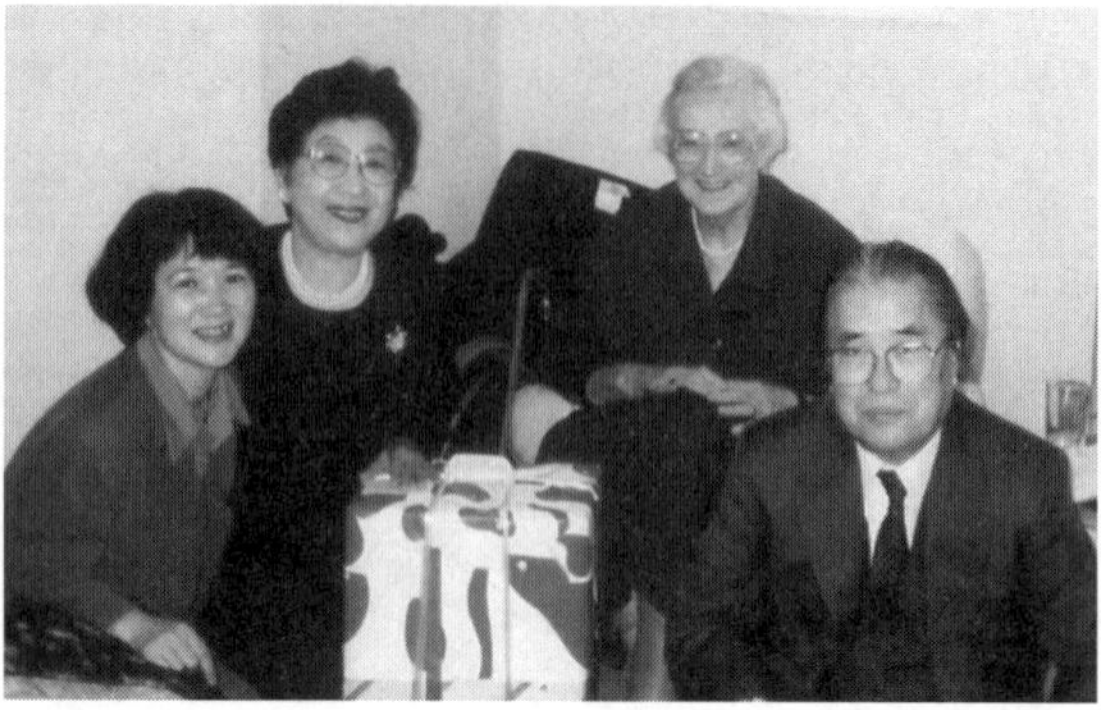

ソンダース先生との再会（1997）
（前列右が著者、左がソーシャルワーカーの関根真希子氏、後列左が妻・邦子）

「日本では建物の病棟ホスピスは創設されましたが、在宅のホスピス活動はどうなっているのですか」

と問われました。

その問いに、じつはかねてから地域医療を進めてきた私も、がん患者の在宅での看とりに積極的にかかわっていましたので、ソンダース先生の言葉がよく理解できました。

「ホスピスには建物より在宅活動が大事なのです」といわれ、ホスピスの理念は病棟より在宅ケアの役割が大切であると、その有用性を熱心に説かれたのです。

私のところのような小さい診療所レベルでは、マンパワーや経済事情から、有床診療所での緩和ケアの限界を感じていましたので、ソンダース先生の意見に私は、心から賛成したのでした。

そこで私は、地域では病院と密接な連携をとれば、がん患者の在宅ケアは実行できるのではないか、もし継続不可能な場合には病院に入院をお願いし、病状が安定すれば在宅にお返し願うシステムがよいのではないか、と考えました。そう結論を見いだした私は、当院の有床診療所は休眠して、在宅ケアに専念する決心をしたのです。

ちょうどそのころ、さいわいにも息子が病院を退職して副院長としてスタッフに加わったこともあり、これも私の決心の背を押してくれました。また息子も私の決心を理解してくれ、それでただちに在宅でのホスピス活動へと実行に移すことができたというわけです。

きっかけとなったある老夫婦の物語

——先ほど先生は、かねてから在宅での看とりに関心があったといわれましたが、何かきっかけでもあったのですか。

鈴木　ありました。ある老夫婦を看とった物語があったのです。いまでもその残像は私の心に強烈な印象として残っています

このご夫婦はWさんという老夫妻でした。ご主人であるWさんは、八十歳を越えてもまったく元気はつらつとして、某研究所長を務めておられました。毎年一回、老人健診に来ておられたのですが、昭和五十六年（一九八一）八月、上腹部膨満感を訴えて来院されました。Wさんは青年時代から、毎朝、フンドシひとつになって真水を頭から何杯もかぶっていた元

気な方でした。診察してみると、上腹部にシコリを触れ、X線検査と内視鏡検査、さらにはその組織検査からボールマンⅢ型の「進行がん」と診断されました。

その結果が判明する日、まずご夫人が来院されましたので、私は「できることならご主人と奥様のあいだに秘密の壁をつくりたくないので、ご主人に本当のことをお話したいのですが、奥様はどうお考えですか」とたずねました。このご夫婦は熱心なクリスチャンであることを知っておりましたので、ほかの方には迫らない方法を用いました。

すると、夫人はなんのためらいもなく、

「ぜひ、そのようにお願いします」

と答えられ、すぐにご主人に電話をかけて、その日の午後、再びお二人で私のところにこられました。そして私は、「お二人のお人柄をよく存じておりますので、事実をお告げしても大丈夫だと思い、お話します。お年寄りの悪性腫瘍は進行が遅いので、希望を失わないでください」と説明し、手術をすすめました。

その年の十二月、Wさんは胃手術を受け、昭和五十七年二月に退院され、三月より私が在宅ケアを引き受けるようになりました。Wさんのお宅は、当院から約五〇〇メートルのところの閑静な住宅街の一角にありました。南向きの家で、玄関はツタでおおわれ、病室にはいつもランの花が飾られていました。庭に温室があり、そこで栽培されているようでした。

四月中旬から五月末までは、外来を訪れるまでに体力を回復されたのですが、輸血後に肝炎を併発され、再び往診するようになりました。さいわいにも肝炎は快方に向いましたが、体力がすっかりと落ち、老化の速度が足早に進みました。しかし、私がベッドサイドに立つと、いつもにこやかにほほ笑まれ、その心はいつもおだやかで、すべてを神にゆだねられている態度でした。しかし、全身状態は悪化の一途をたどり、食欲がなくなり、言葉が少なくなりました。

亡くなる前日の夜は、めずらしく家族と楽しく語りながら食事をしたということでした。そして、その年の七月二十二日の朝、一杯のオレンジジュースを飲んだあと、「眠るように息を引きとりました」という電話ベルが診療のなか、鳴りました。ただちに駆けつけた私たちに、夫人は救命蘇生術を静かに拒まれました。まさに厳粛な旅立ちでした。

このご夫妻の物語にはまだつづきがありました。

この奥様はかねてから高血圧があって、月二回ぐらい当院に来院されていました。たまたま昭和五十九年（一九八四）十二月五日、本人から初めて便秘を訴えられたので、直腸指診を行ないました。するとなんと、七〜八センチのところに硬い腫瘍を触れるではありませんか。しかも、私のその指は血に濡れていました。そこで某病院に紹介し、手術を受け、人工肛門となりました。

この奥様に病名を告げることは、ご主人との先例もありましたので、手術後に来院されたおりに、その真実を本人にたずねられるままに説明しました。病院では、それは隠されていたようでしたが、私の説明に本人はよく納得され、安心されたようでした。

その後、病状の一進一退がありましたが、昭和六十二（一九八七）年十一月末までは、わりと平隠に、奥様は二週に一度ぐらい来院しておりましたが、十一月二十五日からは肛門痛が強くなり、鎮痛のために塩酸モルヒネを一日あたり三〇～六〇ミリグラム投与することにしました。この処置によって痛みはおさまりましたが、まもなく歩けなくなり、十二月一日からは定期的に往診するようになりました。

病室にはご主人の遺影が十字架の前に飾られ、いつも花が供えられていました。介護者はとなりの家に住む娘さんで、これにお二人の姉妹がチームを組んで、ケアはいつもゆき届いていました。十二月十八日になると食欲不振がすすみ、当初は一日五〇〇ミリリットル、のちに一〇〇〇ミリリットルの輸液が必要になりました。

私が病室を訪れると、奥様はご主人のときと同じように、いつもほほ笑みが返ってきました。しかし、病状はしだいに進行し、翌年の一月六日からは毎日往診が必要になりました。

奥様にはつねに心身医学的アプローチを心がけ、バーバルよりもノンバーバルのコミュニケーションに力を入れました。というのは、一月十四日ころからロレツがまわらなくなり、全身衰弱がきわだってきたからです。

私が奥様の手を最初やさしく、しだいに強く握りしめていくと、奥様はうっすらと目を開けて、うるませながら私の手をしっかりと握り返してくるのでした。一月十九日からは寝室に酸素をもち込み、吸入を始めました。二十日の日、私が帰ろうとすると、「どうもありがとうございます」と口が動きました。そして二十四日、まったく昏睡に入り、一月二十五日午前〇時に永眠されました。

亡くなったさい、娘さんと泣き崩れているお孫さんがおられましたが、私は娘さんに「深夜ですが、牧師さんに連絡してください」と指示しました。まもなく、静かに牧師さんが駆けつけ、別れの祈りを捧げられましたが、それまでに、私とナース、それにご家族と遺体の清拭をすませていました。

——そうでしたか。そうしたこともあって、ソンダース先生の言葉がストンと胸に落ちたわけですね。

在宅ケアの利点

——その在宅ホスピス、在宅緩和ケアについてですが、在宅の利点というのはどういうところにあるとお考えでしょうか。

鈴木　まず、ターミナルにある末期患者さんの生活環境を「時間」と「空間」から考えてみましょう。在宅では、病人は二十四時間自由で、欲しいままに時間を使用することができます。誰にもじゃまされずに思索することもできます。また家族、知人や隣人と自由に面接することもできます。また、いまは携帯電話が普及していますから、それを通じて孤独な心が慰められることもあるでしょう。

空間からいえば、在宅であれば、狭いながらもすみずみまで知りつくした自己の空間です。しかも、家のなかで家族に囲まれることによって生活が見え、聞こえる空間でもあります。そこで病人は家族と連帯して最期まで、人間としてのアイデンティティを保持することができるのです。

それと食事です。食事は個人によって嗜好が異なります。ターミナルになると食欲が障害されることが多いですので、病態に対応した質の高い、しかも味覚のよい思い出ある食事が適しています。

——よく「思い出を食べる」といいますね。

鈴木　そう、お年寄りではこの傾向はさらに強いです。在宅ならば、こうした「嗜好」の条件を満たす料理や調理が可能です。しかも、在宅なら調理したものがすぐに病人に届けることができます。栄養補給はもちろんのこと、なにより家族との「だんらん」があります。それによって病人は、わずかずつでも食することができ、最期までアイデンティティを保持できるのです。

私のところでは、おむすびやお寿司で食欲をうながすようにしたり、ときには病室でメザシを焼いたこともありました。「目で楽しむ」「匂いで楽しむ」ことも大事なのです。配膳の食器もそうですね。在宅ならばこれらすべてが可能です。

——家に帰ると何がよいのか、ということを整理してみたいと思います。

鈴木　要約すれば、自分なりの生活を送ることができる、ということです。病院では一人の人格というより、一人の病人としてみる感が強くあります。

それから、自分の存在意義や病気の意味に気づくことができます。それは、死がゴールという「敗北」ではなく、「納得・満足」に変質するからです。在宅には管理がなく、「自律と自由」があります。しかも家族に囲まれて「甘え」ることができる。「甘え」は日本人の伝統的な精神構造です。

第三に、痛みや症状が軽くなることが多い。スピリチュアルペインが軽くなります。在宅でのケアは介護者には大きな負担となりますが、家族の絆が保てますから、少なくとも不幸とはいえないと思います。

在宅死が成立する条件

——在宅死が成立する条件というのはありますか。

鈴木 これはあくまで私の考えですが、在宅死の条件をあげるとすれば、以下のようになります。

1 患者および家族の意思・希望がある。
2 家族が最期まで看とりを容認している。
3 患者および家族、または代替人のマンパワーがある。
4 常時、往診できる医師または訪問看護師の医療チームがある（訪問看護の介入）。
5 医療機関から患家までの距離が近い（都市部では半径二キロメートル）。
6 症状コントロールが在宅で可能である。
7 患者・家族が積極的な延命医療を望まない。
8 健康時よりかかりつけ医として関わっている。
9 緊急時の入院先がある。

以下、留意点として、

①単身者の在宅死は簡単ではない（不可能ではないが）こと。
②身体状況や医療環境より、本人家族の意思がもっとも重要であること。
③ゆれ動き、迷う家族が在宅死を容認できるような介入が必要であること。
などがあります。そうしたことを知っておいてほしいと思います。

――具体的には。

鈴木　まず第一に、患者・家族間の人間関係の理解です。家庭内で患者さんのおかれている立場を理解する必要があります。そのうえで、患者さんの訴えに「齟齬《そご》」はないかを推定します。もし、患者さんの訴えと、家族から得られる情報とに食い違いがみられた場合には、その理由を考える必要があります。

その場合、患者さんがもっとも心を開くのは誰か、誰の意見をいちばんよく受け入れるかを知ることです。そしてその人を診療・介護の協力者とします。また、病室（室内）の整備ぐあいや言葉のはしばしから、患者さんに対する家族の心や介護意欲をうかがって、それを手がかりにするのです。

第二に、家族相互間の人間関係の理解です。孫の言葉には裏がありません。ですから、孫の言葉は家族の人間関係を知るのに最良の情報となります。嫁と姑・娘とのあいだに息子が介入すると家族の人間関係が複雑になり、得られる情報が混乱することがあります。息子自身の考えや夫婦仲、家族の人間関係を知るには、息子と直接話し合うのがもっともよいのです。それに適した往診の時間帯を考慮し、場合によっては、あらかじめ約束して往診するのがよいでしょう。農山村では、多くは夕食前が絶好です。

また、誰が家庭の経済に責任をもっているのかを知ることはきわめて重要です。患者さんの財産権の有無、あるいはその程度によって、家族の介護に対する熱意や努力が左右されやすいからです。

どのような条件下であれ、患者さんが有利になるように方向づけることが大切です。とくに、老人の患者さんは家族の中核者や子供たちと異なり、介護者の都合や社会福祉制度適用の有無・程度などによって左右されやすいものです。ですから、家族の労働や家庭の経済などの福祉面をも考慮して助言することが肝要となります。

核家族化しているとはいえ、都会でも在宅療養者は配偶者や子供、または嫁に看とられている場合が少なくありません。したがって、患者とこれら介護家族とのあいだの意志疎通をはかるよう、努力する必要があります。また、とくに家族のなかの同居者と別居者との意志が合致するよう、調整することも忘れてはなりません。

それに、患者の人権保持、人間性への配慮も必要です。患者の家庭における精神的地位を確保し、病者(障害者)であっても、その人権を守るように、家族に協力をうながすことが肝要です。

また、患者さんの生きがいや性格・趣味などに配慮し、テレビや音楽鑑賞、読書、俳句を作る、日誌を書く、ペットを飼育することなどによって、単調な不自由な生活にうるおいをもたらすよう、家族を指導するのも必要なことです。

――よく、「人生、終わりよければすべて良し」といいますが、それをかなえるのが「終（つい）の住処（すみか）」、在宅医療ということになりますか。

鈴木 人間の生と死を考えると、一人では生きられない。これは誰にでも当てはまることですし、たしかなことです。生活環境を考えてみても、家族がおり、家庭がある。人生の最期はどこがふさわしいのかと問われれば、病状にもよりますが、介護に無理がなければ、住みなれた「わが家」がよいのではないか、というのが私の結論です。

スープのさめない距離

――充実した在宅ケアために最適な範囲、エリアというのはあるのでしょうか。

鈴木 現在の医療法からいえば、全国の二次医療圏は三四五に分れていますが、私のところ（大田区）ような人口の過密した、大都市診療所での在宅医療は、半径二キロメートルがもっとも基本的な地域であると考えます。むろん、地方ではその半径は一〇キロメートルや三〇キロメートルに達する地域もあるでしょう。

私が基本的地域を半径二キロメートルと考えた理由のひとつには、「スープの冷めない距離」ということがありました。というのは、東京都老人総合研究所心理研究室（井上勝也室長）チームによって証明されたからです。

「スープの冷めない距離」という言葉の意味は、別々に住む老親と子供の緊密さを保ち、容易に援助できる距離の目安として、一九四八年にイギリスのJ・H・シェルドンが提唱したものですが、ターミナルケアにおいても、家族が容易に参加でき、また私をはじめ当院スタッフがただちに駆けつけることができる距離は、半径二キロメートルだと考えたわけです。

この近接した距離だからこそ、医療者は死に立ち合うことができ、その死を通じて家族は人間を学べる最大の機会となるのです。これこそが生きた「死の準備教育」の機会となるのではないでしょうか。

ターミナルケアのコスト

――ターミナルケアにかかるコストというのも気になります。

鈴木　ターミナルケアの医療費のことですが、ＯＥＣＤによるフランスのデータによると、末期患者が死の直前、六カ月間に消費する一人あたりの医療費は、全国民の一年間一人あたり医療費支出の一〇倍になると報告されています。またアメリカでは、死の直前一年間の総医療費支出は、その四六パーセントが死ぬ二カ月前に集中して使われています。また、メディ・ケアの総入院医療費支出の五〇パーセントが終末期の二カ月間に費やされているという報告もあります。

——先生は、わが国の末期医療にどれくらいの費用がかかるとお考えですか。

鈴木　その公平な資料の入手は困難ですが、これは病態や施設機能によって異なるものだと思いますし、その平均値だけで論ずることはできませんが、現行制度下では在宅医療より病院医療のほうがはるかに費用を要しています。ただし、介護家族の費用も計算すれば在宅医療のほうが費用がかかるという意見もあります。

——現在、全国に緩和ケア病棟はいくつあるのですか。

鈴木　一八三施設あります。ベッド数は三五八〇床です。

在宅療養支援診療所と後方病院との連携

——在宅ケアということでいえば、平成十八年四月から「在宅療養支援診療所」が導入されましたね。二〇一〇年十月現在で、全国在宅療養支援診療所数は一二、一四〇カ所に達しています。この「在宅療養支援診療所」の導入によって、何が変わりましたか。

鈴木　二十四時間の連絡体制が認められ、休日でも深夜でも、二十四時間の往診に評価できるようになりました。それで訪問看護との連携が密になりました。ただ、後方連携病院の確保は未知数です。支援診療所ではなくとも、優秀な在宅医である可能性もあります。

在宅療養支援診療所の三割が看とりがゼロという結果が出ています。都内の大田区・品川区・目黒区・渋谷区・世田谷区では、計二二〇カ所の在宅療養支援診療所がありますが、看とり数は全在宅死亡数の二割です。この「在宅療養支援診療所」という制度ができて、それに届け出を出した診療所はかなりあるのですが、実際に最期まで看とっている診療所は少ないということです。ぜひ、がんばってほしいですね。

——約二割ということでしたね

鈴木　そうです。最期の看とりに対して、診療報酬はきちんとついているのですけど、まだ点数は高くないですね。在宅ケアをやっている副院長の息子は真夜中でも、お正月でも休日でも行きますし、彼が行けなければ私が行きます。こうして二人でやっているので続けていられるのです。

——ということは、在宅医療は一人では不可能ということですか。

鈴木　一人では不可能かと思います。二十四時間、三六五日の医療体制を、一人の医師だけで支えるのは無理でしょう。やはり、看護師、ケアマネージャー、薬剤師、ヘルパーなどとのチームが必要です。

複数の医師を小診療所で雇用することは、なかなか困難です。私のところは親子二人でやっているから続けられるのですが、そこで診療所間の連携、協働の可能性ということになりますが、地域で訪問診療を行なう医師のグループを構築する必要があると思います。

――先ほどの「城南緩和ケア研究会」はそのさきがけですね。

鈴木　そうですね。

――在宅ホスピス、あるいは在宅緩和ケアを円滑に推進するためには後方病院との連携が不可欠になりますね。

鈴木　そのとおりです。当院は、がん患者の在宅医療を推進していますが、外来診療も行なっていますので、近隣の大学病院や地域中核病院、あるいは民間病院と常時連携しています。がん患者さんの急変時や、家庭の事情から入院の必要が生じたさいには、ただちに病院あるいは緩和ケア病棟に入院できるように確約してきました。病院の先生方とは、顔と顔でつながっています。

緩和ケア病棟は満床のことが多いので、万一の場合にそなえて、あらかじめ患者情報を緩和病棟に連絡しております。また逆に、病院や緩和ケア病棟から退院し、在宅緩和ケアを希望されるケースがあり、病院の看護師やケースワーカーから直接電話依頼があります。

緩和ホスピスケアは、診療所と病院と患者の意向による連携こそが、がん患者の一貫した療養に大いに役立つと思います。

——それから、退院後の支援を求めるにはどうすればいいでしょう。アドバイスをください。

鈴木　まず、早期に訪問看護ステーションを見つけることです。それと平行して在宅主治医を見つける。たとえば、かかりつけ医、在宅療養支援診療所、在宅医療専門クリニックなどがそうです。また、地域包括支援センターを利用するのも有効です。そのさい、介護保険の申請のこともありますから、看とり経験のあるケアマネージャーに相談するのがいいでしょう。在宅では最低限、介護ベッドとウレタン系マットレスはあったほうがいいですね。

在宅医療の問題点

——そこで、在宅での緩和ケア、往診、訪問看護における問題点を考えてみたいと思います。在宅医療を阻害する要因というのはありますか。

鈴木　いくつかあります。第一に、病院死と在宅死の逆転です。私がイギリスの聖クリストファー・ホスピスを訪ねた一九七七年、この年に病院死と在宅死が逆転しました。三十四年前までは八割の人が自宅で亡くなっていたのが、いまでは病院がそれにとってかわってしまいます。病院で亡くなるのがあたり前になっています。

第二に、「かかりつけ医」の問題です。日本医師会は「かかりつけ医」をもてといっていますが、患者さんのニーズと実際が合っていないと、私は思います。患者さんにしてみれば病院に行けば全部でき、すぐ終わる。しかも、いろんな科を回る。かかりつけ医に行けば、また「どこか行け」といわれてしまう。多くの医療機関を回るのでお金も高くなる。だから伸びないのです。

第三に、住宅事情です。「少子高齢」の時代にあって、介護をする側の高齢化が進んでいます。平均寿命がのび、がんでも長く生きるようになったことが、在宅での緩和ケアの継続を困難にしている一因です。

最大の問題は「不安感」です。こうした事情のなかで、在宅の緩和ケアを進展させていくには、相当な努力・トレーニングと安全な対応、専門医志向をもっていないといけません。おかしくなったら病院に行けじゃ、満足しないんです。そのへんのことも、これから皆さんにはお考えいただきたいと思います。

大きかった「がん対策基本法」の成立

——先生は今後の在宅緩和ホスピスケアに何を期待しますか。

鈴木　緩和ケアはまず、病院の緩和病棟として発展したことは事実です。これには、原義雄先生、柏木哲夫先生、そして志真泰夫先生らの先駆的活躍がありました。

しかし私は、緩和ホスピスケアのイギリスの実情を見て、「入院と在宅とを交互に運用する」ことが、患者さんのためになると考えていました。亡くなられた砂原茂一先生からも同意見の助言をいただいております。

――二〇〇七年には「がん対策基本法」ができました。

鈴木　できました。その「がん対策基本法」の第十六条に、がん患者の療養生活の質の維持・向上がうたわれ、緩和ケアが医療のうえで認められるようになりました。したがって、緩和ケアの技術は、がんのあらゆる病期、終末期に限らず、診断の初期から、必要とあればどの時点ででも利用できるようになりました。

――法案の成立には、胸腺がんをわずらいながら同法案の早期成立を訴えた故・山本孝史議員の功績は称えられていいものです。尾辻秀久議員は参議院での追悼演説で、「すべての人の魂を揺さぶった。いま、その光景を思い浮かべ、万感胸に迫るものがある。あなたは社会保障の良心だった」と称え、「先生、きょうは外は雪です。さむくありませんか」と涙を落としながら呼びかけた姿は、党派を超え、主義・主張を超えて、国民の心に響くものでした。

鈴木　そうした歴史をわれわれは忘れてはなりません。その「がん対策基本法」によって、緩和ケアは病気の初期から併用で受けられるようになりました。いまや、従来の積極的治療法と併行して、緩和ケアに移れる医療に変わりつつあります。

在宅でも、化学療法と緩和医療が併行して受けられるようになりました。家で抗がん剤を服用して、緩和医療も受けられるのです。病院専門医の管理体制は当然必要でしょうが、メドが立てば、病院医と地域の在宅医とが連携して、患者さんは「わが家」で療養を続けられます。家族の協力を得て、地域医師や看護師による在宅療養を始められ、患者さんは「自律と自由、そして甘え」が得られるのです。

訪問看護が緩和ケアの主役

――「自律と自由、そして甘え」というのはいいですね。在宅ケアの奥義のようにも聞こえますよ。

鈴木　イギリスのホスピスケアの流れは、ソンダース先生の提言にもあったように、入所（入院）ケアよりも在宅ケア志向でした。アメリカでも、最初は施設ケアからはじめられましたが、しだいに訪問看護が緩和ケアの主役になっています。いまや在宅ホスピスが八〇パーセントの方向にあります。

私は一九八九年、オーストラリア・メルボルンにあるマーシー・ホスピスを訪ねました。そこは、多くの言語の異なる人たちを相手にすることに苦労しながら、訪問看護が主体で、建物は事務所だけでした。ちなみに、オーストラリアは多民族多言語国家です。

どこの国でも、どの民族でも、たとえ文明化が進み、家族が核家族化したとしても、いずれは家族のところに帰るのではないでしょうか。国という大きな生命体を支えているのは、家族の集合体ではないかと考えます。だからこそ、相続は民法によって家族しか受けられないのです。この家族を在宅で支えるのは、医師一人ではできません。多くの医療者の連携によって、在宅医療は完成されるのです。

現代においては、もう医師一人の往診の時代は去っています。在宅医療は、医師以外の看護師らの医療職の協力が絶対に必要です。実際に、訪問看護師らの「母性的な力」が大いに役立っています。患者さんも家族も、その看護、介護に大いに満足されるでしょう。

「公助」と「互助」の精神

——がんと、がん以外の疾患では死のたどり方が異なりますから、家族の介護というのもおのずから違ってきます。

鈴木　そうです。わが国では「訪問看護ステーション制度」が一九九〇年代から開始されました。がん患者の終末期はそうながくありませんから、家族環境が許されれば、最期まで家族に囲まれて生きることが可能です。

しかし、がん以外の疾患の患者さん、たとえば肺や心疾患をもつ患者さんの病状は、波のように変化をくり返し、死に向かいます。また、認知症や老衰、そして神経難病の患者さんの場合は、ゆるやかに死への過程をたどり、その期間はながくつづきます。

このながい期間を支えるためには、「公助」といわれる介護保険や訪問看護の支援だけでは、家族は疲弊してしまうでしょう。そのため、やむをえず施設に入ることも一つの選択肢ではありますが、私はやはり大切なことは、家族全体の愛情ある協力が、在宅継続にしても、施設入所を選ぶにしても、基本だと思います。

家族の力が不足であれば、地域の隣人、友人の助けも必要になるでしょう。それが「互助」だと思います。家族愛が現実にどのように最期までできるのか、本人と家族の意志統一がカギとなります。

大量死の時代の「死の迎え方」

——わが国は高齢化が進んで、やがて大量死の時代がやってくることが予想されます。その最大の集団が、われわれ「団塊の世代」です。先般、ある新聞に、「死の迎え方を考えよう」という医師からの投書がありました。

この医師は都立墨東病院の救命救急センターの浜辺祐一先生で、救急で運び込まれる現状を分析しながら、「救命救急センターの負担が増えた原因は、ほかにもある。高齢化社会になり、療養病床の減少、在宅医療の促進で、自宅や老人ホームなどの施設から搬送される高齢者も増えた。本来、突発の患者に備える救命センターで収容するのは疑問に思う例もある」と述べて、現場にいる立場から「国民一人ひとりに考えてほしいのは『死の迎え方』だ」と訴えています。

「墨東病院に搬送される心肺停止患者は年間約六〇〇人。そのうち九割以上が高齢者で、末期がんや高齢者施設で意識が混濁した『大往生』と呼ぶべき患者も多い」という実態を述べられたうえで、そうした背景に「家族は『親が倒れたのに、病院にも連れて行かなかった』という状況を受容できない。高齢者施設も『満足な医療を受けさせない』と評判が立てば死活問題になる。人手の少ない二次救急病院も『処置不能』と断る」結果、「だれもが死に責任を持てないために、救命センターで体をチューブだらけにして高額の医療費をかけ、どう見ても生き返らない患者の蘇生に努力する」ことになり、一方で「こうした高齢者は生き残ったとしても意識が戻るわけでなく、大半が医療が不可欠な状態となる」という非情ともいえる現実とともに、「一般の病院でみとられる選択や自宅で静かに最期を迎える死もあり得るだろう。患者や家族、医療者の間に健全な死生観が醸成されてほしい」と願う気持ちを書いておられました。

鈴木　いい提言ですね。そのとおりだと思いますよ。国民が、医療担当者とともに、死に臨み、どのようなケアを望むか、言い換えれば日本人一人ひとりが問い直すことから始めるべきだと思います。

わが国では、急性病院の病床数や入院期間は法律で制限されています。たとえ、その数を増やしたとしても、病院でかかえきることができるでしょうか。あなた方、団塊の世代も、高齢世代も、みんなが人生最期のあり方や終（つい）の場所について、健康なときから考え、備えておかねばならないということだと思います。

WHO「緩和ケア」の定義

二〇〇二年、世界保健機関（WHO）は「緩和ケア」の定義を次のように定めている。

「緩和ケアは、生命を脅かす疾患による問題に直面する患者とその家族に対して、痛みやその他の身体的、心理的、社会的な問題、さらにスピリチュアル（宗教的、哲学的なこころや精神、霊魂、魂）な問題を早期に発見し、的確な評価と処置を行なうことによって、苦痛を予防したり和らげることで、ＱＯＬ（人生の質、生活の質）を改善する行為である」

「がん対策基本法」の定義

第一章総則第一条。

「この法律は、我が国のがん対策がこれまでの取組みにより進展し、成果を収めてきたものの、なお、がんが国民の疾病による死亡の最大の原因となっているなど、がんが国民の生命及び健康にとって重大な問題となっている現状にかんがみ、がん対策の一層の充実を図るため、がん対策に関し、基本理念を定め、国、地方公共団体、医療保険者、国民及び医師等の責務を明らかにし、並びにがん対策の推進に関する計画の策定について定めるとともに、がん対策の基本となる事項を定めることにより、がん対策を総合的かつ計画的に推進することを目的とする」

生と死を支えるかけ橋

かけ橋としての「ホスピス」

──ソンダース先生は関西で講演されたあと、一九九七年四月十九日、東京の上智大学講堂で「市民公開講演」として、「ホスピスケアの原点と実践──かけ橋としてのホスピス」(The Philosophy and Practice of Hospice Care Hospice as Bridge Builder)というテーマで特別講演をされました。

鈴木　非常に感銘を受けた講演でした。

──その講演の冒頭で、ソンダース先生は「最初に私たちのホスピスを生む契機となった患者さんが、『あなたがつくるホスピスの窓のために』といって、一九四八年に五〇〇ポンドのお金を残してくれました。このときから、ホスピスができるまでには何年もかかりました」といわれました。

これは鈴木先生からもお聞きしたエピソードでしたけれども、「彼は、頭のなかにあるものと、心のなかにあるものを一つにしてホスピスをつくってほしい」という、これまで知らなかったエピソードを話されたのが印象的でした。

「頭と心を一つにしたホスピス」、これをソンダース先生は、「科学的・積極的に研究を進めるとともに、友情も忘れないでほしい」という願いが込められていたことも披瀝されました。

鈴木　私も、「頭と心を一つにしたホスピス」という表現は、じつにソンダース先生の哲学が表現されていると思いました。

――その講演のなかで、ソンダース先生は一〇の場面から、「かけ橋」としての「ホスピスの役割」を述べられました。それは、①双方向の橋をかける、②「聴く」という橋をかける、③痛みの基礎研究に橋をかける、④地域に橋をかける、⑤家族に橋をかける、⑥偏見に橋をかける、⑦歴史に橋をかける、⑧急性期医療に橋をかける、⑨スピリチュアルな側面に橋をかける、⑩喪失を乗り越えて成長するための橋をかける、というものです。ここにその講演の記録（『ターミナルケア』、Vol.7 No.5、一九九七）をもってきました。

鈴木　私も以前、あなたから送ってもらって読んでおりました。

――そのなかで、先生の心に刻まれた言葉というのは……。

鈴木　たくさんありました。まずひとつには、「『聴く』という橋をかける」ですが、ソンダース先生が聖ジョセフ・ホスピスで仕事をされていたとき、ある患者さんに「私はここにやってきて、あなたは私の話を聴いてくれました。すると、話しているうちに痛みがどこかにいってしまったのです」といわれ、このときにトータルペイン（全人的な痛み）、つまり身体的、心理的、社会的、スピリチュアルな痛みというものを教わったというエピソードです。

――スピリチュアルケアの原点ですね。

鈴木　そして、「私の仕事は、患者さんの声が、じゃまされずに聴いてもらえるように人々との間に橋をかけることでした」といわれ、「一人の患者さんや一組の家族の言葉からは、まったく新しい状況が浮かび上がってくるという意識をつねにもって傾聴することです」という言葉が印象に残りましたね。

それから「地域に橋をかける」のなかの、「ホスピスは、人生の終わるときまで生きることを援助し、生きるということは、地域のなかで一員として生きることである」という言葉に、私はそうあるように努めてきたことを確かめました。

また、「家族に橋をかける」のなかでは、「気持ちを分かち合えるようにケアすること。その分かち合いによって、いままで心のなかに閉じ込めていた喪失感や悲しみを表現することができる」と話されたとき、私はあのYさんの家族のことを思い出していました。

――「一人息子」だったはずの息子が、じつは実子でなかったというタクシー運転手さんのお話しですね。

鈴木　そうです。そして、私がもっとも興味深かったのは、「スピリチュアルな側面に橋をかける」の場面でした。

「スピリチュアルな問題は、それぞれが心の中にもっている価値観です。死に直面しているときに、個人個人が真実であると思うことをつかもうとすること、また死に直面するときにその真実を信じつづける強さをもっていることが大切なのです。私たちが用意できるのは、ケアする手と、痛みから守る囲いです。最後に何につかまっているかを決めるのは、患者さんなのです。つかもうとするものは患者によってちがいます。それは、新しい春の光景かもしれませんし、宗教への回帰かもしれません」

「患者さんが大切だと思っていることが何であるかを、私たちがわかっていることと、何も答えないで苦悩に満ちた疑問を受け止めながら、ずっと患者さんのそばにいてほしいのです。気持ちを分かち合っているという反応がほしいのです」

そう話されたソンダース先生の言葉に、私は「共感・共苦」することの大切さを改めて思い知りました。

――いや、もしかしたら「共感・共苦」は医療のなかだけでなく、人間そのものを救っていく原理となるかもしれませんよ。われわれは近代の果てに来て、ようやくそのことに気づきはじめたように思います。

鈴木　そうかも知れません。その最後に、「患者さんは自分自身で答えを見いだします。患者さん自身がどう考えているかが大切なのです」という言葉に、最期まで患者さんの意志・権利を尊重するという、ソンダース先生の姿勢をうかがい知ることができました。

――なかでも私がもっとも印象に残ったのは、スピリチュアルペイン、スピリチュアルケアについての質疑応答のところでした。

ソンダース先生は、スピリチュアルペインには国境がなく、心の痛み、スピリチュアルな痛み、すなわち「いったい自分の生きている意味は何だろうか」「自分は何を成し遂げたのだろうか」という意味を探ることだといわれました。そしてある看護師の学位論文を引いて、「あなたは、あなたであるから意味がある」と話されたとき、私はこれは「アイデンティティ」そのものではないかと思いました。だとすると、看る側に「わたしは、わたしである」という確固たる精神がなければならないということになります。これは大きな発見でした。

もうひとつ、医師の仕事は延命だけでなく、苦しみを取り除くことであり、「何もすることがない」「もうできることはない」と決していわないことだ、といわれたことでした。くしくも、私の友人は都立のある病院で同じ言葉を告げられました。「何もすることがない」「もうできることはない」といわれたのです。その一瞬、友人の顔はゆがみ、天を仰ぎ、歯を食いしばって、ただその言葉に耐えているように見えました。ですから、この言葉はとても印象に残りました。

今日もどこかの病院で、「何もすることがない」「もうできることはない」という言葉が患者・家族、そして友人に投げかけられていないことを、私は願います。

鈴木　そうは思いたくありませんが……。

――講演の最後に、岡安先生が片ひざをつかれ、敬意を表してソンダース先生に花束を捧げられた光景が忘れられません。後日、岡安先生と飲んだとき、「先生にもお茶目なところがあるんですね」といって談笑したことがありました。

岡安先生はのちに、ソンダース先生の哲学には、ナースであったこと、そしてソーシャルワーカーであったことが大きく影響していると思う。そして、ホスピスという場で医師の役割としてとらえてみたときに、医師の今日的役割を深く納得させるところがある、と述べておられました。

鈴木　たしかに。

ホスピスケアには女性が適している

――そういえば、鈴木先生は「ホスピスケアには女性が適している」とおっしゃっていますね。河野博臣先生との対談でも、ホスピスケアにおいて「潜在する女性性を生かす」ことの重要性を語っていましたが……。

鈴木　それはホスピスの成り立ちからいってもそうです。近代ホスピスの祖で、末期患者施設に「死は終着点でない」という意味で「ホスピス」という名前を最初につけたアイルランドの修道女マザー・エイケンヘッドしかり、ホスピス運動の先頭に立ったソンダーズ先生も女性です。また、インドで「死を待つ人々の家」というホスピスを開設して、宗派を問わず、貧民救済にあたったマザー・テレサも女性です。やはり人類は共通して、ターミナルでは母性的なものにあこがれるということではないでしょうか。

――女性は自然《じねん》として強いですからね。松本健一さんは、「日本の神様、八百万神（やおよろずのかみ）の神様は、半分以上は女性である」といっていました。霊峰・富士山も女性、日本の天皇も元来は女性格だそうです。

鈴木　ユングは、人間が末期状態において求めるものは「母性的愛」だと述べています。だからキリスト教においてマリアに、そして仏教における菩薩像に母性像が表徴されているのだと思います。キリストが十字架にかかって死んでいくという場合も、看とったのは女性の人たちがほとんどです。

おそらく今後、社会における男女平等化がいかに進もうが、未来においても、人間のこの深層心理は変わらないのではないかと、私は思っています。ですから、これからのホスピスケアには女性が中心となったアプローチの仕方もあってしかるべきだと、私は考えているのです。

——やはり、奈良時代に病人や貧民、孤児救済に立ち上がり、日本版最古の「ホスピス」をつくった光明皇后《こうみょう》（七〇一～七六〇）も女性でした。仏教にあつく帰依した彼女は「悲田院《ひでんいん》」と「施薬院《せやくいん》」をつくって、病人や孤児の保護・治療・施薬を行ないました。彼女は重症のライ病（ハンセン病）患者の膿《うみ》をみずから吸って治療したと伝えられています。その底流には愛が、そして慈悲の精神があったのだと思います。

鈴木　そのとおりです。日本にも大地のような母性的愛があったのです。

女性性を活かす

——河野博臣先生は、「精神分析をやる場合に、私の中の劣性としての女性性をフルに活用しなければいけないですね。物事を決断したり分析したりすることは男性性で、これは私の中では優性ですが、つなぐ、継続する、配慮する、萎えたものを元気づけるといったことは、劣性としての女性性の働きなのです。精神分析で患者の言葉を聞くというのは、私の中の女性的要素をフルに使っているわけです。しかしそれは男性の私にとって苦しいことであり、ストレスにもなります」といって、女性性と男性性の両方をもった治療者が必要だといっていますね。

鈴木 とくに女性は男性よりも、より多く死を看とる機会が多いですから、そういった意味からも、私はナースがホスピスケアに適任だと思っています。実際、イギリスのホスピスでは、チーフドクターは女性で、しかもカウンセリングのできるナースが行なっていました。十人くらいの末期の患者を一人で引き受けて、精神的なことから身体的、スピリチュアルなことまで全部やっているところもあります。

——だとすると、医師の業務が増大している今日、一部の医療行為を看護師に委譲することも考えていいのではないでしょうか。

鈴木 アメリカでは、問診から検査の依頼、薬剤の処方ができるナース・プラクティショナーというのが四十年前からあります。ホスピスケアでも、そういう資格をもった人が痛み止めのクスリを処方しています。

ところが、前にもありましたように、日本では法律によって医師免許をもった人でないと医療行為はやってはいけないことになっています。金科玉条のごとくそれを守ってきました。これからの時代は、医師に診断や治療処置をしてもらうよりも、ナースに直接してもらうことが多くなるだろう、とアメリカでは予想されています。日本でも遠からずそうなるように思いますよ。

スピリチュアルケア

日本人にとってスピリチュアルケアとは

——さて、先ほども出たスピリチュアルケアについてですが、先生はこの「スピリチュアル」という意味をどう解釈しておられますか。

鈴木　直訳すれば「霊的」または「宗教的」と考えられますが、真意の理解はなかなかむつかしいと考えられます。

——西欧の人びとにとっては、「スピリチュアル」という言葉は、そのまま意味として理解しているところがありますね。

鈴木　そうですね。ソンダース先生や、鎮痛学者であってオックスフォード・ホスピス長でもあるトワイクロス先生らは、西欧のキリスト教世界の人ですから……。

——では、日本人にとってこの「スピリチュアル」という言葉を、どのようにとらえたらよいのでしょうか。

鈴木　私は、日本人の心の奥にある「魂」とでも解したらよいと考えております。というのは、科学万能の時代といいながら、日本人の多くはあいまいながら、祖霊のある墓にお参りし、盆やお彼岸の行事も行ないます。また、神社や寺院にも参拝します。日本語で「霊」とか「魂」といわれるものは、精神のなかに「畏敬の念」を含んでいると思えます。

――そうですよ。明治維新以来、われわれは一四〇年のあいだに、近代の生活にあこがれ、近代の医学にあこがれ、結果としてそれを手にしました。だからといって、日本人としての本質はさして変わらなかった。ご飯がパンにかわり、うどんがスパゲティにかわり、ふとんがベッドにかわり、ゾウリがブーツにかわり、カゴがハイブリット車にかわり……、タライが洗濯機にかわっても、日本人としての精神性はそうかわらなかった。外見がかわっただけです。それが文化であり、文明と違うところです。それこそ、医療は文化なのか、それとも文明の恩恵なのか、その根本のところが問われているのではないかと思います。

重層的に相関する痛み

鈴木　そのとおりですね。ところで、ソンダース先生は末期がん患者の苦痛を「身体的」「精神的」「社会的」「スピリチュアル」の四つに分けていますが、重要なのはこれらが重層的に相関連して患者は全体的な苦痛をもつということです。ですから、心の底を揺らすような事件、家族の争いなどが起これば患者は心を痛め、魂まで響くスピリチュアルペインを起こすのです。

また、次のような考え方もあります。人間の存在を考えるとき、一つには「時間存在」があります。人間も生物ですから、有限な存在であるわけです。つまり、過去と未来の間に支えられた時間のなかを生きている。二つめは「関係存在」です。人間はけっしてひとりでは生きていけず、他者との関係や支えがあって「自分」が存在するということです。ですから、家族関係が崩れれば、スピリチュアルペインが起こることになります。

そして三つめが、人間は「自律存在」であるということです。自律とは、自己決定ができる自由であり、ひとは、人生において自分自身の歩む道を「自己決定」して生きている。ですから、「自分で選択し、決定できる自由」をなくしたり、自律行動が不可能になったりすることで、自分の存在価値がなくなってしまうことになります。

いずれにしても、スピリチュアル、あるいは霊、魂ということが、人間の存在全体にとって深い意味をもってきていることはたしかでしょうね。

——ＷＨＯ（世界保健機関）の緩和ホスピスケアの定義にも、「身体的」「精神的」「社会的」につづき、「スピリチュアル」の言葉が入っています。

「Health is a dynamic state of complete physical, mental, spiritual and social well-being and not merely the absence of disease or infirmity」

というのがそれです。

そもそもの発端は、一九九〇年代、ＷＨＯ（世界保健機関）の健康についての定義改訂のときに、健康の定義に「spiritual」という言葉を入れるという提案が出されたのがきっかけでした。しかも、これを提案したのはイスラム世界からだったといわれます。

鈴木　そうなの。

――欧米諸国や日本はそれに難色を示したといわれています。

鈴木　どうして。

――わかりません。

鈴木　でも、日本からどなたか会議に出てるんでしょう。

――ええ。一九九八年六月の協議会に、仏教圏を代表して、日本からは山口昌哉さんという方がその一人として招待を受け、討議に参加されたということです。そのさい、山口さんは基調報告として鈴木大拙の……。

鈴木　『日本的霊性』……。

――そうです。その『日本的霊性』から霊性の定義を援用して、そのなかにある妙好人才市の辞の一つを解説したということです。

鈴木　妙好人才市というのは信仰に生きた人ですね。

――そうです。また、二〇〇六年に仏教系大学の高野山大学に「スピリチュアルケア学科」が新設されたとき、スピリチュアルケアの意味を「同行二人」という表現を使って、こう説明していました。

「ケアにおいて重要なのは『する側』と『される側』の信頼関係です。その理想的なかたちを本学は『同行二人』の関係に見たいと考えています」「かたわらに寄り添うということを通じてその人を支える、こうした同行二人のあり方を日常生活の中でめざすのが、スピリチュアルケアなのです」

これもひとつの、日本的な解釈だと思います。くわしくは「日本人の死生観」のところでやりませんか。

鈴木　そうしましょう。

ターミナルケアと宗教

宗教者の役割と臨床家の役割

——それから、ターミナルケアにおける「宗教」の問題も重要だと思います。

われわれ日本人は約八割が無宗教だといわれますが、「宗教的信念の役割は、死にゆく患者に、いままでの人生は意味がなかったとか、悪いものだったと思わせるのではなく、むしろ良いものであったと再確認させるためにある」（前出、『いのちと向き合う看護と倫理』）という宗教の役割を否定する人は少ないと思います。

また、一度、先生とご一緒したことのある評論家で哲学者であった堀秀彦（ほりひでひこ。元東洋大学学長。一九〇二〜一九八七）さんは、「宗教家とは死の専門家である。死とは、生きてきた人間が無に帰することである。生きてきた、あるいは生きている人間が、ある日、無に帰するとはいったいどういうことなのか、生きてきた七十年、八十年の過去がいっさいがっさい現在と完全につながりを失ってしまうとはどういうことなのか、これを正直に人間として考え、その意味を教えてくれるのが、宗教だと思う」と指摘しておりました。

鈴木　医療の歴史をひもとくと、いちばん最初に科学的な現代医学が起こり始めたのは一八六五年、フランスの生理学者であったクロード・ベルナール（一八一三～一八七八）が『実験医学序説』を書いてからだと思います。ですから、現在の自然科学的な医学の発達は、わずか約一五〇年ほどの歴史しかありません。それまでは、病む人びとをいたわり、なぐさめ、支えてきたのはむしろ宗教の人たちであったわけです。

――古来、宗教家は医者の役割も兼ねていましたから。

鈴木　それが近代をへて、医学は専門細分化され、進歩しました。かつて、日本人の寿命はだいたい三十歳でした。戦争によって一時平均寿命が二十二歳と落ちますが、戦後の経済復興とともに寿命は延び、やがて五十歳になりました。そしていまでは、女性は八十歳を越えています。

このような長寿はかつて「養老の滝」の物語にもあったように、人びとの誰しもが望んでいたことです。しかし同時に、この延命至上主義は多くの問題を現代社会に投げかけています。なぜなら、死に瀕した患者さんの生き方と、人間的な生き方とが問われる時代になったからです。医学や医療がどんなに進んだとしても、人間の死亡率は一〇〇パーセントであるという事実は変えられないのです。

――モンテーニュ（一五三三〜一五九二）はかつて、「人間は病気で死ぬのではない。生きているから死ぬのだ」といいました。うまいことをいうなあと思います。堀先生はモンテーニュをこよなく愛した人でしたが、こうもいっていました。「患者の臨終に立ち会う場合、医者は医者たることをやめて、僧侶になるべきであり、もしこのように医者が僧侶を兼ねるべきでないものとすれば、医者は進んで身を引いて、僧侶を招くべきである」と。そして、「多くの医者が考えている人間の死は、生物としての人間の終末だと思う。けれども、宗教家は生物としての人間の死ではなく、人間的な意味をもった人間の死を考えるのだと思う。その意味で、医者と僧侶は根本的にちがっている」といっておられました。

鈴木　「この世からあの世」にゆく人たちをどのように支え、どう援助していくかということは私たちに課された、そして現代の日本の文化に投げかけられた一つの大きな課題だと思います。生から死に到るところを橋渡しするのが医者の役目ですけれども、同時に、そこに立ち会って医者の足りないところを補ってくれる、とくに宗教的な援護者が必要だと私は思っています。臨死の場面ではとくに宗教家の協力が必要です。

河合隼雄（かわいはやお。一九二八〜二〇〇七）先生は「医者と宗教者の協力」の必要性について、次のように述べています。

「西洋の医学は、人間の体を客観的対象とみなすことにより、科学的な医学を発展させてきたように、もう日本の医学も西洋の医学といっていいと思います。人間の心を客観的対象とみなそうとしても、観察者自身が心を持っているので、そのようなことがなかなか成立しないわけであります。もちろん、そのようなことが生じないように、治療者ができるだけ客観的な態度をとるようになり、科学的治療が行なえると考えたこともありました。たしかに問題を限定すると、相当科学的に治療が行なえることも事実ですが、それには限度があるようです。しかも、魂のレベルまでも問題にするときに、科学的にはできなくなってくるわけです。

宗教は、もともと人間の死をどのように受け止めるかというところから生じてきましたが、死をどう受け止めるかという点から生じてきた体系といっても、それは単なる科学的な知識体系ではないわけです。ここで医者、とくに臨床医と宗教者の協力が必要になってくるんだと思います」

ここには、医学と宗教のそれぞれの対象に対する態度というものが示されています。そして医療者と宗教者の役割、とくに臨床家の役割を明確にしていると、私は思います。

医療と宗教とが手を携えていく時代

——科学は対象を客観化、言い換えれば数量化することで発展してきました。ヘーゲル（一七七〇〜一八三一）は『論理学』において、「自然科学とは、空間・時間という容器の中における物質の存在状態およびその変化を、質的・量的規定の両側面から探求するものである」と、自然科学を定義しました。

以来、あらゆる量は、質量・長さ・時間として簡潔に表されるようになりました。しかし人間の精神、あるいは先ほどの魂といったものを数量化することはむつかしい。その結果、人間は精神と身体、こころとからだ、あるいは精神と物質といった二つに分けられて考えるようになった。そうすることによって医学は細分化され、専門化されて、人間の構造や機能をある程度まで解明することに成功したわけですが、一方で人間そのものがわからなくなってしまった。それは医学の方向が、人間的なものから離脱して、もっぱら量的に測りうる物体だけを対象としてきたからだともいえます。

熱力学の基礎を築いたプランク（一八五八〜一九四七）は、「近代科学がまっしぐらに進んできた道は〈人間性の排除〉であって、人間追求の科学とは永久に合致しないだろう」とさえいっています。それは、近代の科学が「あいまい」な解釈を許さないからです。

鈴木　日進月歩といわれるいまの医学でも、不明な点がたくさんあります。いまの医学はすべて全能のごとく思われ、誤解されておりますけれども、いまの医学では浜辺の真砂の中のほんの一握りの砂ぐらいしか本当の真実をつかんでない。生命現象についても、ほんのわずかのことしかわかっていません。

ところがいま、多くの人たちはそれがすべてわかっているような傲慢な言い方をします。新薬が一つ発明されると、もうそれでがんが治るがごとく、あるいはすぐに治るように書きたてる一部のマスコミもありますが、生命現象は不可解で非常に秘密な部分が多く、そんなに簡単なものではありません。

――かつて、哲学者たちは、主観と客観という二元的な立場で思索してきました。そのことを堀さんに聞いたことがあります。そのとき堀さんは、「対象とか、環境とかいった客観がそこにあって、それと対立し、向かい合って主観があるのではありません。主観はすでに客観のなかにあって、主観として生きている。いってみれば、客観のなかにあって客観の命ずるままに動かされて翻弄されているのであれば、主観は主観としての意味をもっていないのも同然です。客観のなかに生きながら、その客観に対して積極的に、参加しながら、客観を純然たる外的な圧力や命令力として働かさないように、主観がアクティブに働きかけること。それが、主体的に生きることなのです」といわれました。

この堀さんの言葉を借りれば、死を前にしてなお主観的に生きている、生きようとする患者の主体性を援助する。それがターミナルケアにおける医療者の役割だとも読み取れます。

鈴木　「医療と宗教とが手を携えていこう」という動きが出てきた背景には、医者のほうにも、立証的な科学だけでは何か割り切れない、もっと超えたものが世の中にはあるのではないか、それに価値があるのではないか、という認識があるのだと思います。

——本来、魂の問題は宗教の主題でした。しかし、現代において宗教は人びとの信頼を失ってしまっています。それが何を意味するかと考えたとき、私たちがまともに見ることのできないものから目をそらしてしまった。そういうことにゆき着きます。

鈴木　だから、日本人一人ひとりが問い直すことから始めるべきだと思います。「死への対応」は科学技術の進歩とは異なり、土着文化と密度が濃い性質があります。これはアメリカの社会学者オグバーンの主張した「culture lag」（文化的隔たり）とは異なりますが、現代の日本の医療をみると、末期医療も無魂洋才の技術主義に走っているのではないか、という感がします。

——私たち日本人はこれまで、「私の生命」を守り、「私の権利」を大事にし、「私の利益」を追求するという、〈私〉という個的な価値の追求ばかりに目を奪われてきました。そしてその先にあったのは、絆を失った家族であり、地縁を失った住まいであり、人生の意味も、「私とは何か」をも見失った自分の姿でした。

鈴木　だから今日において「スピリチュアルケア」という問題が出てきているのでしょう。ユングは、「人間は、死に近づくにつれて宗教的になる」といっていますが、実際、私自身の体験のなかで亡くなった人たちのことを反芻してみると、死に際のときには何かその人の意志を超えたもの、そういうものが働いていると思わざるをえないような事象に出会うことがあります。熱心な仏教の信者であれ、キリスト教の信者であれ、また無宗教の人でもです。これまでまったく宗教的なものを求めていなかった人も、やはり死が近づくにつれて、そういうものを求めてくることを私は現実に認めています。

――人間は、死ぬまえに一種のナルシシズムにおちいるともいわれますが、これも「人間は、死に近づくにつれて宗教的になる」という意味と同意ですね。

鈴木　ほんとうにそうだと実感します。ですから、狭い意味の教派的な宗教ではなく、本当に死後のことも希望を抱かせるようなケア・ギバーといいますか、そういう人たちの参加がもし許されるならば必要ではないだろうかと思います。

――しかし現実には患者に信仰心、宗教的ニーズがあっても、それに応える環境が医療の現場にはなかったように思います。都立駒込病院におられた河野友信先生は、いくつかの病院での末期患者の宗教心について調べています。それによれば、「特定の宗教の信仰をもつものは少ないこと。宗教はなくとも信仰心、宗教的ニードがあること。病院とくに公立病院では宗教活動が拒否されていて、患者の宗教的ニードを満たす配慮がまったくなされていない」と指摘しています。

鈴木　これまで終末期ケアに携わるのは医師、看護師、保健師、ソーシャルワーカー、臨床心理士が中心で、宗教家の人はあまりそこへ姿を現すことはなかった。ですから、私はぜひとも宗教家との協力が必要だと考えているのです。

宗教人の援助が必要

——実際に宗教家と協力した事例というのはありますか。

鈴木　あります。一例を申しあげると、その方は肺がんの七十七歳のおばあさんで、熱心な天理教の信者でした。私はそのころからすでに宗教家との協力を考えておりましたから、患者さんが入院してすぐ、そこの天理教の教会長さんをお呼びしました。

そのおばあさんのお宅は商家で、非常に忙しいものですから、「ぜひ、おたくの教会の人たちがなんとか助けあってくださいませんか」と申し上げたところ、教会長さんは非常によろこんで、「よろしい。私ができるだけのことをいたしましょう」といって、毎日交代に、そこの教会の方がおばあさんの介護のために来てくださったのです。

そして、いよいよ亡くなるという前日には、その教会長の奥さんが見えられ、「私が、この患者さんのかたわらに寝ますから」といって、最後の夜は一夜をともにされました。さらに、これはどういう事情であったかはわかりませんが、このおばあさんのお葬式は仏式で行なわれました。にもかかわらず、葬儀委員長は天理教の教会長さんだったのです。

もう一つの例は、結腸がんで私のところに長く入院していた、あるおばあさんの例です。そのおばあさんは、手術は非常にうまくいったのですが、二、三年たってからだんだん顔が黄色くなり、黄疸症状が出てきました。ちょうどお孫さんがまだ幼かったという事情もあり、家庭での介護が無理だということで、私のところに入院しました。

その患者さんのところに毎日、ひとりの中年の方が必ず見舞いに来ていました。私はてっきりそのおばあさんの親戚の方だと思い、「いつもご苦労なことだ」と見ておりました。私のところに三カ月ぐらい入院して、いよいよ亡くなられたとき、ちょうど朝の四時ごろだったと思いますが、ご家族はもちろん集まりましたけれども、むしろ家族よりも早く来たのはその人なのです。私は、その方がどういう関係の人かと思い、たずねましたら、このおばあさんはたいへん熱心な金光教の信者で、その方は教会長さんでした。そのせいか、このおばあさんは高齢のせいもあるでしょうけれども、最後まで死に対する恐れというものを示されませんでした。

「病院で死ぬのはいやだ」

それからまた、こういうケースもあります。

長いこと私も敬愛しておりましたお医者さんです。胆道のところにがんができ、ある病院で手術を受けました。約一年半後、再発されて来院されました。胆道がんの場合、いまはもっとよくなったと思いますが、胆道にゴム管を入れて、そこから胆汁を排泄するようにするわけです。その胆汁を毎日飲まなければならないので、「もう飲むのはつらい」と、その先生はおっしゃった。やはり医者ですから、先生はおそらく病気がどんなものであるかくらいは自分で推察できたでしょうが、そういうことをまったく私にもらしませんでした。ただ、「私はもう病院で死ぬのはいやだよ」とおっしゃって、ご自分の家で最期を迎えられました。

亡くなる五日ほど前にとつぜん、一見、脳卒中のような発作がありまして、意識昏睡になられ、ご家族から呼ばれました。その当時はまだ私も若かったし、体力もあり、時間的な余裕もあったものですから、最初の日は先生のお宅に泊り込んで、ずっとケアしました。しかし数日間、意識混濁のままでした。

ところが不思議なことに、三日目か四日目に意識混濁がとれ、意識が戻ってきました。そして私に、「どうしておまえはおれを助けたんだ」とおっしゃった。それで、「いや、そんなことはない。ご家族の方がみんな心配されて、毎日在宅のまま輸液もやりましたし、酸素吸入もやりました」というと、「そんなことをしてくれないで、私が往生するのをただ見てくれればよかったんだ」といわれたのです。それで、私は先生ともう一度話をして、家族や親族全部と約一日話し合いをしました。

この先生とは、長いあいだにいろいろな付き合いがありました。最初発病し、まだ手術を受ける前に、私のところに一時入院したときのことです。ちょうどクリスマスイブのときに入院していたものですから、お孫さんたちが来て、みんなで病室でクリスマスイブを祝いました。先生以外は、全員カソリックの信者です。そのときに、家族に囲まれた先生が、「私はヤソ（耶蘇）じゃないから関係ないよ」とおっしゃったのです。

この先生は、むしろ思想的には東洋的な考えをおもちでした。非常に穏和で、ある大学の教授までなさった方ですが、ご家族をかわいがられ、しかも自分なりの一つの死生観をおもちになっておられました。私に、「君は病気を診ると思ってはいけないよ。病人を診るつもりでいつも私を診てくれなきゃこまるんだから」といっておられました。それが、私のその後のターミナルケア、終末期ケアに対する励ましの言葉になりました。

しかし、いよいよ最期の際になったとき、私は奥さまに、「先生はクリスチャンではないとおっしゃっていたけれども、奥さまはどうなさいますか?」とたずねました。すると奥さまは、「主人は、あとどれくらいこの世に生を永らえることができるでしょうか?」と聞かれました。「まあ、よくてあと半日ぐらいではないでしょうか」と答えましたら、ちょうどその日は日曜日でしたのに、「はい、わかりました。すぐ教会に電話して、司祭さんに来ていただきます」といわれ、先生が二度目の昏睡に入られたとたん、その司祭さんが現れて、そこで病床での受洗となったわけです。そして、その晩、お亡くなりになりました。

このように、死を受容する立派な心をもった人でも、私が約二カ月間見ているなかで、気高い信仰心が姿を現すこともありますけれども、同時に、やはり人間としての悩み、苦しみ、あるいは痛みというものが顔にあらわれてくる日もありました。それを医療者として、どのようにケアしていってあげたらいいか、ということを切実に教えられました。

そのときにやはり、できたら宗教人の援助者がそばにいたらいいのではないか、そのようなチームが組めたらいいのではないだろうか、と思ったわけです。

「私の心は仏に任せていますから」

また、患者さん自身がご僧侶というケースもありました。

この方は七十一歳で、住職をしておられました。当院にはかねてから慢性肝炎で通院しておりました。お寺が当院に近いこともあって、医者・患者関係だけでなく、ときには友として、さらには人生の師として、このご住職を尊敬していました。この方は幼少時代に家が破産したために寺に預けられ、修業して僧侶になられた苦労人でした。それだけに、よく人の痛み、悩みがわかり、多くの人に慕われていました。

しかし、このご住職の病状の経過はあまりかんばしくありませんでした。とつぜん、大吐血と下血があり、往診すると血圧は六〇まで下がっていましたが、ご住職はお香を焚《た》いて従容《しょうよう》としておりました。輸血後の内視鏡検査で、十二指腸潰瘍からの出血であることが判明し、東京医科歯科大学病院で手術を受けました。

退院後、ご住職は再び宗教活動に専心され、「南無の会」などで生と死の講話をつづけていました。しかし病状は進行し、C型肝炎から肝硬変へと悪化していきました。それでもご住職は、朝四時に起床し、勤行《ごんぎょう》と掃除を欠かしませんでした。そして再び大吐血を突発し、当院に入院してもらい、輸血を大量に行ないましたが、出血は止まりません。血を見ることは、医者のみならず患者さんを動転させるものですが、ご住職は青白い顔ながらも、落ち着いていました。

腹部超音波検査で肝臓内に腫瘍像が認められ、一刻も早い強力な治療の必要から、昭和大学病院に緊急入院させました。その結果、出血は食道静脈瘤破裂に起因するものであることが確認されました。大学病院の懸命な治療にもかかわらず、一週間後に永眠されました。入院しているあいだ、私が見舞いに行くと、苦しい息のなかから、

「先生ありがとうございます。私の心は仏にまかせていますからだいじょうぶです。ベッドから本山の本門寺が見えるのがなによりです」
といわれるのです。私にとって、忘れがたい患者さんのひとりです。

クリスマス・イブに最期の詩

九十歳の肝がんの方が十二月二十四日の夜、一つの詩を作りました。

九〇年前　神さま　しあわせな小船に一人の赤ちゃんを乗せて
この世に運んでくださった
この最初の船には　元気な赤ちゃんの私が乗っている
色が黒く　あまり可愛いとはいえないけれど
丈夫で　天真爛漫なおてんばな女の子に育った
（….中略….）
今　しあわせな小船は　ガンを乗せて迎えに来た
しあわせな小船に乗っているから　ガンは私に意地悪しないだろう
神様はきっと私の望む所に（それは神様の望まれるところ）

そこの港に着かせてくださるだろう
そこは天国　そこに喜んで凱旋する　ハレルヤ

この方は一度も点滴を受けずに、家族にみまもられて、翌年一月二十一日深夜、この世から旅立たれました。

宗教と法律

――病院、とくに公立病院では宗教活動が拒否されていて、患者の宗教的ニードを満たす配慮がまったくなされていないという指摘もありますが、先生はこれについてどうお考えですか。

鈴木　私も、ある牧師さんが国立がんセンターに入っていったところ、「看護師さんに押し止められた」ということを聞いたことがあります。

よく、「病院に牧師さんやお坊さんが入ってはいけないんじゃない?」といわれたという話があります。それについて一度、厚生労働省のほうでいろいろ調べてもらったことがあります。それによれば、憲法第二十条のなかで、次のような、ちょっと誤解を招くような言葉があるので、国立病院ではそれは問題になるかもしれない、ということでした。

宗教者が病院に立ち入ることについての大事な基本ですので申し上げますと、日本国憲法第二十条に『信教の自由』というのがあります。

一、信教の自由は何人に対しても、これを保障する。いかなる宗教団体も国から特権を受け、また政治上の権力を行使してはならない。

二、何人も宗教上の行為、祝典、儀式または行事に参加することを強制されない。

三、国およびその機関は、宗教教育その他いかなる宗教的な活動もしてはならない。

この三にある「その機関」というのが、国立病院あるいは公立病院にあたるのだと思います。それで厚労省の健康政策局のいちばん詳しい人に調べてもらったところ、患者さんあるいは患者の家族の求めがあるときには、そこに宗教人が入って行くことは、「いっこうに差し支えない」ということでした。

これからの「医療と宗教」の連携

――それから遺族へのケア、グリーフワークですが宗教者に期待することは何でしょうか。

鈴木　死後も寄り添い、故人をしのび、なぐさめてほしいと思います。その心の底をなぐさめてほしいのです。そばにいてほしいのです。聖書には、「たとえ、山を動かすほどの完全な信仰を持っていようとも、愛がなければ無に等しい」（コリント第一の手紙十三章二節）

とあるようにです。

亡くなってからの遺族に対するケア、遺族の悲嘆に対するケアも必要ですが、これから死を迎えようとする人たちの心のなぐさめ、癒しということが非常に大事だろうと思います。また、患者を愛する家族のケアも大切です。当然、これを進めていくには、地域住民や、それを取りまくボランティアの人たちの参加をうながさねばならないでしょう。

――これからの「医療と宗教」の連携についてですが、どうお考えでしょうか。

鈴木　これまで宗教家が、自分たちの世界のなかだけに狭く閉じこもっていたように思います。死に備える教育が広く一般の人に広がるように、宗教家にも終末期医療に参加していただきたい。これは私からのお願いです。憲法に違反してないのですから、終末期ケアの患者さんをできるかぎり訪れてほしいと思います。

臨床医との連携のなかで、ぜひやっていただきたい。できれば、真夜中であれ、どんな寒い日であれ、臨終に立ち合っていただければ、なおうれしいと思います。

現代医学と宗教

――それにしても宗教と医学、あるいは科学という問題は、つねに古くて新しいテーマとしてわれわれの眼前に屹立しています。医学の進歩によって、死の概念はますますあいまいさを増してきています。「あいまいさ」を許さなかった科学としての医学が、結果として死をあいまいにしてしまったのは何とも皮肉というか、科学の宿命というものを感じます。この際限なく進化する医学と、宗教をどう融合させたらいいのでしょうか。

鈴木 ほんとうに、この医学と宗教という問題は、むつかしい問題だと思います。そこで私は、その答えを日野原重明先生の『現代医学と宗教』（岩波書店、一九九七）に求めました。

「医学が病む人間を扱う科学とすれば、人間が病み、老い、死ぬという宿命の中で人間が生きる生きものとして、釈尊のいう生老病死の四苦から離れることのできない魂をもつ人間をこそ対象としなければならず、その人間が、それゆえに悩み、耐えながら生きがいをもって生きるためにも、科学としての医学の領域に安住してはいられないのである。大きな力となりうる宗教から乖離した医学は、人間のために存在すべき医術を病む人間に提供することが困難になってきたのである」

「これからの文明社会を作るためにも人命尊重を第一義として、これと共生できる真の宗教が、人間の本当のいのちを守るものとならなければならないことを痛感する。（…中略…）医療を全くの宗教なしで考えることは非常に困難だと思う」

「医の科学は、死の床にある患者が、果たしてどれほどの時間で臨終となるかという予後には関心をもつ。この場合、患者の死は医師にとってはただの病死としか受け止められない。しかし、それでは医療は科学としての枠の中に閉じこめているところから一歩も踏み出していない。死は人間の自然の現象であると感じ、人間が死ぬという本質的な面を考え、それはその人固有の実存的な意味をもついのちの終焉として厳粛に受け止めなければならないのである。そしてこの固有の死というものは、サイエンスとしての医学ではもはや扱えない、むしろアートとしての両者のふれ合いの中に、宗教的な問いも含めて問われるべきものである」

「死は、ホスピス内だけでなく、もっと広く一般の人の間に自由に語られなければならないと思う。死は人間には自然な出来事なのだという認識がもっと広がり、大人や老人、がん患者だけでなく、子どもにも語りかけられなければならないと思う」

この文章のなかに、現代における死の問題と、それを扱う医学と宗教のあり方が包含されていると思います。日野原先生は、医学をサイエンスとアートに分け、死を看とる医療はアートであると提言されていますが、私も強くそう思います。

安楽死と尊厳死

日本の安楽死事件

――先日亡くなったジャック・キボキアン博士（二〇一一年六月三日死去）は、もともと病理学者でしたが、死を願う患者のために自殺幇助装置を開発し、一九九四年までに約二〇名の患者をこの装置で死なせたといわれます。その安楽死の条件は、患者に意識があり、精神的に判断能力があり、治癒不可能であり、末期の病気で苦しんでいることでした。キボキアン博士は、致死薬を注射した「積極的安楽死」を公に放映したことで、刑務所に投獄されました。

日本でも、一九九一年（平成三）と一九九六年（平成八）四月に安楽死事件がありました。

一九九一年の事件は東海大学医学部付属病院で起きた、いわゆる「東海大学安楽死事件」。これは多発性骨髄腫の五十八歳の男性末期患者に、主治医が塩化カリウムを注射して死亡させた事件です。一九九六年の事件は、京都府の町立国保京北病院で起きた、末期がんに苦しむ患者に、院長が筋弛緩剤を投与して死に至らせたというものです。

「東海大学病院安楽死事件」で、横浜地裁は執行猶予のついた有罪判決を言い渡しました。そのさい、安楽死が認められる場合の要件として、

一、耐えがたい肉体的苦痛を訴える

二、死が避けられず、死期が迫っている

三、苦痛除去のための方法を尽くし、他に代替手段がない

四、安楽死を望む本人の意思表明がある

の四点を示して注目されました。ですが、この二件とも安楽死を望むかどうか、患者本人の意思が確認されていなかったということです。この二つの安楽死事件に、先生はどんな感想をおもちになりましたか。

鈴木　結局、注射をして死亡させるということは許されないけれど、患者さん本人、あるいは家族に納得していただければ、延命のための経管栄養の量を徐々に減らしていって、最後は止めるという、自然死に近いことを医療としてできるのではないか、と思いましたね。「苦しみを見るにみかねて」ということも、安楽死肯定の一つの理由にあるかも知れません。そもそも安楽死は「ユータナジー」、フランス語では「オイタナジー」ですが、語源的に

は「ユー」あるいは「オイ」(eu-) は〈よい〉という意味で、「タナジー」はギリシャ語の「タナトス」で〈死〉という意味です。優生学を「eugenics」といいますが、「よく生まれる」という対語として、「よく死ぬ」というのが「ユータナジー」(euthanacie) という語の原義です。

——もともとは苦痛のない「自然死」の意味ですね。

鈴木　そうです。ですから、いま「安楽死」といっている日本語も、かつては「安楽術」といっていました。安楽死よりも「安死」のほうが、私は、表現的にはより素直だと思いますが……。いずれにせよ、安楽死が真剣な問題として取り上げられるようになったのは、だいたい十九世紀からです。

——安楽死の問題は十九世紀から二十世紀にかけて、ドイツの刑法の世界で初めて問題となったといわれます。ドイツの有名な刑法学者カール・ビンディング (Carl Binding 一八四一〜一九二〇) は、「安楽死」を次のように定義しています。

「間もなく死ぬことが確かな場合で、しかも耐え難い苦痛の状態にあるとき、この苦痛を除去することも、また死を止めることもできないとき、この苦痛の除去のため、死因を転換するのが安楽死の行為である。安楽死において、生命が短縮したというべきではない。病人の同意の有無は関係がない。それは純然たる治療行為である」

鈴木　私からみて、安楽死を「治療行為」として定義するのは、いささかおかしいと思います。それから「病人の同意の有無は関係がない」というのも許容しかねます。

安楽死の法制化の動きは二十世紀初頭のアメリカでもありました。一九〇六年（明治三十九）、安楽死に関する法案がオハイオ州議会に提出されています。

――そうですね。その後、七〇年をへて、ようやくカルフォルニア州で一九七七年に法案が成立をみます。一九九四年にはオレゴン州でも、末期患者に対する医師の自殺幇助を認める「安楽死法」が成立しました。

鈴木　最近では、二〇〇〇年十一月、オランダで世界で初めて不治の病にかかった患者の安楽死を認める法案が施行され、話題となりました。現在、安楽死を法的に認めているのはベルギー（二〇〇二年五月）と、いまいったオランダだけです。

安楽死を望んだフロイト

――ノーベル文学賞のバートランド・ラッセル（一八七二～一九七〇）は、安楽死をはっきりと肯定しています。ラッセルは、「もし避妊や堕胎を認めるのであるなら、同じように安楽死を認めるべきだ。避妊を認めないのは、どのような成熟段階の人間の生命をも絶対に神のたまものとして貴重視するのと同じように、どのような瀕死の病人の生命をも、高貴な人間の生命として認めようとする道徳、つまりタブー・モラリティの名残である」といっています。

精神分析で有名なフロイト（一八五六〜一九三九）は安楽死を願いました。

フロイトは、「文字を書いたり、読んだり、絵を描いたりすることはすべて薬になる」といって、十六年間、あごのがんをわずらっていましたが、精神分析について執筆することでその不快さをまぎらわせていました。フロイトは三十三回にも及ぶ手術のあと、壊死しかけているあごの骨がひどい悪臭を放ち、自分の飼い犬さえ寄りつかなくなったとき、「いまはもう、それは責め苦でしかない。そのことに何の意味もない」といって、主治医はフロイトに請われてモルヒネを致死量投与し、彼を安楽死させています。

フロイトに限らず、安楽死や自殺を望む末期患者は、自殺に駆りたてる主な原因として「痛み」をあげています。日本でも正岡子規（まさおかしき。一八六七〜一九〇二）が脊椎カリエスに苦しみ、自殺を考え、『病牀六尺』にはモルヒネをなめながら写生をする場面が出てきます。

鈴木　忙しくしているほうが、精神的な苦痛に耐えやすいことはたしかです。

その正岡子規ですが、死の前日、死の十三時間前に、次のようような句を遺しています。

糸爪（へちま）咲て　痰のつまりし佛かな

痰一斗　糸爪の水も間にあはず

をとゝひの　へちまの水も取らざりき

死の前日というのに、この子規の精神の高貴性に感激します。また、みずからの病状を冷静に観察する透明な心に感嘆を抑えることができません。

――言葉に精神が宿るというのは本当ですね。

鈴木　忘れてはならないのは、妹・律（りつ）の献身的な介護です。子規は、最期まで律の献身的な介護によって、その人生をまっとうすることができたのです。妹の律は、兄（常規・つねのり＝子規の本名）を心の底から敬愛し、その献身的な介護によって最期まで守ろうとした、支えようとした。私はここにホスピスケアの精神をみます。

――ソンダース先生のいう、「No doing, but be there」ですね。

鈴木　そうです。肉体的な痛みへの対処ももちろん大切だけれども、精神面のケアはそれに劣らず大切であることを、この子規と律の兄妹は教えていると思います。事実、子規は律がいなかったら何もできなかったと、その感謝の気持ちを手記に残していますよ。

——そういう意味では、正岡子規は自然死だった。

鈴木　そうだったと思いますよ。

安楽死論争の歴史

——日本には、むかしから「武士の情け」というのがあって、「もはやこれまで」というときに、介錯するのが礼儀でした。同情ともいえるこの行為は、相手を思いやるひとつの安楽死・尊厳死の方法だったと思います。

鈴木　習俗としての安楽死は、洋の東西を問わず古くからありました。日本でもありました。紀元前一世紀に活躍したローマの哲学者・セネカも、安楽死を正当化する文章を残しています。それが五世紀になって、アウグスティヌス（三五四～四三〇）が安楽死を神に背く行為として、つまり「恣意的自殺」とみなして、これを禁止します。以来、それが社会通念として長くつづいてきました。

こうした社会通念に対して、「安らかに死ぬ権利」を主張したのが、イギリスの人文学者トーマス・モア（一四七八～一五三五）です。彼は『ユートピア』のなかでそれを提案しています。以来、イギリスでは安楽死論争が今日までつづくことになります。その思想を受けて、デービット・ヒューム（哲学者・歴史家。一七一一〜一七七六）が「自殺に関するエッセイ」を書き、その思想はフランスの思想家・法学者モンテスキュー（一六八九〜一七五五）、同じく文学者で思想家のヴォルテール（一六九四〜一七七八）へと受け継がれてゆくことになります。そして一九七〇年、ようやく自殺を合法とする法律が制定されるに至ります。

一九七〇年代になると、アメリカを起点とした消費者運動が起こり、生命の尊重、患者の人権、自己決定権といった人権思想と結びついたかたちで、患者の側、つまり市民運動から「死ぬ権利」が提起されます。私がホスピスの存在を知った『生きる権利・死ぬ権利』もその潮流のなかで書かれたものです。

一方、医師側は、こうした社会意識の変化にあっても「ヒポクラテスの誓い」に縛られて、どちらかというと、安楽死・尊厳死に対して否定的な態度をとってきました。しかし、一九八一年、「患者の権利に関するリスボン宣言」において、「患者は尊厳のうちに死ぬ権利をもっている」という項目がつけ加えられ、これで流れが変わりました。

安楽死と尊厳死の違い

――安楽死と尊厳死の違いはどこにあるのでしょう。

鈴木　そもそも安楽死・尊厳死というテーマは医療者側だけのものでなく、人間としての問題だということを前置きしておきます。というのは、現代の医療が格段に進歩し、再生医療への期待もあって、人びとはあたかも、死さえもいつまでも先延ばしできるかのような、錯覚をもっているように思えるからです。

人間は生物として、必ず死ぬ運命にある存在です。それを認知したうえで、「安らかな死」というものを考える、そうした態度が必要だと思います。

さて、安楽死と尊厳死の違いということですが、よく引用されるのがO・ルース・ラッセルの「死ぬ自由」(Freedom to Die) の分類です。ラッセルは、死を「悪い死」(Dysthanasia) と「良い死」(Euthanasia) に大別しました。「悪い死」とは、苦痛の延長であり、無益な並はずれた努力を延命するためにする行為です。そして、「良い死」には「積極的安楽死」と「消極的安楽死」があるといっています。

その「積極的安楽死」にも二つあって、「間接的安楽死」と「直接的安楽死」があるとしています。「間接的安楽死」とは、薬物を痛みの軽減のために用い、間接的な死の原因になる行為をいいます。ただしこの場合、「絶対に死を早めない」という条件がつきます。一方の「直接的安楽死」の場合、治癒の見込みのない苦痛、あるいは無意味な存続に対して計画的に死を誘う行為を指します。

もうひとつの安楽死、すなわち「消極的安楽死」とは、無益な延命を止めること。延命の行為を省略して、「自然死」（natural death）を待つというものです。

――では、尊厳死とは。

鈴木　回復の見込みのない患者に無益な延命を止め、人間としての尊厳を保たせながら、死を迎えさせることを、われわれは「尊厳死」（death with dignity）と呼んでいます。

――それは「自然死」に近いですね。

鈴木　先ほどの「消極的安楽死」と同意と解釈していいと思います。

――そこで問題になるのが、患者自身の意志決定、自己決定権という問題です。尊厳死の判断において、患者本人が尊厳死を希望するという意思表明がある場合、すなわち自己決定権にもとづいた任意の尊厳死と、そうでない場合、すなわち患者自身の意志決定が示されない場合では、おのずから判断が違ってきます。

鈴木　意識不明だったり、意志表示することができない場合ですね。

――そうです。いわゆる非任意的尊厳死と呼ばれる場合ですが、こうした場合に自己決定権というのは、日本ではどう考えられているのでしょうか。

鈴木　日本では、いずれにせよ、家族の意向がきわめて大きいですから、自己決定権を重視する欧米とは大きく異なると思います。実際、子供の脳死移植が少ないのも、家族の意向が大きくかかわっているからです。

日本における安楽死・尊厳死運動の動き

――日本の安楽死・尊厳死運動を語るとき、忘れてはならないのが「日本安楽死協会」（のち「日本尊厳死協会」と改名）の存在です。一九七七年に、先生らイギリスのホスピスを見学訪問した方たちによる帰朝報告会が東條会館でありました。私も記録係として参加していました。たしか、藤田真一さんもカメラマンを連れて取材に来ていたと思います。そのときに、日本安楽死協会の太田典礼（おおたてんれい。一九〇〇〜一九八五）先生もお見えになっていましたが、どういういきさつがあったのですか。

鈴木　朝日新聞の記事が出たあと、太田典礼先生から連絡があったんです。あの会議のあとも、「安楽死協会に入らないか」とさかんに誘われました。太田先生は積極的安楽死の推進者でしたからね。しかし私は、ソンダース先生と同じ考えでしたから、「私は消極的なことだったら賛成ですが、積極的な安楽死までは踏み込めないので」といって、入会をお断りしたということがありました。

――太田先生というと……。

鈴木　医師であって、避妊具の「太田リング」の開発者として有名な方です。

その太田先生が、「安楽死について一般の理解を深め、正しい認識に基づいた世論を喚起して、安楽死の合法化の運動を進める」という趣意書をもって設立したのが「日本安楽死協会」です。一九七六年のことでした。そこには、「不治の病や植物人間化した場合に、延命の措置を講じないで安楽死させてもらう」という、今日でいうところの「リビングウィル」が記されています。

――『リビング・ウィル』（人間と科学社、一九八八）という本のなかで沖種郎氏が書いた「リビング・ウィルと十三年」という一章があり、そこには日本における安楽死・尊厳死運動の歴史が簡潔にまとめてあります。

「太田氏はすでに、昭和四十六年にクリエート社から『安楽死』を上梓していたが、ちょうどこのころ、金沢文庫の編集長から持ち込まれたＭ・Ｄ・ハイフェッツ博士（脳神経外科医）著『死を選ぶ権利』を太田典礼・和田敏明両氏が共訳する機会を得て、新しい行動へのほぞを固めた。昭和五十年六月十九日に東京ＹＭＣＡホテルで『安楽死懇話会』をつくるため、世話人四名（東舜英・植松正・上畠貞・太田典礼）の名で案内状が出されている。当日集った四十九名が発起人となり、翌年一月二十日に安楽死協会設立の運びになる。（…中略…）会名が同年六月に『日本安楽死協会』と定められたのは、八月に当協会が呼びかけて、東京で第一回安楽死国際会議を開催する企画が立てられていたからであるが、この時点では会則も整備されたものではなく、現行の会則に比べるとかなり雑ぱくである。こんな経緯を振りかえると、理念で結集した発起人たちが、歩きながら考えた動静がまざまざと浮かびあがる」（…中略…）

「元来、安楽死には、本人の自発的意志による死と、本人の意志を確認しないままの慈悲殺という他動詞的意味の両義性が使い分けられた長い歴史があるから、誤解を避ける意味で、現時点では前者の消極的安楽死を強調するために、尊厳死という言葉に変えるのがふさわしいと考えるに至った。自然死にまかせる客観的条件に、それを希望する自発的意志つまり主体的条件が伴う場合に、人格の尊厳を保つ意味で、尊厳死と呼ぶのである」

鈴木　当時、安楽死協会に対する風当たりが強かったことも事実です。多くの反対運動がありました。

——たとえば……。

鈴木　死については医師の聖域であって延命するのが医の倫理であるとか、安楽死法を法制化したらそれを根拠に使命を果たさない医師が出るのではないかとか……。なかには、安楽死は「安楽殺」ではないかといった議論もあったと聞いています。

しかし今日においては、少なくとも「消極的安楽死」、すなわち「尊厳死」「自然死」を否定する人はほとんどないのではないかと思います。

死に支度としてのリビングウィル

——さて、痛みに関しては鎮痛方法の進歩によって、だいぶ抑えることができるようになったことは先ほどの話からも理解できます。しかし、自分の尊厳を傷つけられたり、侮辱的な扱いを受けたりすることもまた、患者にとっては大きな苦痛です。また、絶えず他人の世話にならなければならないというのも苦痛ですし、お年寄りとか寝たきりで、自分の汚物にまみれていることも苦痛だろうと思います。そうした痛みとは違った要因も、安楽死を願う動機になる可能性があることもあるのではないでしょうか。

鈴木　たしかに痛みだけが苦痛ではないですからね。そうした個人の尊厳の否定や、からだが不自由のため、つねに他人の世話に頼らなければならないことも苦痛なことです。それに加えて、孤独・苦悩・恐怖・希望の喪失といったことも苛酷な苦痛に違いありません。ほかにもあるかも知れません。そうした苦痛のすべてが、末期にある患者さんに安楽死・尊厳死を懇願させる理由になっていることはあると思います。

——患者側が尊厳死を願う理由として、①死期が迫っているときには延命治療はしないでほしい、②苦痛は最大限やわらげてほしい、③数カ月以上の植物状態ではいっさいの生命維持装置や延命処置はやめてほしい、ということをあげています。それを事前に提示しておくのが「リビングウィル」(「尊厳死の宣言書」)です。

藤田真一さんは、リビングウィルを、「自分が病院で死を迎える『死に支度』の一環だ」といっていました。しかし、延命治療を中止できる法律的基準はまだありません。

鈴木　日本医師会の終末期医療のガイドラインには、「これに関する法律が未整備なわが国の医師は、つねに刑事訴追の不安にさらされながら、この問題に対処しなければならない」とあります。これをどうにかしなければいけないのですが、法律家の問題なのか、医師の提言の仕方が悪いのか、そこが問題です。

――最後に、率直にお聞きします。先生はこれまで安楽死を頼まれたことはありましたか。

鈴木　私はいま一〇〇歳以上の患者さんを二人診ていまして、「先生、安楽に死なせてください」と頼まれることがあります。そのときは、やんわりと否定せず、「そのときがきたら、そのように考えます」と受け止めています。

ターミナルケアとクオリティ・オブ・ライフ

患者の価値観を最優先

――ターミナルケアにおいてもっとも重要なことは、患者のクオリティ・オブ・ライフ（QOL）の尊重ということではないでしょうか。QOLとは、人間のもっとも基本的な価値、すなわち「人としてよりよい人生を送りたい」「自律性を保ちながら、少しでも長く普通の生活ができ、そして苦痛のない時間を生きたい」という患者の望みを支援することだともいえます。

医療のなかでは、医師はどうしても自分の医療を理想的なかたちで、完全なかたちで展開したい、しようとします。それが医師の立場です。しかし、患者はそうではなくて、むしろ自分の生活を大事にしたい。生活のなかで、どう治療を受け、どう生活をつづけていくか、それが患者のプライオリティです。そこにすれ違いがあるわけです。

以前、日本の老年精神医学のパイオニアである新福尚武先生と対談したときに、このＱＯＬのことが話題になりました。それは、ある老年の患者が薬の服用をつづけたら味覚が変になってしまった。それで患者が、「この薬をのむと味が変になって、自分でなくなるような気がする」と訴えたら、医師は「治療のためですからがまんしてください」といった。これをどう思うか、新福先生に聞いてみました。すると、新福先生は「医者は治療を理由に、平気でそういうことをいう。それは患者の生活というものをまったく尊重していないことだ」といわれました。

ですから、医療者はもっと患者の生活というものを大事にしよう、もっと生活からみよう、という発想が大事だと思います。それこそがＱＯＬを尊重するということだろうと思うのですが……。

鈴木　そのとおりだと思いますよ、私も。従来、医師の最大の関心事は検査の結果でした。それが治療のよりどころとなる材料でした。客観的なデータこそが唯一といっていいほどの関心事であったといえます。だから、いまあなたがいったように、「治療のためですからがまんしてください」と、平気で患者さんに要求することもできたわけです。

「この薬をのむと味が変になって、自分でなくなるような気がする」というのは、じつはその患者さんのアイデンティティなのです。薬によって、だいじなアイデンティティが失われていく、そのことへの不満を患者さんは訴えているわけです。その訴えに、医療者はもっと耳を傾けるべきです。それがＱＯＬを尊重することだと、私もそう思います。

「クオリティ・オブ・ライフ」の歴史

——いまや、「クオリティ・オブ・ライフ」という言葉は医療界だけでなく、ほかの分野でもさかんに使われるようになりました。では、これをどういうふうに定義したらいいか……。

鈴木　これについてはいろいろな論文が出ています。人によって、その論文の視点が違うのですが、「生命の質」と訳すか、「生活の質」と訳すか、「人生の質」と訳すか、これは「ライフ」（Life）の取り方によって変わってきます。とくに「ライフ」の意味は、生命・生活・余生・生存といった幅広い考えを含んでいます。まだほかにも訳し方がいろいろとあると思うのですが、クオリティ・オブ・ライフはその論ずるところによって変わってくるわけです。ただ、この「クオリティ・オブ・ライフ」については、その概念というか、思想をわかりやすく具体的に述べた書物はまだないように思います。最近では、「生活の質」の意味で多く使われているようですが、この「Life」の意味について外国では、治療法の利益・不利益が論じられていたように思います。

――医学界において、「クオリティ・オブ・ライフ」という言葉が使われたのはいつころからですか。

鈴木　たしか、一九七六年のことだったと思います。

それはプリーストマン（Priestman）が書いた「EVALUATION OF QUALITY OF LIFE IN PATIENTS RECEIVING TREATMENT FOR ADOVANCED BREAST CANCER」という論文に、初めて「QUALITY OF LIFE」という言葉が登場します。

この論文は、イギリスの医学雑誌『ランセット』（LANCET、4,24,1976）に載った、乳がん患者のケアの実態にＱＯＬを評価した論文です。「BREAST CANCER」とは「乳がん」のことです。文献を読みますと、「LIFE」は「生活の質」という意味で使っているように感じます。

また一九八一年、オーストラリアのスピッチャー（Spizer）が『Journal of Chronical Disease』（J. Chron Dis, 34, 585 ~ 597, 1981）に、「MEASURING THE QUALITY OF LIFE OF CANCER PATIENTS」という論文を発表しています。

さらに一九八五年、カナダ・マニトバ大学のハーベイ・シッパー（Shipper）教授らが、「MEASURING THE QUALITY OF LIFE OF RISK AND BENEFIT」という論文を、『THE CANCER TREATMENT REPORT』に発表しています。この論文は「クオリティ・オブ・ライフの測定法」として、一九八九年一月十四日に「日本臨床精神腫瘍学会」にシッパー博士が招待講演されたときに、当時、埼玉県立がんセンターにおられた武田文和先生が翻訳しています。

ＱＯＬの四つの因子

——そのがん患者におけるクオリティ・オブ・ライフの測定法とはいったいどんなものなのでしょうか。

鈴木　それが先ほどいった、シッパー博士が開発した「MEASURING THE QUALITY OF LIFE OF RISK AND BENEFIT」です。その論文の冒頭には、「がん患者のクオリティ・オブ・ライフ（以下、ＱＯＬ）が大きな話題として取り上げられるようになったが、正しく対処して正しく評価することが必要である。ＱＯＬは、日常生活における患者の機能ないし能力を示す指標であり、四つの側面をもっている」とあります。

——その「四つの側面」とは。

鈴木　第一は、日常生活における作業能力です。これは患者さんがどういういろいろな作業ができるかという能力です。第二は、人間関係を維持する能力。これは家族とのあいだ、あるいは友人とのあいだ、あるいはその地域の中のいろいろな人たちとの人間関係を維持する能力を指します。

第三が心理状態。これは精神・心理状態です。そして第四が、身体的な不快度ないし快適度です。これらを科学的に、正しく測定するために「Functional Living Index」というものを、シッパー博士は開発したわけです。

QOL測定法の開発にあたっては、いくつかの困難が伴ったようで、「QOLの測定においては、測定の方法に困難があったので、基礎研究を実験室内で行なっている研究者から見ると、QOLの測定結果はすべて不正確で、QOLを扱うことは魔術師の仕事であり、科学的ではないと批判されていた」といい、「患者はクールな目で客観的に観察しないため、科学的な研究方法の原則が破られてしまうことになる。QOLの重要性を提唱する者にとっての問題点の一つはこの点にあり、QOLの測定を科学的に正当で、再現性の高いものにすることができる事実が基礎研究者にも納得できるようなものにしなければならない」と、シッパー博士は述べています。

そのなかでもっとも重要なことは、「がんが慢性病であるという認識である」と述べていることです。

――がんが慢性病とは、どういうことですか。

鈴木　要するに、がんにかかっている病日が非常に長くなったということです。

――実際には、「Functional Living Index」はどのように医療の現場で応用されているのでしょうか。

鈴木　シッパー博士によれば、化学療法や放射線療法といった、その治療方法を行なうときに、治療開始前にこれを必ず測定しておいて、その後、二週間から四週間間隔で、これをまた同じ方法で測定するということです。

――ＱＯＬの測定の具体的な領域というのは。

鈴木　たとえば、発生頻度が高い大腸がんや乳腺のがんなどの治療成績の予測に有用性が高いとシッパー博士はいっています。第二は、ＱＯＬ自体が治療成績の予測、すなわち治療開始時のＱＯＬがよい患者のほうが治療成績がよいか悪いか予言できるか、つまりＱＯＬが治療成績を予測する能力の検討においての有用性です。

第三は、ＱＯＬと治療成績とを通常以外の医療手段によって改善しうるか否かの検討のときで、たとえば入院治療に対して同じ薬剤を外来治療で用いることがＱＯＬを改善するか否かの検討においての有用性です。第四は、末期医療の対象となる患者のＱＯＬの改善に保存的治療をさらに有効なものにするための活用においてです。こうした領域においてＱＯＬの測定は有用だということです。

最後に、シッパー博士が「ＱＯＬのデータを集積することによって、究極的には『生存の質』と『生存の長さ』のどちらを選ぶかという非常に難しい決定に直面している患者と医者を助けるための重要な示唆が得られるであろうと期待している」と述べているように、私はＱＯＬが客観的なデータをもって活用されれば、患者さん自身の人生、ひいては「インフォームド・コンセント」にも有用だと思っています。

――日本でも実用化されているのですか。

鈴木　これがどれほどの意味をもつかは、実際に彼のやった仕事をわが国でどのような質問表をつくって、それをレーティングしていくかです。実用にはまだ時間がかかると思っています。

実地医家の考える「クオリティ・オブ・ライフ」

――鈴木先生ご自身は、このＱＯＬをどうとらえておられますか。

鈴木　私は「実地医家のための会」にいるものですから、ＱＯＬの源泉みたいな考え方は、会の「設立趣意書」のなかに表現されているように思います。

「実地医家は人間を部分としてでなく全体として、生物としてでなく社会生活を営む人間としてみてゆかなければならない」――。この冒頭にある言葉はＱＯＬのもっとも大切な部分であり、基本的なことだろうと思います。

――「ライフ」（Life）についてはどうですか。

鈴木　私たちが、そのへんをどういうふうに表現したかというと、

「ライフとは、単に日常生活を意味するものではなく、個性を持った人間の生涯にわたる人生そのものを指し、その根底にはかけがえのない命の尊厳があることを私たちは学びました。しかし、人間は生命があって生存しているばかりではありません。それぞれの自然的、社会的条件の中で文化を築き、それぞれの価値観を持って人生を豊かに送ろうとしています。この極めて個性的で人間を人間たらしめているものがＱＯＬで、人は生涯を通してこれを高めようと努力する存在であります」

「ＱＯＬに関する客観的な測定法にはいまだ十分満足できるものがありません。もしできたとしても、ＱＯＬの主観的な側面を評価するのは困難です。私たちはＱＯＬを考えるに当たり、さらにこの問題が人間の生存する環境の問題にまで広がり得ることに気がついています。また自然科学と人文科学の調和という問題をも含んでいることもわかってきました。これらをどう解決するか、今後に残された課題です」

としました。この短い文章のなかに、すべての、そしていろいろな問題点を拾い出していると思います。私は、「ライフ」（Life）には「生命の質」も「生活の質」も、両方含んでいるのではないかと考えています。

――その後、一九九〇年に、「実地医家のための会」が七カ条の提言をしていますね。

鈴木　ええ、ちょうど三〇〇回記念例会のときでした。そのときに、「実地医家のための会の考えるＱＯＬ」というものを提言しようではないかということで、十二名の方々が委員になって、考え合って文案をつくったんです。それが、次の七カ条です。

1 病人の生活、性格、信条などの全人格を受け入れ、何を願い、何を望んでいるかを理解するよう努める。
2 言葉を含めた感性を常に磨き、病人の理解する能力に応じた話しかけをする。
3 病人の意見や希望をよく聞き、積極的に質問することを勧めそれに誠実に答える。
4 病人の自己決定権を尊重し、ＱＯＬの評価は病人を中心に進める。
5 医師の裁量権の行使には医師の全人格が問われており、自己の医学的な独善に陥らないように心がける。
6 説明と同意にあたっては、病人のＱＯＬについては慎重に配慮する。
7 病人のＱＯＬを阻害する人間関係についても十分に考慮し、プライバシーを保護する必要がある。

やはりこの問題が医学の実践というか、医療の現場において私たち臨床家にとってはいつも求められていることです。

――プライマリ・ケアにおいてはどうですか。

鈴木　一九七八年に「日本プライマリ・ケア学会」が創立されたとき、当時の代表で学会長であった渡辺淳先生は次のような文章を残しています。

「医療は人類がよりよい生活を求めて生み出したものであって、なんらかしらの『善』、『よいこと』の実践がその目的であります。また、医学はこの医療の中から生まれ、真理の追求が目的です」

――西田幾多郎（にしだきたろう。一八七〇～一九四五）の『善の研究』を彷彿とさせますね。

鈴木　渡辺淳先生は京都学派の流れを汲んでいましたからね。

そして一九八二年に、世界保健機関（ＷＨＯ）の「がん疼痛救済計画会議」がイタリアのミラノで開かれたとき、日本からはその会議に武田文和先生が出席されました。その成果としての果実が、一九八四年に東京で開かれた「がん患者ケアとクオリティ・オブ・ライフの国際ワークショップ」で結実することになります。

ここで初めて、「クオリティ・オブ・ライフ」という言葉が使われているのです。東京の麹町で開かれたのですが、私も出席しました。

QOLは患者中心の医療

──その「がん患者ケアとクオリティ・オブ・ライフの国際ワークショップ」の開催に尽力したのが、「死の臨床」の推進者でもあった河野博臣先生でした。河野先生はそのいきさつを、次のように述べています。

「一九八二年の夏だった。埼玉県立がんセンターの武田文和院長から電話が入った。『オランダのWHO（世界保健機関）のドクターであるフリッツ・ファンダムさんが先生を訪ねていくはずです。世界中を歩きまわる人で、日本を始め東洋のがん患者のクオリティ・オブ・ライフの調査にきています。会って話を聞いてあげてください』。私とWHOのチームとの接触の始まりであった。彼は、私の診療所のある、神戸のJRの垂水駅までやってくるというので、車で迎えに行った。いくら待っても出てこないので、事務員のBさんがプラットホームまで上っていった。見ると、鼻ひげをつけた白人が立っていたので、手を引っぱって連れてきた。診療所に案内すると、休む間もなく日本の終末期医療について話し合った。一段落したら三時間が過ぎていた。

『どこの国でも人が死んでいくときは同じです。人は一人では死ねないし、死ぬときは優しいケアが必要です』という言葉が深く印象に残った。『日本ではなぜ死の直前まで副作用の強い抗がん剤をたくさん使うのですか。そんな治療をして患者は喜ぶのでしょうか?』と質問された。『患者のクオリティ・オブ・ライフを高めるようなターミナルケアを行なうことこそが、患者中心の医療なのです』。彼の言葉は確信に満ちていた。『日本でがん患者のクオリティ・オブ・ライフのワーク・ショップを開いてください』と要望して、日本を去っていった。その後、武田先生と話し合い、厚生省の濃沼信夫(現・東北大学教授)先生などの協力を得て、東京でWHO主催の『がん患者のクオリティ・オブ・ライフ』のワーク・ショップを翌年開くことができた。このとき、初めて『クオリティ・オブ・ライフ』という言葉が使われ、『ホスピス』と同じように広まっていった」

河野先生のこの記述はまさに、鈴木先生のいまのお話しの経緯と符号します。だとすると、日本で「クオリティ・オブ・ライフ」という言葉が使われたのは一九八四年ごろということになりますね。

鈴木　そうなりますね。

――その河野博臣先生は、QOLの意義について、次のように述べられています。

「がん患者のクオリティ・オブ・ライフという言葉は、今からふりかえってみると、患者中心の医療の確かな評価を意味する言葉であった。それまでは、少しでも長く生きるために患者には少々の苦痛は我慢してもらう医療が一般的であった。一分でも一秒でも長く生きるためには、医師のどんな無理でも聞き入れて治療をうける。当然、医師は延命ということを治療の最大目標にしてきた。私もそのことについては不自然だとは少しも考えなかった。

がん治療は、まず外科手術に始まることは誰もが認める。そして、術後の抗がん剤による治療についても当然のように従う。化学療法すなわち抗がん剤の一番の問題は副作用である。抗がん剤はがん細胞を殺す力があると同時に、正常細胞にも障害を加える。その結果、耐えられないような悪心、嘔吐、頭髪の脱毛、めまい、食欲不振、貧血などが起こってくる。こうした副作用が強くなると、生きる気力も失われてしまう。しかし、それは少しでも長く生きるためには黙って耐えるしかなかった。こんな時に患者のクオリティ・オブ・ライフという概念が入ってきたのである。

日常生活、生命の質を少しでも高めるということは一体何だろう。一分長く生きながらえたとしても、その延ばされた命が、悪心、嘔吐、めまい、脱毛といった苦痛の時間であれば、それは患者の生命の質を低下させることになる。このことは当然のことでありながら、医療者は患者の苦痛の訴えに耳を傾けようとはしなかったのであった」

ＱＯＬを判断するのは誰か

――これまでの医療は、それこそ一分一秒でも命を永らえさせることに力点がおかれてきました。

鈴木　生物学的医療優先の医療でしたからね。これまで、河野先生の指摘のように、がん治療はキュアおよび延命、すなわちプロロンゲイション・オブ・ライフ（生存期間の延長）にその目的をおいてきました。しかし、この十年のあいだに、がん患者さんの心理面や生活面の向上を意図したＱＯＬの重要性が強調されるように変わってきています。

もちろん、治癒可能ながん患者さんや、進行がんの患者さんの医療は救命と延命のための治療が何よりも優先されるべきですが、私は、末期状態になれば延命・救命よりも、患者さんの欲求を優先させたＱＯＬを向上させるような、キュアとケアとが同時にはかられなくてはならないと考えています。「患者さんが生きたいようにしましょう」というのも、その好例だと思います。

――つまり、生命の量より質の重視だと。

鈴木　そうです。現在、わが国では診断確定後、化学療法や放射線療法、そして外科手術について、医師が治療内容の利益と副作用を述べて、患者の選択に任せている現状であると思います。そのさい、医師の勧める治療法が優先すると思いますが、とくに末期の場合、患者さんは治療手段として緩和ケアもありますが、限られた人生の日時を生命の質（それは生活の質でもありますが）を維持するには、できるだけ「楽しく、意味ある」ように暮らしたいと望んでいると思います。

――生命の質とは言い換えればその人の人間的価値観であり、人生の意味でもあると。

鈴木　そうですね。

――では、その「生命の質」をだれが決めるのかということになりますが。

鈴木　それはほかならない患者さん自身です。患者さん自身が生命の質の自己決定権をもっているからです。哲学者の中村雄二郎先生は、日本医師会の雑誌で、「生命の質」と「説明と同意」とを関連させて、次のように述べています。

「説明と同意の根本思想は、最終的には患者が生命の質の自己決定権を持っている。生命の質の自己決定権を想定することは、量から質への変換なくして成立しないと思う。生命の質があって一人一人の生活の質もあるのであり、生命の質を度外視して生活の質を評価することは生活の質ではなく、量的な考え方である」

私はこの考えに大いに賛同するとともに、この考えがこれからの医療の思想的な核というか、基底におかれるべきであると考えます。

――医事法学者の唄孝一先生は、「ＱＯＬを判断するのは誰なのか」という問題提起をされています。本来、ＱＯＬは患者さん自身によって判断されるべきなのに、それを医師が独断的に判断するとしたら、それは生命に対して、個人に対しての差別になりかねない。そうすると、もっとも人間にとって大切な「ＳＯＬ」（生命の神聖）をないがしろにしてしまうだろう。だからＱＯＬはＳＯＬを根底にもったうえで主張されなければならない。そう唄先生は強調しています。

鈴木　そのとおりで、ＱＯＬは患者さん自身によって判断されるべきなのです。

――私がこの「ＳＯＬ」（生命の神聖）という言葉を初めて知ったのは、『毎日ライフ』（一九九三年三月号。毎日新聞社）での岡安大仁先生との対談ででした。

鈴木　唄先生の「ＱＯＬはＳＯＬを根底したものでなければならない」という指摘は、医療者がつねに心にとどめておくべき命題ですね。

地域医療とＱＯＬ

――先生は実地医家として、またプライマリ・ケア医として地域の医療にたずさわっておられますが、地域医療とは、いわば生活のなかの、日常性のなかの医療ということができると思います。だとすれば、ＱＯＬの行使にもっとも近い存在ということになります。その場合、何がいちばん重要となりますか。

鈴木　医者と患者のあいだの信頼関係です。しかし、医者と患者のあいだの信頼関係というものは一朝一夕にして成り立つものではありません。それは長い時間をかけた、人間関係から醸成されるものです。ですから私は、患者さんの心や意思をよく理解できる医師とは、地域のなかでのかかりつけ関係のある主治医であると思っています。

かかりつけ医は、患者さんの生育や生活、そして家族関係など、多くのプライバシーも知っています。そうした患者さんの表と裏をよく理解できる医師こそが、患者さんのＱＯＬを尊重し、患者さんの希望に沿って判断することができる立場にあるということです。私は、その最適任者こそがプライマリ・ケアの医師だと思っています。

地域医療においては、プライマリ・ケア医は患者さんの病気だけではなく、その人や家族全体、そして地域社会を知ることが大切です。とくにターミナルケアにおいては、疾病の正しい情報を得る手段（各種検査など）よりも、何が患者さんにとって幸せか、何が善であるかという、ＱＯＬを尊重した医療（ケア）に重点がおかれなければならないと思います。

――ときには判断に迷うケースもあるのではないですか。

鈴木　むろん、ケースによっては個別的な臨床的決断の必要があるでしょう。その場合は、なかなか大変ですが、倫理的決定を優先するようにと考えています。

現場のジレンマ

――先ほど先生は、末期状態になれば延命・救命よりも、患者さんの欲求を優先させたQOLを向上させるようなキュアとケアとが同時にはかられなくてはならないといわれましたが、現実はどうなのでしょう。

鈴木　それが私たち臨床医のもっとも苦悩するところです。現実の現場では、出血に対する輸血、高度の低栄養に対する高カロリー補液の必要、また耐えがたい疼痛に対するペインコントロールなど、患者さんの苦悩に対して当然なすべき対症療法を行なわざるをえないのです。いくら患者さんの心をいたわるホスピス精神が根底にあっても、末期がん患者さんへの対症療法を行なわざるをえない状況があります。

――そういうジレンマが現場にあるのが現実だと。

鈴木　そうです。一例をもうしあげると、大腸がんで開腹手術はしたのですが切除できず、結局、自宅に戻られて末期を迎えた患者さんがおりました。一方では、対がん療法をやりながら、一方では、ケアの中心は症状コントロールのほうに移っていく。そうすると、積極的かつ姑息的治療ケアとターミナルケアとがオーバーラップする部分が当然出てくるわけです。

――そのときに、どちらに比重をおくことになりますか。

鈴木　やはり、末期になると「ケア」というところに比重が大きくなります。しかし、一方では治療的な手段もやらなければならないというのは、臨床家がいつも直面するジレンマです。

一方で、勇気ある考えの医者もいます。八十六歳の患者さんで、肺がんでがんセンターに紹介した方がいたのですが、がんセンターのその医師が偉いなと思ったのは、この患者さんには投薬も手術もしないで、「患者さんが生きたいようにしましょう」といったことです。私もそれに賛成でしたし、ご本人も納得されました。二年後に、この患者さんはがんではなくて動脈瘤が破裂して亡くなられましたが、がんセンターのなかにもこうした勇気ある考えの医者もおられるのです。

――先の「ＱＯＬの測定」のところで、「もっとも重要なことは、がんが慢性病であるという認識である」とありました。やはりそうなんですか。

鈴木　そうです。いまやがんは、以前のように急性の病気という概念から、非常に長期的な、ある意味でがんと長く共存する時代に変貌しました。そこで、がんにかかってから長くなったがんの患者さんの病期を、経過によって分けてみようという試みがいろいろ出てきたわけです。

キュアシステムというのは、懸命にがんを検査したり、治療しようとします。手術もありますし、化学療法もありますし、放射線療法もあります。しかし一方では、不幸にしてがんが進行していけば、結局、ケアシステムのほうが中心になります。なんとかして痛みを抑えるとか、不快感を取るということをするわけです。

私どもがイギリスのホスピスを訪れたときに、ホスピスの研究所で臨床薬理学から痛みの研究をしていたロバート・トワイクロス先生は、治療の時期と、緩和ケアの時期と、症状コントロールの三つの時期に分けていました。最初は急性期、次は慢性期、そして最後は終末期です。

こういう分け方で、たとえばサイコロジカルなサポートは、末期になるにつれて一生懸命やる。あるいは、ファミリーサポートも末期になれば一生懸命やる。慢性期の病期は、がん患者のリハビリテーションをする。要するに、QOLの目的に沿ってやっていくということになります。

有終の時間を豊かにするために

——QOLの観点から、先生はターミナルをどう過ごしたらいいと思われますか。

鈴木　私は、情意の領域を重視すべきと考えます。ＱＯＬを優先する考えは医科学を超えたところがあり、「人の生きる意味、幸福感」は有終の際に、とても大事だと思います。むろん、安楽死的な考えではなく、ホスピスケアの流れのなかで、生命を意味あるものにしたいからです。

そのときに大事にしたいのは、人間の五感です。それぞれ個の有終の質、これもりっぱなＱＯＬだと思うのですが、それは残存時間の意味ある自由であり、人間の五感のやさしい感覚動作にあります。

――具体的には。

鈴木　次にあげる要素が、有終の質を高めるように考えています。

1. 嗅覚…香り、匂い。
2. 視覚…風景（自宅、外出、小旅行、写真など）。
3. 聴覚…好きな音楽。
4. 触覚…顔や肩にふれる、枕、着衣、ベッド、イヌ・ネコなどのペット。
5. 食覚（味覚）…団欒、好きな外食など。

――たしかに、香りや匂いといった感覚は、記憶を回想させるのに十分な効果があります。香りや匂いはその人にとって、歴史そのものです。

鈴木　それに手を握ったり、背中をさすったりという、皮膚によるコミュニケーションは、会話がむずかしいときにきわめて有用です。

――なつかしい音楽は記憶を回想させ、人間性を取り戻すのに役立ちます。私はむかしから「音楽療法」に関心があって、何冊か本も書いています。そのことから少し、音楽の効用について話させてください。

音楽には、民族音楽からクラシック音楽まで、広いジャンルがあります。ポピュラー音楽もありますし、映画音楽もあります。ロックもあれば、ソウルもあります。日本では雅楽、歌謡曲、浪曲といった音楽が加わります。

では、どのジャンルの、どの音楽が聴く人にどのような印象と影響を与えるのか、少しふれてみたいと思います。ただ、ここで述べる感想は一般的なもので、個人差があることは承知してください。

「グレゴリオ聖歌」は、自然な呼吸のリズムを使って、私たちにくつろぎと広々とした感じをつくり出してくれます。またゆっくりした「バロック音楽」は、私たちに安心感や秩序、予測性を与え、精神に刺激的な、勉強や仕事の環境をつくり出してくれます。ハイドンやモーツァルトなどの「古典派音楽」は、その優雅さと透明感が、集中力や記憶力、空間の認識力を高めてくれます。

教会の賛美歌、ゴスペル、霊歌などの「宗教音楽」は、深い安らぎと、宗教意識をもたらします。「宗教音楽」には痛みを超越し、そして和らげるのにもおどろくほど有効な場合さえあります。

一方、「ポピュラー音楽」や「カントリーウエスタン」は、その軽やかさが感情に訴えかけて、心もからだも軽快にしてくれます。「サンバ」や「サルサ」「ルンバ」といった南米の音楽は、その生き生きとしたリズムとビートで人びとを魅了し、聴く人びとを能動的にする力があります。心臓の鼓動は速まり、息は弾みます。「サンバ」には神経を鎮めると同時に、覚醒させるという希有な力があるといわれます。

私たちにもっとも身近な「歌謡曲」は、グループアイデンティティのシンボルであり、グループへの帰属感をもたらします。また、唱歌・童謡・軍歌・民謡・流行歌といった音楽は、日本人のアイデンティティ、すなわち日本の民族的感覚を覚醒させ、回想させて、社会的共有性を強化・定着させるのに有用です。こうした音楽は、コミュニケーションをはかり、心の安定につながります。

鈴木　音楽はターミナルにおいて、とても有用だと思いますよ。

——それから、もうひとこと付け加えさせてください。QOLというものを突きつめていくと、どうしても私は「感動」ということにゆき着いてしまいます。

感動とは、その人の「本性」に働きかけて、大きな内的・外的変化を生じさせて、一瞬にして去ってゆくものです。その内的変化が、その人を「変容」させ、大きく展開させ、人生を完成させる力をもっている、というのが私の結論です。それが日常性であれ、芸術性であれ、感動はターミナルのＱＯＬを高めると思うのですが……。

鈴木　それはたしかでしょうね。それはケアについてもいえますね。同じケアの仕方でも、たんなるテクニックとアートでは、結果がまったく違ってきます。それを使い分けるのは医療者の「こころ」です。

ＱＯＬが求められる時代

――最後に、ではなぜ、いまＱＯＬが必要とされるのか。その背景には何があると先生は思われますか。

鈴木　それは、言い換えれば羅病率・死亡率といった数字で表現できる生物医学的指標ではなく、社会学的指標が重要視されてきていることがあるのだと思います。これは非常にむずかしい問題ですが、いまや医療にも価値観が求められていて、量と質とのバランス、均衡が世界的に、またわが国でも求められているのではないかということです。

その第一に、人文科学や社会科学からみた「質と量との均衡」があります。第二は、「多様な個人の自由を尊重する」という価値観です。第三に、「地球の資源は無限ではない」という考えから、資源利用の方法の問題が出てきたこと。そういう社会科学的な背景があると思います。もう一つの問題は、これは医学技術の問題です。がん医学が非常に進歩してきたことも大きな要因となっていると思います。

私は、近代医学の発展・進歩は「部分」としての科学の発展だと思っています。ところが、あまり部分ばかり進んでしまうと、人間が切り刻まれてしまう。そこでもう一度総合的にみようという、全体としての、科学としての「人間の医学」、そういうものが一方でいま問い直されてきているのではないか。それでQOLの問題が出てきたのだと思います。

日本人の死生観

人生の旅の終わりに

――さて、いよいよインタビューも最終のところまできました。テーマは「日本人の死生観」ですが、先生はどのような死生観をおもちですか。

鈴木　そう問われるとたじろぎますが、孔子の「いまだ生を知らず、いずくんぞ死を知らん」の心境ですが、目標としたいところは次の聖句ですね。

「たといわたしは死の陰の谷を歩むともわざわいを恐れません。あなたがわたしと共におられるからです」（詩篇第二三篇。四節）

もうひとつは、心境として、死にゆくときには、インドの詩人・タゴール（一八六一〜

一九四一）の次の詩を心にとどめて、それを目標にしていきたいと思っています。

こんどのわたしの誕生日に　わたしはいよいよ逝くだろう、
わたしは　身近に友らを求める――
彼らの手のやさしい感触のうちに
世界の究極の愛のうちに
わたしは　人生最上の恵みをたずさえて行こう、
人間の最後の祝福をたずさえて行こう。
今日　わたしの頭陀袋《ふくろ》は空っぽだ――
与えるべきすべてを
わたしは与えつくした。
その返礼に　もしなにがしかのものが――
いくらかの愛と　いくらかの赦《ゆる》しが得られるなら、
わたしは　それらのものをたずさえて行こう――
終焉の無言の祝祭へと
渡し舟を漕ぎ出すときに。

（『タゴール「死生の詩」新版』、第一〇歌、森本達雄編訳、人間と歴史社、二〇一一）

——若き日に鈴木先生が愛読したシュヴァイツァーは、タゴールを指して「インドのゲーテ」と呼びました。ゲーテは、「無限なるものとは何か。どうしてあなたはその問題に頭を悩ますのか。あなた自身の内面（うち）を見たまえ。あなたの存在と魂（こころ）のなかに無限なるものがやどっていないとすれば、あなたはどうすることもできないのだ」といい、タゴールは「有限なるものこそが真に無限なるものであり、愛こそがその真実を知っている」といいました。

シュヴァイツァーは、タゴールの最高傑作である『ギタンジャリ』を指して、「これこそが『生の肯定（真理）』であるとの個人的体験を、彼以前のだれよりも深く、力強く、魅力的な手法で表現した」と称え、またある詩人は、「バッハのカンタータ」といいました。タゴールは、四十歳代において、二十九歳の妻と、二人の子供、次女を十二歳で、末子を十三歳で亡くし、そして父親をと、十年のあいだに四人もの愛する、尊敬する人を相次いで亡くします。しかし、タゴールはその悲しみのなかにあっても、彼は凜として死に対峙し、その心境を詩に託し、紡いだのでした。

くしくも、日野原重明先生はこの詩をこよなく愛誦され、随筆集『道をてらす光』（春秋社、二〇〇〇）のなかで、こう書いておられます。

「この詩は、タゴールが八十歳の老齢となり、いよいよ死の迫ったことを自覚した時（死ぬ三カ月前）に書かれた『最後のうた』である。

私たちの地上における最後の日に、私たちは果たしてこのような心境になれるだろうか。『愛と赦《ゆる》し』を与えられることを謙虚に願って三途《さんず》の川へ舟を漕ぎ出すタゴールのこころは、なんと爽《さわ》やかなものか。彼の遺《のこ》した数多い詩のなかで、私の最も好きなものである。この詩を読むと心が洗われる。

タゴールは言う。――長い人生の旅の間に、会う人々に自分のもっているものをすべて与え尽くし、袋は空っぽになった。しかし、その返礼として、もし自分が死ぬ時、終焉の旅に出て、三途の川を渡る時に袋のなかに携えたいものは、人からの若干の愛と赦しなのだ。

『人からのささやかな愛と赦しを』と結ぶタゴールの詩はいつまでも、なんと清らかな響きを私たちの耳に残していることか。

タゴールのような心境になって、この世を去りたいと切に願う」

さらに日野原先生は、別の本（『老いを創める』、朝日新聞社）で、こうも述べられています。

「タゴールの詩に私は自問する。

私たちに、あるいは次の誕生日を待たずに来るかもしれないこの世との別れの時に、私たちのたずさえる袋は、財や名誉でふくらみ、手ひもが切れそうになった袋か、あるいはタゴールのいう、人に多くを与えてしまった頭陀袋、だが友人の愛と赦しとを、つつましやかに入れた頭陀袋なのか。

老いても、死の床にあっても、タゴールのようなつつましやかさで、想いを口述したり、素直な言葉で友に語れる人になりたい」

鈴木　タゴールの、死を目前にしてなお、おだやかで静謐な心境がこの詩からは伝わってきます。「タゴールのような心境になって、この世を去りたいと切に願う」と書かれた日野原先生は、やはりすごいですね。私もそうありたいと願っています。

――そういえば、キューブラー・ロスの『死ぬ瞬間』の扉のページには、タゴールの詩が付してありましたね。

鈴木　そうでした。何かわかるような気もします。

日本人の「死生観」

――さて、話をもどして、では「なぜひとは、人の死を看とる」のでしょうか。

鈴木　古代から人びとは、死は生の終極であるということから、生から死の意味を考えつづけてきました。そして「死を看とる」というたいへん苦しい作業を、生き残っている誰かが果たしてきたことも事実です。そして、死にゆくものを「看とる」という体験が、人間の生きる価値、意味を育む役割も果たしてきたと思います。

そしてそのことは、この無限とも思える大宇宙のなかの一点である地球に生を受けた私たちは、必然または偶然の存在なのか、私という人間は何のために生きているのか、という自問自答に導かれます。

死に臨む人たちをケアしていくと、このような根源的な問いかけが、提供者である私たち医師の心にもおのずと芽生えてきます。ある人はこれを「治療的自我」と呼びました。私は死の臨床に立会うたびに、この根源的な問いかけに自分が試されているのを覚えます。

たしかに、わが国は世界一の長寿国になりました。しかし、哲学者ハイデッガー（一八八九～一九七六）がいうように、「人は死に向かう存在」です。そして、アメリカの社会学者リースマン（一九〇九～二〇〇二）がいうところの「孤独な群衆」です。このようにもろい人間を治療する私たちもまた、弱い人間です。この「死に向かう存在」としての「孤独な人間」の人生の最期に共感・共苦をもって寄り添い、やさしいケアの手とこころで見まもる、それが「死を看とる」ということになるのではないでしょうか。

ですから、つねに臨死者に学び、それを糧として生きる努力が必要だと思います。言い換えれば、死の臨床の一例一例から、死生観を築く教えが与えられてくるのだというのが、いまの私の答えです。

——死を看とる臨床の実践をとおして、先生が感じた日本人の死生観に共通する考え方というのはありますか。

鈴木　これまでの私の体験からいえば、二つの類型があるように思います。

まず第一に、「身内のなかに包まれて、家族のなかで手を握られながら死にたい」という気持ちです。この気持ちはどんな患者さんでももっています。ですから、そのようにしてあげるのが最高のケアだと思います。できれば在宅でみてあげるのがいちばんいいのですが、がんの病態とかによってはそうすることができない場合があります。そのときは家族を一緒に、病室に泊めてあげるのも必要だと思います。先ほど紹介した、私の小さなホスピスで四世代の人たちが、最期のわずか数日間をお互いに抱き合って一緒に過ごさせたようにです。

この五十九歳の膵臓がんの患者さんとその息子三人、そして妹さんが奈良から九十三歳のお母さんを連れて来られ、その六人が病室にゴザを敷いて、さらに布団を重ねて過ごしていました。その光景を見て、私はこの親子連帯のケアが本当の人間のケアだと教えられました。わずか数日間でしたが、この世での時間を大切に過ごしたに違いないと思います。

二つ目は、「自然の摂理に従う」ということです。

日本にコメがどのように伝わってきたのかということにはいろんな説がありますが、いまから二千年以上も前に、おそらく東南アジアのほうからコメを育てる技術を持った人たちが渡ってきたのだろうといわれています。日本は島国ですから、長いことほかの民族が入ることもなくて、単一民族、単一言語で生活してきました。そして、日本の気候風土は、いつのまにか「自然の摂理に従う」ということを、日本人の心に深く刻み込んできたのです。

まず、春があります。寒い冬がやっと終わって、花が咲いて、若芽が萌え出て、若葉が万緑に変わっていく夏がやってくる。そして秋風が立ちはじめ、実りの秋が過ぎると間もなく冬がやってくる。そういう四季をくり返してきました。こういう気候風土に恵まれた国はそんなに多くはありません。

私もそれほど世界を歩いたわけではありませんが、最初にヨーロッパへ行っていちばん驚いたのは、夏は昼間の時間がとても長くて、冬は短いことです。「なるほど、これだけ日本と違うのか」と思いました。昼と夜の時間が違うのです。当然、そこから出てくる人間の発想や考え方も変わってくるはずです。

この四季に恵まれた自然のなかに、日本人は〈神〉を見たというか、価値を見いだしたというか、「自然の摂理に従う」という、われわれ民族の心のひだの中に刻まれたものがあるはずです。

――それが日本人の「ミーム」、つまり文化的遺伝子です。そうした自然の環境が、日本という風土、歴史、文化、伝統をつくりあげてきたんだと思います。それが今日まで脈々と伝わってきた。それが私たち日本人特有の勤労、勤勉、忍耐、我慢、正直、節約というエートス（精神・気風）を育んできたのだと思います。

それといまいわれた「コメ」――。私たち日本人には、「永遠の今」という時間的な感覚がありますが、これは西田哲学で「絶対矛盾的自己同一」というのだそうです。どういうことなのかと、松本健一さんに聞いてみました。そしたら、「それはコメで説明できる」というのです。

「今年とれたコメが来年のコメの命になる。いや百年後、千年後のコメの命もその中にある。ということは今年のコメの命には未来がある。そして今年のコメの命の中には去年の命が潜んでいる。ということは、過去が現在の中にあるということになる。つまり、現在の中に未来も過去もある。それが『永遠の今』です」

といわれました。始めもなく、終わりもなく、永遠の今――。これは日本独自の考え方だそうです。

鈴木　たしかにそうした時間的な感覚が、日本人の死生観にはありますね。「永遠の今」という。

――西洋では、「過去は過去。今は今。未来は未来」という感覚です。

鈴木　そういう風土だからこそ、ノン・バーバル、あいまいさというものを尊重するようになったのだと思います。このために日本には自然科学の分析科学が発達しなかった。明治以後、西洋のものの考え方が入ってきてから日本の自然科学は著しく発達し、いまは科学技術立国としてすばらしい国になりましたが、どちらかというと、日本人は情緒的な民族です。だからどうも、日本人一人びとりのなかには「あいまいさ」を尊重するところがあります。だから「目は口ほどにものをいい」という言葉があるように、はっきりいわない。そうしたノンバーバルの文化、伝統というものが底流にはあります。でもそれを尊重するところがあるのです。

――日本人の「あいまいさ」というのは、じつはダブル・スタンダードということなんです。歴史的にもそうで、これも松本健一さんの説ですが、外に新しい文明があればとりあえず手に入れる。けれども、これはあまり日本にとって必要のない、むしろ有害であるという場合には、通り過ごさせてしまう。その典型が、昭和天皇の「あ、そう」という言葉に象徴されているといっていましたが、そのようにして日本は、日本人は生きてきたし、生き延びてきた。「あいまいさ」は日本人の生き方なんです。

鈴木　なるほど。これは私の考えですが、文化論になるかもしれませんが、日本の文化の源は非常に包容力のある国民性にあると思います。国土がそういう民族に育てあげてくれた。つまり、日本の四季がそういう民族に育てあげてくれたのです。だからこそ、仏教や儒教が入ってきても、キリスト教が入ってきても、日本人はそれなりにそれを咀嚼して、それを非常に包容力のある文化に育てあげてきたわけです。

——そうでした。

鈴木　イギリスなどに行くと、たとえばホテルに行って、あるウェイトレスが一つのテーブルをもちますと、絶対にそのウェイトレスはほかのテーブルのお客さんのもてなしをしません。「私はここの領分だけを扱えばいい」と非常に厳格で、それが価値観として正しいとされています。ところが、日本はそうではない。どっちでもいいというか、「はっきりと区別しない」というあいまいさがあるのです。「あなたが忙しければ、わたしも手伝う」という態度です。

ですから、あいまいさが全部悪いかというと、そうでもありません。そこが問題で、私は欧米が日本に期待しているもののなかに、そういう「あいまいさ」のなかの価値観があるように思うのです。これはいつも同じ答えを出さねばならない科学の実証性と非常に矛盾しますが……。

——それは「あいまいさ」を「あいまいなままに扱う技術」ということになりませんか。

欧米がこれからの日本に期待するとしたら、そういう「あいまいなものをあいまいなままに扱う」、そういう技術だと思います。この「あいまいなものをあいまいなままに扱う技術」は、まだどこにもありません。

科学というのは結局、「初めにあったあいまいさ」から、「わかった分だけのあいまいさ」を差し引くことだった。ですから、この「初めにあったあいまいさ」をひっくるめて判断する科学が必要になる。それができるのが、日本のあいまいさの文化だと思います。

鈴木　いままでは、西洋というお手本がありましたが、これから先はありません。われわれが創っていくしかしようがないのです。そしてまた、それが世界のほかの人たちにも、「なるほど、日本人のいうことがもっともだなあ」というものを、われわれが実践で示していかなければならないのではないかと思います。

西洋の死生観

——先生は西洋の死生観、死に対する態度についてどのようにお考えですか。

鈴木　西洋の死生観については、フランスの歴史哲学者フィリップ・アリエス（一九一四〜一九八四）がその明確な分析を行なっています。これはアメリカ・バルチモアにあるジョンズ・ホプキンス大学で一九七三年に行なった「Western Attitudes toward Death」（西洋人の死に対する態度）という連続講演がそれですが、のちに『死と歴史』（みすず書房、一九八三）として出版されました。そのなかでアリエスは、西洋の歴史を遡及しながら、死を前にした態度を四期に分類しています。

その第一期は、より古く、より長く続き、より一般的なもので、種の集団としての運命を親しく甘受することから、彼はこれを「飼いならされた死」と呼んでいます。

第二期は、十二世紀に現れるもので、近代の全体にわたって自己の存在に認められている重要性を表していることから、これを「己の死」と呼びました。

第三期は、十八世紀以来、西欧社会の人間は死に新たな意味を与え、死をもち上げ、悲劇的かつ印象的で心をとらえるものとして、しかし同時に自分自身の死には前ほどの関心がなくなっていたことから、これを彼は「他者の死」、または「汝の死」と定義しました。

そして、第四期としての現代を「死をタブー視する時代」と定義し、死を社会から取り除き、病院に閉じこめ、前代未聞なことに、地域から、家庭から、死を恥ずべきものとしてタブー視し、取り上げてしまったといっています。

アリエスは、「十八世紀の終わりから、感情面での変化が起きて、主導権が死にゆく本人からその家族へ移ったように思われる。今日では主導権は、死にゆく者と同じようにおしのけられてしまった家族から移って、医師と看護スタッフのものとなっている」といって、死が社会から、地域から、そして家庭から病院へと移ったことを嘆いています。しかも、「驚くべきことには、われわれの生がそれだからといって拡大したわけではない」と、死を生きる場がなくなっている現状を批判しています。

さらにアリエスは、「人が死についていだく観念と、自己について作りあげる観念との間に恒久的な関係があるのだろうか。そうだとすれば、一方では、中世の中期に起こったのとは逆に、現代の人間のうちで存在の意志の後退があると認めねばならず、他方では、かくも長い間、単純な人々が死にゆく時に示した、『運命』への素朴な信頼を再び見いだすことは、われわれの技術的な文化には不可能であると認めねばならないということになるのだろうか」と、痛烈に批判しています。

――死をタブー視し、社会から取り除き、取り上げてしまった。その結果、「運命」への素朴な信頼ができなくなった。それが現代だと。

鈴木　そうです。これについては、大きく二つに問題が分けられるかと思います。

その第一は、医学が発達した先進国における「死の非人間化」です。私たちは科学が進めば進むほど死の現実を恐れ、否認する傾向が強くなります。一分一秒でも延命技術に頼ろうとし、死は孤独な、機械的な、非人間的過程となってしまっています。いまや、自分の家で平和と威厳のうちに死ぬことを許される日々は遠い過去のものとなったといえます。この非人間化を再び尊厳ある死に復権させる手だては、今日の医療にあるだろうか、という問いを現代の私たちは受けているのです。

そして第二は、欧米のように、そのホスピスケアがわが国で実際的に根づくであろうかという課題です。すでに日本でも先駆的なホスピスがつくられ、また一般病棟内でチームとしてホスピスケア、緩和ケアを行なっている医療施設も一八三施設、三五八〇床（二〇一〇年十月現在）となっています。

しかし、聖クリストファー・ホスピスのような独立型末期医療施設、たとえば神奈川県の足柄上郡中井町には独立型ホスピス「ピースハウス病院」がありますが、こうした施設はわが国の現行医療法の枠のなかでむずかしいばかりでなく、わが国固来の思想、そして庶民感覚に受け入れられるだろうかという疑問があります。

——そうですね。ホスピスの精神は、それぞれの国、それぞれの民族固有の歴史・文化に根ざした死生観を基盤とすべきだと思います。しかし、日本のホスピスにその死生観はあるでしょうか。

鈴木　英米のホスピスのバックボーンには、キリスト教の「復活」という信仰が厳然として、疑いなく存在しています。だから「死の恐怖」へも立ち向かえるのです。

しかし、わが国ではどうでしょうか。わが国の精神風土は、必ずしも儒教的、仏教的ばかりとはいい切れません。そんななかで、「死の恐怖」に対してどのような安心感を育てていくか、個人の価値観は多様化しているとはいえ、はなはだ疑問があります。

あまりにも急進な経済成長による社会環境の変化のため、多くの人の心がその進歩に追いつけないでいるのが現状だと思います。いわんや、死生観においてをやです。

――その「死の恐怖」ですが、ある特定の宗教をもたない人が「死の恐怖」と向き合うとしたら……。

鈴木　私は『人生論ノート』（創元社、一九四七）をすすめますね。これは第二次大戦直後の著作ですが、三木清（みきさよし。一八九七～一九四五）という哲学者が著したものです。彼は太平洋戦争末期に反戦容疑で逮捕され、敗戦後間もなく獄死します。

その『人生論ノート』は私が学生時代に愛読したもので、巻頭は「死について」のエッセイではじまっています。そのなかに、死にゆく患者や家族の心を支える文章があるのです。

「思いがけなく来る通信に黒枠のものが次第に多くなる年齢に私も達したのである。この数年の間に私は一度ならず近親の死に会った。そして私はどんなに苦しんでいる病人にも死の瞬間には平和が来ることを目撃した」（…中略…）

「私にとって死の恐怖はいかにして薄らいでいったか。自分の親しかった者と死別することが次第に多くなったためである。もし私が彼らと再会することができる——これは私の最大の希望である——とすれば、それは私の死においてのほか不可能であろう。仮に私が百万年生きながらえるとしても、私はこの世において再び彼らと会うことのないのを知っている。そのプロバビリティは零（ゼロ）である。私はもちろん私の死において彼らに会い得ることを確実には知っていない。しかしそのプロバビリティが零であるとは誰も断言し得ないであろう、死者の国から帰ってきた者はいないのであるから。二つのプロバビリティを比較するとき、後者が前者よりも大きいという可能性は存在する。もし私がいずれかに賭けねばならぬとすれば、私は後者に賭けるのほかないであろう」

この一文は、あきらかに患者さんを、そして家族の心に死を準備させ、また看病する力を与えました。それはある七十八歳の女性で、彼女には三人の息子と二人の娘がいました。結論を先にいえば、この方は脳腫瘍で亡くなるのですが、死期が近くなったときに、死を受け容れる準備のひとつの助けとして、この二人の子女に『人生論ノート』を渡しました。亡くなられたあと、この二人の子女、とくに次女から「一つひとつの言葉を糧として読みました」と、感謝を込めていわれたことがありました。

鈴木大拙の「日本的霊性」

――先生は日本人の死生観を語るとき、古谷綱武、本居宣長、鈴木大拙、柳田国男、森有正のことをよく引き合いに出されますね。そこで、ここではもう二人、宗教学者の岸本英夫と源信を加えて、それぞれの死生観を見ていこうと思います。もちろん、ここですべてを語ることはできませんので、くわしくはそれぞれの著書を読んでいただくとして、あくまでも日本人の死生観を探るうえで参考になる程度にです。

まず、スピリチュアルケアのところで、鈴木大拙の……。

鈴木　『日本的霊性』。

――……の話が出ました。鈴木大拙の「霊性」は日本人の精神の根本を知るうえで欠くべからざる思想だと思います。鈴木大拙（すずきだいせつ。一八七〇～一九六六）は何を書こうとしたのでしょうか。

鈴木　『日本的霊性』は、昭和十九年十二月に出版され、いまでも日本思想史上に輝く古典的名著です。大拙が何を書こうとしたか、『日本的霊性』の序にはこうあります。

「この書を貫く思想、すなわち日本的霊性なるものを、日本宗教思想史の上に、跡づけた

いというのが、著者の願いなのであった」（昭和十九年、初夏）

当時はまだ、戦時下にあって、軍の圧力で何もいえなかった時代です。思想となればなおさらです。そこで大拙は、「これではならぬ、日本の将来はそのようなものであってはならぬ」と考え、「軍閥の背景にあった思想――すなわち国家主義・全体主義・国家神道などいうもの、これはわが国のこれからのよって立つべきところのものでない」との感をつよくします。それで、「日本的霊性なるものを見つけて、それで世界における日本の真の姿を映し出すことの必要性を感じ」たというのが、執筆の動機でした。

敗戦後、大拙は「敗戦の遠い深い原因はかえって日本的・霊性的なものを自覚しなかったところに伏在していたとも言い得る」といって、日本的・霊性的な自覚が日本人には必要だといっています。

――では、「霊性」とはどういうものなのでしょうか。

鈴木　大拙は、「霊性は精神の奥に潜在しているはたらきで、これが目覚めると精神の二元性は解消して、精神はその本体の上において感覚し思惟し意志し行為し能うもの」といっています。

――むつかしい。心身二元論のような心身一元論のような。

鈴木　つまり、二元的「精神」は一元的「霊性」のなかにつつみこまれるということです。大拙は、「精神には倫理性があるが、霊性はそれを超越している。霊性は無分別智である」といって、精神の意志力は霊性に裏付けられていることによって初めて自我を超越したものになる、というのです。原文にはこうあります。

「まず、精神と霊性は明瞭に区別されるべきもので、精神は分別意識を基礎とするが、霊性は無分別智である。つまり、精神はいつも二元的思想をそのうちに含んでおり、二元性ということが精神の本性である。それゆえ、二元的思想ないし二元性に精神という概念の特異性がある。これに対して、精神と物質など二つのものが対立する限り、矛盾・闘争・相克などは免れず、それでは人間は生きていけない。それゆえ、二つのものを包んで、二つのものが二つでなくて一つであり、また一つであってそのまま二つであるということを見るものがなくてはならない。言い換えれば、霊性とは精神と物質の奥にあって二つのものを包み、その二つのものが一つで、かつそのまま二つであると見るはたらきである。それゆえ、また、『霊性は精神の奥に潜在しているはたらき』である」

――精神と物質という二元論を展開したデカルトとは異なり、大拙の場合は、その二元論的、二項対立を超えたところに日本人の「霊性」をみるわけですね。

鈴木 そういうことになりますね。二元論的、二項対立では、矛盾・闘争・相克はまぬかれない、というのが大拙の思想の中核です。

「なにか二つのものを包んで、二つのものがひっきょう（畢竟＝つまるところ）ずるに二つでなくて一つであり、また一つであってそのまま二つであるということを見るものがなくてはならぬ。これが霊性である。今までの二元的世界が、相克し相殺しないで、互譲し交歓し相即相入するようになるのは、人間霊性の覚醒にまつよりほかないのである。いわば精神と物質の世界の裏にいま一つの世界が開け、前者と後者とが、互いに矛盾しながらしかも映発するようにならねばならぬのである。これは霊性的直覚または自覚によりて可能となる」

ここに鈴木大拙の思想の神髄をみることができます。

——精神と物質の世界の裏のもう一つの世界、それを実現するのが霊性の自覚だと。

鈴木 そうですね。

——鈴木大拙は、「精神」をどうとらえているのでしょうか。

鈴木　大拙は「精神」について、精というも神というも、もとは〈心〉の義であったろうと考えていて、精神は心・魂・物の中核ということだといっています。また、「日本精神はまた倫理性をもっている。理想はいつも道義的根拠をもっていなければならない」ともいって、日本精神のもつ高い倫理性を強調しています。

――それから、霊性と宗教の関係をどう位置づけているのでしょうか。

鈴木　鈴木大拙は、霊性を「宗教意識」と見ています。「……宗教については、どうしても霊性とでもいうべきはたらきが出てこないといけないのである、すなわち霊性に目覚めることによって初めて宗教がわかる」といっています。

ただ、宗教というと、一般には誤解を生じやすいし、日本人は宗教に対してあまり深く理解していないことから、宗教でもなんでもないものを宗教的信仰で裏づけようとしたりする。それで大拙は「宗教意識といわずに霊性」ということにしたといっています。

「宗教意識は霊性の経験である。精神が物質と対立して、かえってその桎梏（しっこく）に悩むとき、みずからの霊性に触着する時節があると、対立相克の悶えは自然に融消し去るのである。これを本当の意味での宗教という。一般に解している宗教は、制度化したもので、個人的宗教経験を土台にして、その上に集団意識的工作を加えたものである。……

宗教的思想、宗教的儀礼、宗教的秩序、宗教的情念の表象などというものがあっても、それらは必ずしも宗教経験それ自体ではない。霊性はこの自体と連関している」

「……霊性は何を意味するかが大体においてわかると思う。それと精神との概念分野もいくらか明らかにし得たであろう。さらに、宗教意識の覚醒は霊性の覚醒であり、それはまた精神それ自体が、その根源において動き始めたということになるのだとの義も、いくらか明らかにし得たであろう。霊性は、それゆえに普遍性をもっていて、どこの民族に限られたというわけのものでないことがわかる」

——「霊性に目覚めることによって初めて宗教がわかる」「宗教意識は霊性の経験である」「宗教意識の覚醒は霊性の覚醒」という一文は興味ぶかいですね。それにしても、鈴木大拙の思想は、西田幾多郎の「絶対矛盾の自己同一性」の哲学に似ていますね。

鈴木　それはそうでしょう。大拙と西田は同じ石川県の出身で、高校も同じ旧制四校でしたし、鎌倉の円覚寺で参禅したのも同じでしたから……。

——「たましい」と「精神」はどう違いますか。

鈴木　「たましい」という言葉は、日本ことばです。一方、「精神」は漢文学からきたことばです。ですから同一と考えていいと思います。

――そういえば、その鈴木大拙先生を最期まで診ておられたのが日野原先生でした。

鈴木　そうでした。日野原先生が、日本人は死というものをどういうふうに考えているのだろうかということで引き合いに出されるのが、鈴木大拙の話です。大拙さんを日野原先生が診るようになったのは、八十五歳からだそうです。

日野原先生が鈴木大拙さんに頼まれたのは、「ぼくは老後になっても本を書きたいから、先生に体をお預けするからあと五年診て欲しい、九十歳まで診て欲しい」といわれた。そこで五年間一生懸命になってケアに努められた。九十歳になったので、「先生、もうよろしいでしょう。人間も九十になればもういいところまできましたから」と申しあげたら、「いやいや、まだ私の仕事は終わらない。もうあと五年いろいろ本を書きたい」といわれる。九十五歳になったから、「もう九十五歳だからいいでしょう」といったら、「いや、私は一〇〇歳まで仕事をやりたいのだ」といわれたそうです。

実際に亡くなったのは九十六歳なのですが、死は覚悟しているものの、自分から離れたところにおいている。おそらく、日本の老人の心理はみなそうだと思います。同様に、がんの患者さんもそういうところがあります。だからがんの患者さんであっても、最後まで望みを失わせてはいけないのです。

鈴木大拙さんは別のところで、こうもいっています。

「自分の任務を果たすということがどこへ行っても第一番に考えられなくてはならぬことで、それからでてくる死とかいうようなことは、第二義のことで、そんなことに心を煩わすべきはないのである。当面の仕事に対して全幅の精神を投げ込む、その仕事に成りきる、三昧の境地に入る、無念・無心になる、それがいちばんだいじなことで、死のうが生きようが、そういうことは、その場合においては問題ではないのだ」「非常時も平時もなく、何時も坦々如として、また淡々如として、行くところ適（かなわ）ざるはなしということでなくてはならぬ。それでほんとうの安心が出るわけだ。これが『莫（まく）妄想』である」

要するに、死ぬなんて考えず、またいわないで、いまを、自分のもっている仕事や任務を全力で果たしなさい。そうすれば、死を妄想することなく、安心して生きれるのだというのです。

——そういえば、仏陀も、孔子も、イエス・キリストも、またギリシャの哲人ソクラテスもみな、おなじことをいっていますね。死後のことをおもんぱかるよりも、現世をよく生きるように考えろ、と説いています。これは興味ぶかいことです。

鈴木　ほんとにそうですね。いまをよく生きてこそ、死というものを自然に受け容れられるようになるということです。

柳田国男の『先祖の話』

――われわれ日本人は「先祖」をとても身近に感じていました。そして、その先祖との交流も可能であると信じていました。

鈴木　それを「民族学」の立場から強調したのが、柳田国男（やなぎたくにお。一八七五～一九六二）です。

――柳田は、日本人は死後の世界を近く、親しく感じていた、といっていますね。

鈴木　柳田国男の『先祖の話』は、日本人の心象をもっともいい表しているように思いますね。私はどちらかというと、柳田国男の考え方が好きです。庶民的で、おおらかで、明るく、とても身近に、自然に感じます。柳田は「死後の親しさ」のところで、

「もとは死後の世界を近く親しく、何かその消息に通じているような気持ちを、抱いていた」

と述べていますが、それには四つの理由があるといっています。

その第一は、死後も人間の霊魂は、この国土にとどまって、そう遠くへ行かないものと信

じていたということです。第二は、幽界と顕界との交流が頻繁で、春秋定期の祭りだけでなしに、いずれか一方の心ざしによって、招待交流往来がそれほど困難であるとは思っていなかったこと。そして第三は、現世の人の臨終の際の念が、死後にも必ず達成するものと思い込んでいたことです。そして第四に、人間は死後も再び、三たび生まれかわって、同じ仕事がつづけられると考える人が多かったことです。

そうしたことが、日本人が「死後の世界」を近く親しい気持ちを抱いていた理由だったと、柳田は述べています。

──そう思えば、死もこわくなかったのでしょうね。私は、「死後も人間の霊魂は、この国土（土地）にとどまって」「再び、三たび生まれかわって、同じ仕事がつづけられる」というその思想に、一種の安心感と安らぎを感じますね。

鈴木　日本人のそのような考え方が、死に対する不安、恐れを取り除くことに役立ったことはたしかだと思いますね。

「日本民間の祖霊は、仏教などの説く十万億土の幽遠な彼方へ去ってしまい、現世とはなんの交渉をもたない他界へ消え去ってしまう存在ではなかった。それは人びとの住む山中か、少なくともこの国土にとどまって、盆や正月、春秋の彼岸などの日に、遺族のいる家へ帰って来て祖霊祭祀の座に連なる、そういうきわめて親近性の強いものだった」

ここに日本的特色があると、柳田はみています。

――たとえ死んでも年に一度は戻ってきて共に暮らす、それが先祖というものだった。

鈴木　そうです。そしてそれは日本の民族固有の祖霊を祭る儀式でもあったわけです。柳田はこう述べています。

「仏教の影響とみられる盆祭などは、じつは日本の民族固有の祖霊祭祀のひとつで、もっとも古い時代の成因をもっている。春の彼岸、あるいは卯月（四月）八日に山から花をとってきて霊前に供えるのも、あるいは盆の七月の盆花を霊前に供えて先祖を山から迎えるのも、じつは日本の民族固有の祖霊祭祀のひとつだった」

――たとえ亡くなっていても、生きているがごとく振る舞い、生活する。それはいまでも日本人のなかにあるんじゃないですか。

鈴木　ありますね。柳田は「帰る山」のところで、こう述べています。

「村の周囲のある秀でた峰の頂から、盆には盆路を刈り払い、または山川の流れの岸に魂を迎え、または川上の山から盆花を採ってくるなどの風習が、ひろく各地の山村にも行なわれているなどもその一つ」

――古来、日本人は一般に、観念として、人が死ぬと、その魂は山へ登って行くと感じていたんですね。

鈴木　まさしくそうでした。それが「魂の行くへ」のところにあります。

「古来日本人の死生観は此の如く、千数百年の仏教の薫染にもかかわらず、死ねば魂は山に登って行くという感じ方が、今なお意識の底に潜まって居るらしいと説いておいた。……死んでも死んでも同じ国土を離れず、しかも故郷の山の高みから、永く子孫の生業を見守り、その繁栄と勤勉とを顧念して居る」

興味ぶかいことですが、柳田国男は晩年、自分のお墓の地を選定するにあたって、次のように述べていることです。

「魂になってもなお生涯の地にとどまるという想像は、自分も日本人であるがゆえか、わたしにはしごく楽しく感じられる。できるものならば、いつまでもこの国にいたい。そうして文化のもう少し美しく開展し、一つの学問のもう少し世の中に寄与するようになることを、どこかささやかな丘の上からでも、見守っていたいものだと思う」

私はこの、魂になってもなお生涯の地にとどまるという想像がしごく楽しく感じられ、どこかささやかな丘の上からでも見守っていたい、という柳田の想いにとても親しさを感じます。

――柳田国男の日本人の死生観は、政治道徳を説く儒教や、解脱を説く仏教が入ってくる以前の、日本古来の文化という気がしますね。自然に生かされているという……。

鈴木　自然と人間の共生ですね。

森有正の「日本人であること」

――それから森有正（もりありまさ。一九一一〜一九七六）ですが、森有正は明治の政治家で日本の教育制度をつくった森有礼《もりありのり》の孫で、フランスに渡り、西欧文明との接触のなかでみずからの内面の変化を凝視し、「経験」を思索の中心においた哲学者でした。彼の著書を読むと、「同一性」ということを徹底的に考えた人のように思います。
鈴木　文中、「イダンティテ」という言葉が随所に出てくるでしょう。あれは「アイデンティティ」のことです。フランス語で「イダンティテ」というんです。

彼は、日本人のものの考え方は、キリスト教の思想であっても、あるいはヨーロッパの思想、ギリシアの思想であっても、それを考えるときに、「日本人であるということを忘れると本当の理解ができなくなる」ということを強調しました。

一九六二年の夏のこと、彼は、フランスでその同一性の感覚が、ある日、とつぜんに、「自分の中に起こってきた」と書いています。それはパリ郊外を歩いているときのことでした。道の突きあたりにある赤レンガの庶民住宅を眺めたとき、「その瞬間、何か名状しがたい、ある感覚がぼくの中に起こった」と記しています。

それは何かというと、「一言でいってしまえば、一つのイダンティテの感覚だった。それは幼いころ、東京の暑い日盛りに木のぼりをしたり、新宿の汽車を見に行ったり、多摩川へ小魚をとりに行ったりしていたその子どもが『このぼくなのだ』という感覚だった」と、回想しています。

「私たちが客観的現実だと思っているのが、客観的現実ではなくて、私の経験にほかならないのだ、ということがわかってきた。ですから私にとっては、客観的現実というのは存在しなくて、私の経験だけが存在するのです。……その経験は、すでに多少の程度において、自分というもの、自分の感覚と創造と理想を通して出てきているのであって、どうしても自分というものがそこから抜けることができない。そこから自分というものへ帰ってくるし、また対象へも行くわけです」

この言葉のなかに、彼の「経験」からたどり着いた哲学が読みとれます。

——アイデンティティというのは、人のしないようなことをするとき、自分が何であるかがとつぜんわかるときがあるんですね。日常生活のなかで、人のしないようなことを少しずつ増やしていくと、いつのまにか社会や国家や生活が、それまでとは違ったものにみえてくることがあります。そのときに発見するのが、自分のなかの孤独と孤立です。それがわかったときに、初めて「わたしは私である」「自分が自分である」ということを実感できる。

鈴木　その実体こそが、その人の「アイデンティティ」ということです。

岸本英夫の「死は大いなる別れ」

――『死を見つめる心』を著された宗教学者の岸本英夫（きしもとひでお。一九〇三～一九六四）先生は、「死は大いなる別れである」という有名なことばを遺されて逝きました。一九六四年一月二十五日のことです。

堀秀彦さんは岸本先生と交流があって、「岸本先生は死ではなく、生を見つめながら生きられたひとだった」といっていました。また、『死を受け容れる考え方』（人間と歴史社、一九八二）を著した村尾勉さんは千葉大学で医学をおさめた人ですが、その前に東京大学の宗教学科で岸本先生から宗教学を教わった方でした。編集のおり、岸本先生のことをよく聞いた覚えがあります。

鈴木　「たいせつなことは、君がどれほど長く生きたかということではない。どれほどよく生きたかということである」というローマ時代の哲学者セネカの言葉がありますが、岸本先生は最期まで、理性をもって死を見つめた方でした。そして、生命の貴重さと時間の貴重さはまさに同じものであるという証しを、人間としての最後の経験を、生きようとした方でもあります。

――岸本英夫先生が最後に書かれた「わが死生観」（昭和三十八年十月、『理想』）は、副題が、「生命飢餓状態に身をおいて」となっております。これは亡くなる三カ月前に書かれたものですが、この文のなかに、岸本先生が死を見つめる苦悩をどう超えて、考えていったかがわかります。少し長いですが引いてみます。

「人間にとって何より恐ろしいのは、死によって、今持っている『この自分』の意識がなくなってしまうことだからである。死の問題をつきつめて考えていって、それが『この、今、意識している自分』が消滅することを意味するのだと気がついた時に、人間は愕然とする。これは恐ろしい。何よりも恐ろしいことである。身の毛がよだつほどおそろしい。死後の生命の存続ということが、煎じつめると、その一点にかかっている。何とかして、『この自分』はいつまでもその個体意識をもちつづけうるということを確かめられればとねがう。これが近代的来世観である」

「まっくらな大きな暗闇のような死が、その口を大きくあけて迫ってくる前に、私は立っていた。私の心は、生への執着ではりさけるようであった。私は、もし、自分が死後の理想世界を信じることができれば、どれほど楽だろうと思った。生命飢餓状態の苦しみを救うのに、それほど適切な解決法はない」

「しかし、私の心の中にある知性は、私にするどくよびかけてきた。そんな妥協でお前は納得するのか。それは、苦しさに負けた妥協にすぎないではないか。その証拠に、お前の心自身が、実はそういう考え方に納得していないではないか。そのするどい心底の声をききながら、私は、自分の知性の強靭さに心ひそかな誇りを感じ、そして、さしあたりの解決法のない生命飢餓状態にさいなまれながら、どこまでも、素手のままで死の前にたっていたのである。しかし、今にして思えば、そのようなはっきりした態度をとることができたのは、苦しい中にも、私にとってはむしろ幸いであった」

「そうしているうちに、私は一つのことに気がつきはじめた。それは死というものは、実体ではないということである。死を実体と考えるのは人間の錯覚である。死というものは、そのものが実体ではなくて、実体である生命がないというだけのことである。そういうことが理解されてきた。……死の暗闇が実体でないということは、理解は、何でもないようであるが、実は私には大発見であった」

「私は、生命をよく生きるという立場から、死は、生命に対する『別れのとき』と考えるようになった。立派に最後の別れができるように、平生から、心の準備を怠らないように努めるのである。生命飢餓状態に身をおきながら、生命の肯定をその出発点とする。私は、ここまで論じて、ようやく、その出発点まできた」

「しかし、私はもはやこの稿を終わらなければならない。いかにしてよく生きてゆくか、いかにして、『別れのとき』である死に処するか、このような問題をあとに残して、しばらく筆をおく」

これが絶筆となりました。そう記されて、この三カ月後に岸本先生は亡くなられました。

おそらく、「三鷹の自宅で、入院前に書かれたものであろう」と村尾さんはいっておりました。村尾さんによれば、「ご自宅には柿の木があって、この年、柿の実が青いころから赤くなるまで、柿の実の成熟を身の内のがんの成長と思い合わせて、感慨に沈まれる言葉もあった」ということでした。

源信の『往生要集』

――『往生要集』というのがあります。これは源信（通称・恵心僧都＝えしんそうず。九四二〜一〇一七）が、九八五年に著したものです。いまふうにいうと、死の受容に関するテキストブックです。

「人をして安らかに往生せしめる」――。いまから死出の旅へと旅立たんとする人に、もっぱら、死の受容の方法を教えたのが、この源信でした。『往生要集』は源信の高潔な人格にも裏づけられて、平安時代後期から現代にいたるまで、広く識者に読み継がれてきた名著です。『往生要集』は、岩波文庫から石田瑞麿訳注で上下巻が出ておりますので、詳しくはそちらをみていただくとして、私が興味をもったのは、源信がつくった「無常院」の機能が、ホスピスの機能と非常に類似していることでした。

鈴木　鈴木大拙さんは、源信の『往生要集』について、「『往生要集』はどれくらいの程度に当時の民衆を動かしたかはわからぬ。……しかし彼の芸術は視覚に訴えるものである限り、いやしくもこれに接する機会のあったものにはことごとく異常な感動を与えたに相違ない」と評しています。どれほどの感動だったかはわかりませんが、すごかったことだけは想像できます。

――病人がいよいよ死ぬというとき、看病人、瞻病人（せんびょうにん）ともいうのだそうですが、その病人と看病人に念仏の仕方を教えるのが「臨終の行儀」です。これは古くはインドの祇園精舎でも行なわれていた儀式でした。そのことは「四分律」にも記されています。

このインドで行なわれていた祇園精舎の儀式を、源信は横川（よかわ）において実践しようとするわけです。それで、西の方、日の没する方に向けて「無常院」をつくりました。ここに、すでに命つきんとする病人を安置し、看病人、いわゆる瞻病人二人がこの病人に付きます。彼らは互いに看病することを誓い合っていますから、病人になったときは、必ず誰かがそばにいることになります。病人に異変があれば、一人がその座にいて、もう一人が人を呼びに走る。そういうシステムになっていました。

病人の顔はいつも西に向けられ、念仏に専念させて、聖衆（しょうじゅ＝菩薩）の迎接（げいせつ）する想いをなさしめるようにします。そのとき、瞻病人、看護者といっていいと思いますが、看護者は香を焚き、鐘を鳴らし、念仏を称えると同時に、食事をつくり、排泄物を清浄にして、急を家人に伝えたのでした。

鈴木　平家物語の冒頭に、「祇園精舎の鐘の声、諸行無常の響きあり」というのがありますが、この鐘の声というのは、もともとはインドの祇園精舎で行なわれていた臨終の病者の枕元で鳴らした鐘の音のことですね。

——そうです。それを源信は「無常院」で実行したわけです。

そのときに、病人と看病人が念仏を唱えながら、「何が見えたか、何が見えたか」と病人に聞くわけです。聞いては書き記し、また聞いては書き記す。それが看病人の役割でした。それは病人の信仰の証しであり、修行の証左でもあって、またあとにつづく者の参考ともなり、励ましにもなったわけです。

鈴木　なるほど。それでテキストブックというわけですか。それで、「臨終の行儀」はどう教えるの。

——現代ふうにいいますと、

「あなたはいま、すでに病床に臥して、きっとこわがっておいででしょうが、目を閉じて合掌し、一心にこういってお誓いなさい。御仏の相好以外のものは見ません。御仏の声以外の声は聞きません。極楽に往生すること以外のことは考えません、と。

このようにしてあなたは命が終わり、宝蓮華の台（うてな）に乗って、阿弥陀さまの後につき従い、まわりを聖衆に囲まれて、十万億土を過ぎるわけですが、そのあいだも極楽に行くこと以外のことは考えぬのです。ただ極楽に到着し、七宝の池の中に来てはじめて目をあげ、合掌して阿弥陀さまの尊いお姿を拝むようにします。そこでありがたい仏のお言葉を聞き、諸仏の功徳の香（かおり）をかぎ、法の教えや三昧の味をしみじみ味わい、海のように集まった聖衆にごあいさつの礼をしてのち、普賢菩薩の立てたお誓いとおこないに、ごいっしょに仲間になって致すことでしょう」

こんなふうに、臨終にある病人の耳もとにささやくと、大ていの病人はほんとうに安らかに亡くなっていく、と書いてありますね。

ここで私がいいたいのは、「専修《せんじゅ》念仏せよ」ということではなくて、古く日本人がおこなってきた「死の看とり」の具体的な有り様と、エーケンヘッドのいう……。

鈴木　「死は終着点でない」。

——……という言葉です。「無常院」の彼らもまた、死は終着点ではなく、極楽への通過点と考えていることです。

鈴木　なるほど。死という通過点をへて、別な世界に旅がつづけられるように、ひとまずホスピスで精神的な、あるいは肉体的な安らぎを得て、新たにそこで勇気を得て、そうして死出の旅路に進む。その機能は「無常院」でも同じだったというわけですね。そして、そこの職員がケアをするのも、「無常院」での二人の看病人……。

――彼らもまたケアをする人でした。看病し、死を看とり、別の世界への旅立ちを手助けするという機能は、ホスピスも無常院も同じだったということに、気がついたのです。

死の恐怖と向き合う

――そこで問題になるのが、看とる側、すなわち医療者の死に対する恐怖心です。医療者に恐怖心があっては、患者のほうは不安になります。

鈴木　そのとおりだと思います。だから、医療者側に確固とした死生観が求められるのです。河野博臣先生は、「死の影は治療者自身の影になる」といって、少なくとも、自分の影を一度も見ようとしなかった人は、死の臨床の看護者とはなりえないといっています。また、キューブラー・ロスが、「ターミナルケアでは、最期まで人間らしい時間と空間を保って生活できるように、弱る肉体を支える技術と、病人の心の底までとどくケアの暖かさが求められる。そのためにも、医療者の側にある『死に対する恐怖』を取り払わねばならない」と述べているように、まず医療者みずからが「死の恐怖」と向きあわなければならないのです。

――これから大量死の時代がやってきます。それこそ「臨終の行儀」でもいいですけれども、「臨終を習う」という教育がもっとあっていいですね。

先人の死生観に習う

――先人の臨終に習うのも、日本人の死生観を知るうえで参考になるかと思いますので、少し先人の例をあげてみます。

『週刊朝日』の編集長だった扇谷正造さんが、あるときがん研の黒川利雄先生に、「いちばん立派だった最期はどなたですか」と聞いたそうです。すると、黒川先生はすかさず、「そりゃあ、下町の八百屋さんだね」といわれた。その八百屋さんは、がんで足が屍蝋（しろう）のようになっていた。その八百屋さんが最期の日、ベッドにきちんと座り直して、看護師さんや付き添いの人に、「どうもいろいろお世話になりました。ありがとうございました」といって、そのままガクンと亡くなった。それを聞いた松原泰道禅師は、「仏法は知りそうもなき者が、知り候す」といわれた。

鈴木　蓮如（一四一五～一四九九）の言葉ですね。

――その松原泰道禅師ですが、「私は、まわりからいわれた病名で死んでいけるのがよいと思いますね」といっています。それは親しくしていた禅のお坊さんがいて、その人は大崎丘山さんというんですが、胃がんだった。あるとき松原禅師が見舞いにいくと、まわりの人から「じつは胃がんですが、本人には胃潰瘍といって伏せてある。絶対に気づかれないように」といわれた。松原禅師が本人に会うと、人払いをしたうえで、「オレはがんだ」といった。松原禅師は、「そんなことはない。胃潰瘍でしょう」と答えると、丘山さんは「オレだってダテに病気しないぞ。でも、まわりが胃潰瘍だといってなんとか治そうとしてくれるから、知らんふりをしている。まわりは胃潰瘍とだまし、オレはがんとは知らんふりでだまし……。オレの人生キツネとタヌキで終わるなあ」といったそうです。そしてとうとう最期までそれをとおした。その後、松原禅師が寺を訪ねて、「じつは丘山さん、知ってたんですよ」と話したところ、もうみんな声をあげて泣いたというんです。

鈴木　見事ですね。そうした生き方、死に方があってもいいと思うなあ。

――その松原禅師がいうには、「悟達の人はどこか憂愁の翳をおびる」と……。

鈴木　鈴木正三（すずきしょうさん。江戸時代の禅学者。一五七九～一六五五）の言葉ですね。うん、たしかにそれはあるね。

――『宮本武蔵』などで有名な吉川英治（よしかわえいじ。本名・英次、一八九二～一九六二）さんは、小学校を中退して苦難の生活を送るかたわら大衆小説を書き、『鳴門秘帖』で作家としての地位を確立し、以降『親鸞』や『新・平家物語』『三国志』といった作品で大衆文壇の第一人者となりました。その吉川さんが肺がんになった。一回目の手術は順調にいって、そのときに扇谷正造さんが見舞いにいくと、「朝起きると体中の細胞が〝吉川英治が目覚めたゾ〟と、食事どきには〝ソレ、食事だ〟と騒ぎ立てるんだ」といって元気だったが、一年ほどして二回目の手術を受けることになった。

鈴木 転移してたんですね。

――そのときには、ことばがでなくなっていたそうです。昭和三十七年の暑い夏だったそうで、扇谷さんががんセンターに見舞いに行くと、当時、六歳ぐらいだった下の娘さんのオカッパ頭をなでながら、ポロポロと涙をこぼしていたそうです。最期の日の前日、しきりに「何か書きたい」と目顔で指図された。奥様が鉛筆と板敷の紙とを渡すと、「ウンウン」とうなりながら、字を書かれた。それには「ヨ　ク　ナ　ル」とあったそうです。扇谷さんは、それは吉川さんの自分への励ましと、帯もとかずに四十日つきっきりで看病された奥様への励ましのことばでもあったろうと回想しています。

鈴木 『鞍馬天狗』『赤穂浪士』、そして絶筆となった『天皇の世紀』で有名な、作家の大仏次郎（おさらぎじろう。本名・野尻清彦。一八九七～一九七三）さんも同じような壮絶な最期でした。

鈴木 大仏次郎はたしか、星の研究で有名な野尻抱影（のじりほうえい。一八八五～一九七七）の弟さんですよね。

――そうです。私のところから、その野尻抱影訳で、昭和初頭にベストセラーになった

『レイモンド』というスピリチュアリズムの本を復刻出版（一九九一）しています。

中野好夫氏によれば、昭和四十八年、大仏次郎さんはすでに参考文献を病床のまま手にされるにもたえられないほど、体力が衰えておられた。そしてそれまではベッドに座して書いておられた原稿も、最後はついに仰向けのまま、特別製の板に原稿用紙をはりつけて、フェルトペンで書きつがれていた。そして四月はじめに、はじめて「もう書けぬかもしれぬ」ともらされた。壮烈というか、凄絶というか、まことにすさまじい死との格闘であった、と書いていました。病気は、がんでした。

それから、東大の青山胤通先生は、がん患者に「きみは○○がんで、寿命は○年」とズバズバいっていた。しかし自分ががんになったとき、看護師さんに「がんというのはつらいものだねえ」と、しみじみおっしゃっていたそうです。

『樅の木は残った』『青べか物語』や『赤ひげ診療譚』などの時代小説で有名な作家・山本周五郎（やまもとしゅうごろう。本名・清水三十六、一九〇三～一九六七）さんは、若いときから酒豪だったそうで、六十三歳で亡くなりました。死ぬ十時間前まで、掘りごたつで原稿用紙に向かっていたそうです。医者が大嫌いで、持論は、「ひとの真価は、彼が死んだとき、これからなにを為そうとしていたかによって決まるのだ」というものでした。いままで生きたことに意味があるかどうかを考えるよりは、いまからの人生が大切なのだ、ということをいっているのだと思います。

また、経済学者でキリスト者であった隅谷三喜男（すみやみきお。一九一六〜二〇〇三）さんは、がんになったあと、「休んでいて治る病気なら休む。だけど、がんは休んでも治らないのだ。それならば、自分は自分の残された仕事をやりたいと考えている」といったそうです。

社会の矛盾を描き続けた作家の井上光晴（いのうえみつはる。一九二六〜一九九二）さんは、結腸がんから、肝転移、肺転移、がん性腹膜炎という経過をたどって、一九九二年五月三十日、六十六歳で亡くなりました。「まだ書きたいことがある」といって、「切りきざまれてもぼくは病気と闘う」という人生でした。瀬戸内寂聴さんは井上光晴さんを偲んで、「自己の身上に愚直なまでに従った一生だった」と書いています。

『サザエさん』や『いじわるばあさん』で人気だった長谷川町子（はせがわまちこ。一九二〇〜一九九二）さんは、冠動脈硬化による心不全で亡くなっています。生前、長谷川さんはお姉さんに三つの依頼をしていたそうで、それは、①密葬にしてほしい、②病気になっても入院させないでほしい、③手術を受けさせないでほしい、というものでした。作家の富岡多恵子さんは、長谷川町子さんの人生とその死を、「引き返す見込みのない、不安の続く『老い』を、引き返す見込みの残された不安である『病気』にすりかえたくないという長谷川さんの強靭な意志を見た」と追悼しています。

『極楽とんぼ』など、語り口の巧みさで知られた作家の里見弴（さとみとん。本名・山内英夫。有島武郎の弟。一八八八〜一九八三）さんは九十四歳まで生きましたが、「死後のことはいくら考えても、ほんとうのことはわからないね」といっていたといいます。

堀秀彦さんもそういうところがありました。堀さんはキリスト教であった両親の影響で、中学時代に洗礼を受けたそうで、「ぼくは若き日にクリスチャンだったんだよ」といっていました。つづく言葉が堀さんらしいのですが、「その後、ぼくは、あの不毛な、つまらない哲学の世界に迷い込んでしまった。自分のおろかさを、いま後悔している」といって自嘲してましたが、どこまで本気だったか、私にははかりかねるところです。

その堀さんは、昭和六十二年八月二十七日午後八時十五分、大動脈瘤からの出血による心不全で亡くなられました。解剖の結果、動脈瘤が五つほどあり、肝臓にもこぶし大の腫瘍があったということです。美食家で、ご遺族の話では、「亡くなる前日までふだんと変わらない生活で、夕食には中華料理を食べていた」ということでした。

「たいへんわがままな人」（遺族の話）で、死ぬ一カ月前に新宿の医療センターに入院したおりも、一言居士ぶりを発揮して、大いに医療スタッフをあわてさせ、退院のさいには、「この次は老人ホームか老人病院にしてください」といわれたそうです。「本人はまったく死ぬ気はなかったようです」と、ご遺族が語ってくれましたが、老いと死をみつづけた人生でした。あだ名は「グチ穂拾い」だったそうです。

鈴木　「落ち穂拾い」ではなくて「グチ穂拾い」ですか……。

――また、『氷壁』『敦煌』『孔子』など、歴史小説から現代小説まで広く活躍された作家の井上靖（いのうえやすし。一九〇七～一九九一）さんは、死の前、娘さんをぴっしりと見つめて、こういったそうです。「大きな不安だよ、きみ。こんな大きな不安にはだれも追いつけっこない。ぼくだって医者だって、とても追いつくことはできないよ」と。

鈴木　私たち医療者は、その「大きな不安だよ」という患者さんの言葉に、どう向き合うかが試されているんですよ。

――日商会頭で八十三歳で亡くなった永野重雄（ながのしげお。一九〇〇～一九八四）さんも、「だいたい、死を考えると、いつもおそろしくなり、淋しくなる。一生涯死生観なんかわたしには確立できないのではないでしょうか」といったといいます。

鈴木　死生観というのは何も言葉だけに表されるものではないんですよ。その人の表情、目、しぐさ、行動、そういったノンバーバルなものにも表われます。その一瞬の表情からその人の死生観、価値観を見いだしていく。それがターミナルケアでは大事です。

――まだまだほかにもあると思いますが、こうしてみると、日本人の死生観にはいくつかの類型がみえてきます。ひとつは「生を死の立場から考える」死生観、もうひとつは反対に「死を生の立場から考える」死生観。そして三つめが「死生を超えた、いっそう高次なるものの立場から人間の死生を達観する」死生観です。

俳句と音楽に表れた日本人の死生観

――そういえば、先生は俳句が趣味でしたね。俳句にも日本人の死生観が表れていると思うのですが。

鈴木　私は日矢句会同人（前会長・清水基吉、現会長・山崎房子）ですが、先ほど紹介した正岡子規の句はまさにそうでしょう。子規は「写生は平淡」、「平淡の中の至味」といっています。この心境は、もはやあきらめ以上に、「天命を楽しむ」という境地を自覚していたのだと思いますよ。それから子規は『病床六尺』のなかで、「悟りということはいかなる場合にも平気でいることであった」と書いています。死の十三時間前に書かれた、「痰一斗糸瓜《へちま》の水も間にあはず」には、若くして死にゆく自分への、落ち着いた、しかし、心からのその死を悼む情感が感じられます。

――壮烈でありながらも、悲壮感はないですね。

鈴木　それから、思いつく句として、

梅でのむ　茶屋も有べし　死出の山

というのがあります。これは赤穂浪士四十七人のひとりで、吉良邸の内情を探った大高源吾（おおたかげんご。俳号・子葉。一六七二～一七〇三）が元禄十六年（一七〇三）二月四日、切腹前に遺した句です。これを建て前だという人は勝手ですが、当時の武士にはそういう文化的背景があったのです。このことを私たちは深く考えねばと思います。

ひと魂（だま）でゆく　気散じや　夏の原

この句は、江戸時代の代表的画家であった葛飾北斉（かつしかほくさい。一七六〇～一八四九）が、死の床についたときに詠んだものです。「気散じや」というのは、「気晴らし」という意味です。当時としてはきわめて長命だった北斉の境地は、死を超えていたように思います。ひょっとすると、現代の私たちは、物質文明におぼれて精神の高貴性を失いつつあるのではないでしょうか。

――それから葬送の音楽にも、その人の死生観が端的に表れているように思います。

鈴木　永井友二郎先生と海軍で同期だった大阪大学の総長で、日本学術会議の会長でもあった山村雄一（やまむらゆういち。一九一八～一九九〇）先生の告別式の葬送の曲は『海行かば』（信時潔・一九三七年作曲）だったそうです。

海行かば水漬（みず）くかばね　山行かば草むすかばね

大君の辺（へ）にこそ死なめ　かえりみはせじ

日本のなつかしい山河を謳うこの歌は、山村雄一先生と生死を共にした戦友への鎮魂歌であったのではないかと思います。

――そういえば、先生が大ファンの司馬遼太郎さんと山村雄一先生が対談した『人間について』（平凡社、一九八三）という本がありましたね。

鈴木　いまでも愛読しています。司馬さんは「医者の哲学」も必要だが、「患者にも哲学が必要だ」と述べています。

――要約すると、医学が進んできて科学になった。すくなくとも膨大な経験から科学的に選択された経験則、といった段階から、科学になった。科学は科学そのものが目的だから独り歩きして動く。そうなると医者は人間から離れるおそれがある。人間の幸せを目的にしていたのが医療という技術である、という原点が忘れられるかもしれない。当然ながら、医学者は人間というものを考える義務がある。知的に総合者としての立場を失うと、まずいことになる。その一方で、患者、一般の人も哲学をもたなければ生きていけない感じがする。

司馬さんの住む町に七十何歳かの華やかな職業の人、市議会議員がいて、その人が肝臓が悪いということで公立病院に行った。すると動脈瘤があることが発見され、医者は「これは手術しなければいかん」といった。そのときに司馬さんは、「もし私なら『これを持って死にます』と言うかと思う」といわれ、そういうようにいう覚悟を平素から整えておかなければならないと思っている。が、その人は現代医学の重厚なメカニズムの中に入っていって、医者の側の論理に身をゆだねた。もしそれがその人の哲学で、そのように身をゆだねたのなら、それはそれでいいと思う。結局、うまく取れた。取れたけれども、それまで脂ぎって道を歩いていた人が、別人のような、ヨボヨボの老人になってしまった。

司馬さんは、「頭に動脈瘤があるといわれても、取ろうとは思いませんね。それを大事にして、ほぼ一年ごとに仕事を片づけていこう。三年目で破裂すれば、それで一応の幕にすると。まして、七十歳を超えたら、それこそ大事に持っていこうと思いますね」とおっしゃった。

鈴木 その司馬さんが、頭部ではなくて腹部の動脈瘤の破裂で亡くなられた（一九九六年没）。それこそ司馬さんは、ご自分の哲学、死生観に殉じて逝かれたのだと思います。

——覚悟のうえの死という感じがします。それから、「生死をお医者さんとか、現代医学への信仰にゆだねるのは、変な言葉ですが、人間として一種のおごりですね。人間は何でもできる、医学者や施術者は何でも知っているだろう、万能だろう、というのは……。つまり、患者というか、非ドクターのほうも、医学・医術が進歩すればするほど、哲学を持つことは大事ですね」といっておられますが、この「生死を医者とか、現代医学への信仰にゆだねるのは、人間として一種のおごりですね」という言葉は含蓄がありますね。重層的で、いかようにも読めます。

司馬さんはやわらかい言葉でいっていますが、じつはすごいことをいっています。それは次の文を読むとよくわかります。「死に、意味をもたせてはいけない、もっとも無意味に死ねる覚悟をしなきゃいけない」——。この司馬さんの哲学に、死にかかわる医療者はどう答えるか。われわれ一般の人間がそれにどう答えるか。それが司馬さんの期待しているところじゃないでしょうか。

日本人とは

——日本人は歴史的にみても、成果主義ではなく、一所懸命がんばること自体に価値があり、人間としての美しさがあり、健全であるというのが、日本人の生き方の基本でした。

「力耕吾《りきこうわれ》を欺《あざむ》かず」という精神で懸命に働き、懸命に生きてきました。それが日本人の生き方の基本でした。司馬さんは、そんな日本人が大好きで、『街道をゆく』には、道をつくり、水田をつくり、ものをつくった人たちの美しい生き方、物語が描かれています。

鈴木　私は日本人の特質のなかに、「トランスパーソナル」、いわゆる「超個人」という考え方があると思っています。誰もがこれまで大切にしてきた個人ということを超えて、人間はもっとも根本的な基層において、共通なものを有し、人間の全体像を追求する。そうした考え方が日本人にはあると思うのです。これは民族や、そういうものを超えているということです。日本のほうが歴史的にみても、欧米よりもこのトランスパーソナルな伝統をもっているように思いますね。

それから、西洋は物質文明、東洋は精神文明などというのは日本人の一方的な偏見だと思う。西洋が物質に関する科学という学問を発展させてきたのは、キリスト教という精神的な支えがあったからだというのが、私の見方です。

これからの医師養成

――最後に、死を看とる医療を実践するうえで、これからの医師教育に何を期待されますか。

鈴木　医師養成の目的は、一九六六年、アメリカ医学教育の第二革命の柱となった「ミリス・レポート」にも書かれているように、社会のために、地域のために、家族のために、そして病人のためにある、と私は思います。しかし、そのロジックを内側から激しく揺さぶるものは、人間としての「感動」だと思う。

「きみは人間をみる医師になってほしい」と、最期の言葉を遺されて自宅で逝かれた元医学部教授がおられましたが、現在の私たち医師に、教官に、この感動をよび起こす生き方が失われていないでしょうか。吉田松陰は獄に幽閉された体験から、「師が弟子を生かす教育ではなく、師が弟子のなかに生きる教育」を松下村塾で実践しました。学生や研修医は、師となる人の行動や生活から自己の将来を設計するものです。

人間は論理のみならず、感激や感動を伝え、また受けることのできる存在です。医療がいかに高度化し、機械化したとしても、この感動が欠ければ医師・患者関係は冷めたものになってしまう。私たちの会が学び合い、かつ生き生きさせているのも、この人間への医学・医療であり、この生きている人間、病人に感動を与えつつ癒すことができる医師こそが、医師養成の真の目的だと思います。

それが私の、司馬さんへのひとつの答えです。

私は縁あって、副院長の息子とともに、学生や研修医をお引き受けしているのですが、プライマリ・ケアの現場では、「病気を診ることも大事ですが、同時に、患者さんという人間をよくみてください」と申しております。

人には、心と身体があり、また生活があります。そこには、その人の人生があり、家庭があります。この視点は、「実地医家のための会」「日本プライマリ・ケア学会」（現在は「プライマリ・ケア連合会」）、またシシリー・ソンダース先生や「死の臨床研究会」から学んだことです。まして、在宅医療では家庭までを、そしてときには最期まで看とるのですから、患者さんや家族とのやりとりから感動、物語が生まれてくるのだということを心に刻んでおいてほしいと思います。

――私はこのインタビューで、「なぜ、ひとは人の死を看とるのか」という根源的な問いに、少し近づけたような気がします。それは、生に対する真摯な態度、尊重が、人の死を悼み、徹底的にその人の死を悲しみ、惜しむ行為が、死にゆく人を看とることなのだと……。

鈴木　たしかに誰もが死をおそれますが、多くの人を看とるうちに、その瞬間、患者さんに安らかさが訪れるのをみてきました。

「生から死にかける橋」がホスピス緩和ケアだとすれば、医師や看護師ら医療職は、進歩した医学の頭と、心込めた愛で、橋を支える柱の一つひとつになることを真剣に問われていると思います。医師は患者さんから離れずに、そばにいてあげてください。患者さんは安心して死を迎え入れられると思います。

――一年にわたるインタビューでしたが、貴重なお話しをお聞きすることができました。

ありがとうございました。

終章――あとがきに代えて

在宅ケアは、国民の多くが希望する自宅での「畳の上での死」を支援することです。とくにがん患者は、寝たきりの期間はそうながくありませんので、その期待は連携チームがあれば叶えられるでしょう。しかし、他の疾患であっても、わが国の精神風土には、農耕社会からの家族の絆が未だ心の底に残っており、核家族といわれながら、故郷を忘れていない心がありますので、介護保険制度を活用充実して、愛情ある介護を死にゆく人たちに提供できるような社会を目指したいと思います。

「自律」は無論ですが、ひとは、「自由と甘え」が、最期まで欲しいものだと考えます。最期の瞬間、のこされる家族らは、人間の最期はどうなのか、そのとき、何かを学ぶと思います。「死にゆく姿」を子供や孫に見せることも、「人間教育」に必要なのです。そのために、医師や看護師らの養成教育が、とかく科学中心主義に走る医学から、「生老病死がある人間」という哲学をもった質高い生活中心の医学教育に改善されてほしいと願うものです。

【五〇年間の在宅の看とり】

私は実地医家であり、町の中の一介の医者ですので、いちばん考えなければならないのは、自分の住んでいる生活現場、そしてそれを取りまく患者さん方の地域、そこに存在する各家庭、そしてそこに住む人びとの生存の姿です。

診てきた患者さんが地域の家庭で亡くなる、地域に生まれて地域のなかで死んでゆく――。そういう家庭さんの希望を実現しようと一生懸命やってきて、夢のような五十年でした。看とった方は六一四人になります。

「看とり総数」は、六一四名（男・二八一、女・三三三）、そのうちがん死総数が二六二（男・一二四、女・一四二）で、入院死八五名、在宅死五二九名でした。

在宅看とりの死亡時刻では、九時～一八時が二六二名、一八時～二二時が九三名、二二時～六時が一五五名、六時～九時が一〇四名でした。

在宅看とり患者の地域は、大田区山王地区（当診療所地区）二〇四名、大田区中央地区一一四名、大田区南馬込地区五四名、大田区内その他地域一一八名、大田区外（品川区と世田谷区）二四名でした。

在宅の看とりのなかでもっとも難渋したのは、深夜の時間帯と、半径二キロメートルを超える地域でした。往診距離が長く、渋滞を少しでも避けるために、あらかじめ午後十時すぎに往診して、往復時間の短縮に心がけました。早朝や深夜、さらに土日もありました。外出先では、むかしはポケットベルでしたが、いまは携帯電話の登場で便利になりました。

これらを可能にしたのは、まず、本人や家族が在宅での看とりをみずから希望されたからです。私も、昼間の診療を行ないつつ、夜間でも枕元に電話を置き、コールがあれば、起きて出かけました。また、当院看護師の勤務時間外の協力（深夜でも休日でも）、訪問看護ステーション看護師の援助があったから実行できたのでした。

介護保険施行前は、保健所非常勤看護師の協力も得ていました。そして介護保険の施行は、なお未成熟といわれますが、患者を介護するうえで、大きな助けになりました。

当院としてはとくに、平成七年より参加した副院長・央《ひろし》の在宅医療への取り組みが熱心で、いまや副院長の息子が中心となって、他職種協働の在宅医療を推進しております。

当院の訪問診療は、原則、医師と看護師がペアになり、二人の目と耳で患者さんの身体をみて、その訴えをよく聴きます。

五〇年間の親子の看とり数は、私が四七〇名、息子が一四四名でした。

死因は次のとおりです。

1 がん
①肺がん＝男・三一、女・二五　計　五六
②胃がん＝男・三三、女・二九　計　六二
③大腸がん＝男・九、女・一九　計　二八
④肝胆膵がん＝男・二二、女・二四　計　四六
⑤乳がん＝女・一五　計　一五
⑥血液臓器がん＝男・一、女・三　計　四
⑦前立腺がん＝男・八　計　八
⑧その他のがん＝男・一九、女・二三　計　四二
2 脳血管障害　男・五一　女・六七　計一一八
3 心不全　男・四五　女・三八　計　八三
4 その他　男・六二　女・九〇　計一五二
（二〇一〇年十二月現在）

また、つけ加えるなら、現在、東京・大田区内の医師会では、医師を中心に、看護師、歯科医師、薬剤師、福祉関係者を組織して、「大田区在宅医療推進連絡協議会」を立ち上げ、区の行政とともに在宅医療を進めています。

この先駆的な試行は、私の知る限りでは、福山市医師会が最初でした。訪問看護制度、介護保険施行、在宅療養支援制度など、国の制度支援もあって、いまや全国各地に、在宅医療、在宅緩和ケアを進める医師グループは、私の知る限りでも、新宿区、墨田区、台東区、大田区、豊島区、世田谷区、国分寺市、立川市、小平市、清瀬市、千葉市、松戸市、柏市、横浜市、藤沢市、相模原市、札幌市、盛岡市、仙台市、鶴岡市、高知市、青森県、宮城県、栃木県、群馬県、山梨県、静岡県、長野県、岐阜県、長崎県、宮崎県、鹿児島県、沖縄県などのなかに在宅ケアチームが創設されています。その数はまだまだ少ないのですが、今後ますます拡がっていくと思っています。

二〇〇〇年からは、住野勇氏の大いなる拠金から在宅助成「勇美記念財団」が設立され、在宅医療に関する研究助成が行なわれていることを補足しておきます。この財団は、がんのみならず、神経難病など多くの疾患、成人から小児まで、在宅医療の視野を広げており、医師のみならず、多くの学際関係者が参加して活動をつづけています。

また、全国の在宅医療団体を束ねて「在宅推進フォーラム」を毎年開催し、在宅医療を促進しており、本年には公益法人として認可されました。

平成七年（一九九五）より、私は、ささやかなボランティア団体（大森めぐみ教会員有志から）の代表を務めております。毎年一〜二回の勉強会を行なっています。最初は、高齢者の介護援助を行ないました（介護保険施行前）。音楽療法の講習も受け、平成十六年（二〇〇四）には、日本医科大学の大竹内孝仁教授を招き、「パワー・リハビリ」の講演を区職員や医師会の参加も得て、リハビリの勉強をしました。また、平成二十二年（二〇一〇）には、認知症サポーターの講習を受け、認知症の予防と援助を会員にお願いしました。小さな輪ですが、これからもつづけてゆく所存です。

最近、「ホスピスの医学化」ということがいわれているそうです。積極的高度先進治療も緩和ケアも同じ線上にあるという考えが、そうした背景にあるのだと思います。

緩和ケアの「Care」の語源はギリシャ語の「Kara」で、「悲しみを共にする」という意味です。私はそういうことを忘れずに、気持ちのなかにもちながら、これからもやっていきたいと思います。

私は、開業医として満五十年になります。おかげさまで、地域の医者として多くの患者さんから、また地域医師会をはじめ、実地医家のための会、そこから生まれた日本プライマリ・ケア学会、死の臨床研究会、日本医学教育学会、その他多くの医学会や城南緩和研究会など、そして多くの実地医家や医科大学教官、病院勤務医との出会いを通じて、医師としての人生を歩きつづけることができました。じつに多くの方々からご指導をいただき、患者さんや家族からも学ばせていただきました。これらを、心から感謝いたします。

日本プライマリ・ケア学会は、平成二十一年（二〇〇九）、家庭医療学会と総合診療学会と合体して「日本プライマリ・ケア連合学会」となり、本年、念願であった日本医学会に加盟が承認されました。これからの発展が大いに期待されます。

とくに、ホスピスケアの精神を最初に伝えていただいた亡きシシリー・ソンダース先生には、心から感謝してやみません。後日談ですが、ソンダース先生が亡くなられて（二〇〇五年）、その業績を偲ぶ会が英国ウェストミンスター寺院で開催される折り、私への招待の案内がありました。しかし日時を得ず、出席はかないませんでしたが、ソンダース先生の最後までのやさしいお心遣いに感謝するばかりです。

また、当院の副院長・鈴木央から、当院としての地域のなかの、在宅緩和ケアの資料の提供を受けましたことを感謝します。

今回の上梓にあたり、「人間と歴史社」の佐々木久夫氏には、企画から編集までたいへんお世話になりました。ここに心から深謝申し上げます。

また、出版にあたり、日野原重明先生から身にあまる推薦の言葉をいただきました。心より感謝申し上げます。

このインタビュー中、未曾有の大震災が起きました。

東日本の太平洋岸でマグニチュード九・〇もさることながら、その地を襲った大津波は、多くの尊いいのちを海へと押し流してゆきました。その数、なんと二万二六三名（死者・一五、七三一名、行方不明者・四、五三二名。二〇一一年八月二十五日現在）という、想像を絶するものでした。

親を亡くし、兄弟・姉妹を亡くし、祖父・祖母を亡くした家族の悲しみはいかばかりか、そしてその後のこの方々の人生を思うと、胸がつまります。佐々木氏のご実家も津波の被害に遭われ、全壊したと聞き及びました。

今回の東北大震災の被害に遭われた方々に深く共苦し、鎮魂を願い、その復興が早まることをこころからお祈り申し上げます。

二〇一一年　初秋

鈴木荘一

資料① 朝日新聞（一九七七年〈昭和五十二年七月十三日〉）夕刊

天国への安息所

英国の「死をみとる」専門病院

戦前と戦後で、日本人の「死に場所」が大きく変わった。

戦場は除く。戦前、おおよその人は、住み慣れた家で、家族に見守られつつ人生を終わった。それが最近では、病院で息をひきとる人が、圧倒的に多い。

死期が迫ると、病院では、親族や知人たちをベッドから遠ざけ、患者さんは、白衣の集団に取り囲まれ、酸素テントの中で点滴針やチューブを全身にセットされたまま、さみしく他界してゆく。

これで、いいのだろうか？

と、つねづね疑問に思っていた東京都大田区の家庭医ばかり五人グループが、このほど、英国ロンドンの聖クリストファー・ホスピスを訪ね、「死をみとる医療」の実際を勉強してきた。

安楽死論議が高まるなかで、世界各国から見学者が多い。日本からこれだけの医師がまとまって勉強に行ったのは初めてではないか、と一行はいう。さて、何を学んで帰ったか――。

インタビュー

――ホスピス訪問の動機から。

「ぼくら家庭医は、地域の人たちの死に水をとることが多いでしょ。なのに忙しすぎて、死期が近づいた患者さん、家族の話をゆっくり聞いてやれない。身体的なことに目を奪われて、しかるべき心づかいが、余りにも足りないのではないか。大病院の場合は、医師自身、疑問に思っている人が少なくない。臨終医学といったものがあってもいいのに、みんな、日本では避けて逃げてきた」

――勉強になったことの第一。

「あの施設が、住民たちの出し合った基金でつくられ、発展し、支えられていること。最初に遺産を出したがん患者が、亡くなる前、ソンダースさんに、あなたの心の中にあるもの、それがほしい、といった。検査とか注射じゃなくて、やさしい医の心でしょうか。この話に世間が感動して基金が集まった。私も心うたれました」

――医術面では。

「痛みに対して、予防的に、口から麻薬をのませる方法ですね。日本では聞いたことがない。麻薬の副作用か、ボーッとした感じの患者さんもいたけど、それでも激痛がきてから注射々々というより、ずっといいようだ。専門的にいって疑問はあるけど、私なりに研究の価値はあると思った」

――天国へ向かう前の病院、というと、患者さんの心理は。

「英国人って、ノンキなんでしょうかね、死期が近いと知って来る人、そうでない人、およそ半々だそうです。入院は一人平均二十四日間で、外来、往診も二十四時間システムでやっている。家族、知人の来訪は自由。ベッドわきに、ゆったりと大きな座いすがあって、患者さんはたいてい、そこでくつろいでいた。ぎゅう詰めの日本とは、まるで違いますな」

――でも、英国は英国。日本では、つくれませんか。

「ぜひ、だれかに、つくってもらいたい。いよいよ助からんとなったら、理想的な温かいケア（広い意味の医療・看護）をしてくれるのはあそこだ、というものをね。英国では今、三十カ所にあるし、米国にもできた。医療制度その他、色々と違う面はあっても、大衆は強く求めてますよ。ぼくも、大学病院では、死にたくないなあ」

――どうしたらいいでしょう。

「だれかに、サービスだけ要求してもだめですね。医師は患者さんを、患者さんはわれわれを、お互いに理解、尊重しあって、知恵と力とカネを出し合う。そのお手本の一つが聖クリストファーでした。ぼくらも大いに研究しますから、患者さんも、社会も、共に考えてもらいたいですね」

（回答者・鈴木荘一、聞き手・藤田真一記者）

資料② 『モダンメディシン』（朝日新聞社、一九八〇年七月号より転載）

【対談】

患者の最期をどう看取るか

河野博臣　河野胃腸科医院長（神戸市）
鈴木荘一　鈴木内科医院長（東京都）

心身医学から死の問題へ

鈴木　「死にかかっている患者に協力するには、ある程度の成熟が要り、その成熟は経験からしか得られない。末期患者のそばに静かに、不安感なしに座れるようになるには、まず死と死ぬことに対する、われわれ自身の態度を反省しなければならない」と『死ぬ瞬間』の著者ロス博士（川口正吉訳）が述べています。

河野先生は昭和四十九年に『死の臨床――死にゆく人々への援助』という本をお書きになり、五十二年に『生と死の心理――ユング心理学と心身症』をお書きになって、この方面の日本における先駆者です。そして同時に立派な開業医でいらっしゃる。

河野先生と私とは共通点があって、二人とも実地の開業医です。先生は昭和四十三年から神戸で胃腸科外科を開業されており、私は昭和三十六年から東京・大森で内科胃腸科を開いています。ともに胃腸科を専門とするところから、いわゆる末期の消化器系がん患者に接する機会が多かったと思います。先生はどういう動機から「死の臨床」に取り組むようになったのですか。

河野 その答えは大変プライベートなことになります。「生きる」ということと、私たちが臨床をやるということは同じようなことですね。私は医者になったとき、なぜ自分が外科医になったのか自体も、じつは分からなかった。

しかし外科として毎日患者を診て、悪いところを切って治すという作業をやっているうちに、手術や薬だけではよくならない患者がたくさんいることが分かってきた。それは、私自身の技術が未熟なだけでなく、何か患者さんに対する人間的な配慮が足りないためや、患者さんが持っている性格、その人が生きている心理的、社会的な問題が多分に関連していると思われたのです。

そのことは、二十年前ごろから何となく分かっていたのですが、当時はまだ、心身医学というものがはっきりした学問的な形をとっていなかった。私としては、ひとりで暗中模索でした。

鈴木 心身医学を研究され、死の臨床について考えられるようになったのには、やはり何か具体的な事例にぶつかったからでしょうね。

河野 まず第一に、手術頻回症（ポリサージェリー）の患者さんでした。三十五〜

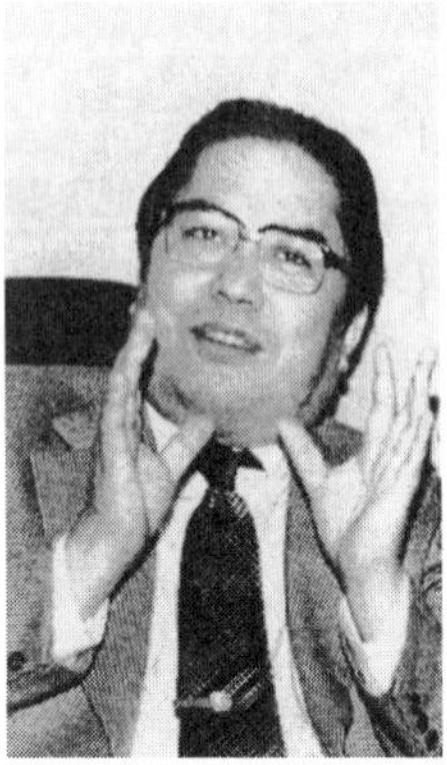
鈴木荘一

三十六歳の女性で、三カ月ぐらい前に虫垂炎の手術をして、そのあとイレウスで私が手術を頼まれた。

腸閉塞だから私は、悪いところを切ってつなげば必ず治る、という確信を持って手術をした。手術はもちろん成功してよくなったのですが、その後も三～六カ月ぐらいの周期で同じようなイレウスを起こすのです。

この患者さんは結局、六回も手術しました。もうこれ以上手術のしようがないというところで、この患者さんと将来について話し合わなければならないという立場に追い込まれた。患者さんのご主人を加えた三人でじっくり病状について話し合った。すると、医者としてもっともよく知らなければいけなかったこと、患者さんの隠された問題を見過ごしていたことが分かりました。じつは、この患者さんは手術をした時だけご主人から非常な愛を受けていたのです。主治医としての私は、そのことに気づかなかった。これは致命的なことでした。手術が終わって患者さんがよくなってくると、今までよかった夫婦関係がまた悪くなる。しかもご主人は外に別の女性がいるということも分かってきた。

鈴木　ということは、手術はご主人の愛情を取り戻すという意味を持っていた。そういう心理が症状に大きく影響したわけですね。

人間性を見ない現代医学

河野　そうです。このつらい手術は、じつは夫の愛を元に戻すという意味で無意識的な心身相関の何かであったわけです。そういうことが少しずつ分かってきて、ここで夫婦の調整、今まで隠されていた心身相関の問題を話し合うことができました。

話し合って、「もう手術はやめよう。できるだけ内科的に治していこうではないか」ということにしてみた結果、この人は再発しなくなった。そこで私が考えたのは、現代的ではないといわれるかも知れませんが、メスや薬などで治らない問題、非常に大事な人間の問題が、病気の背後に隠されていたのではないか、ということです。

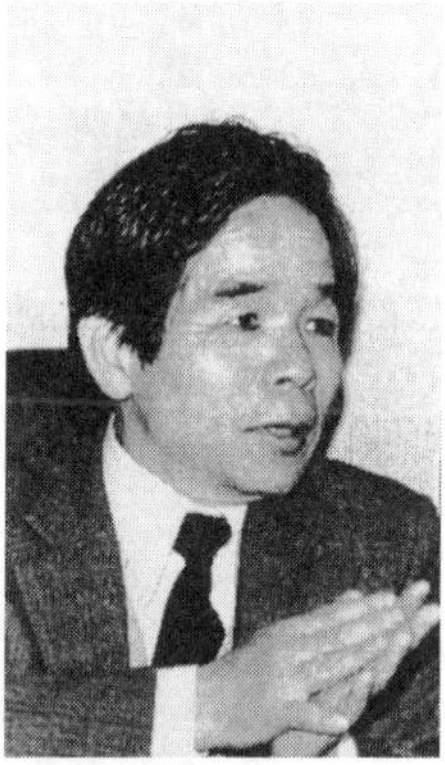

河野博臣

それまでも数多くの患者さんを手術してきて、数多くのがんの患者さんが当然のように私の前から消えていってしまった。私はそれに対してあまり疑問を感じないで、当然のことのようにみていたわけです。その中には患者と治療者としての医師の関係はなかったのではないか……。

鈴木　現在の医学では診断や治療のために、患者の人間性をみていない、ということが多分にいえますね。

河野　そういうことが続いている中で、私が医者になって七~八年目のころ、つい一時間前は元気で私を見送ってくれた私の子供が、電車にはねられて死んでしまうということがあって、私は「死とは何か」「生とは何か」という問題に直面させられることになった。じつは私は、こういうプライベートなことの中から心身医学を考えはじめ、患者さんを人間としてみていかなければならないと思うようになりました。

そういう目で患者さんとの関係をみていくと、今まで気がつかなかった多くの問題を、人間として患者は持っているのだ、ということがはっきり分かってきた。今までの患者さんとは違った患者さんとして、私の前に現れるようになったわけです。

こうして心身医学を私自身の問題としてやっているうちに、たまたまユングに出会いました。私自身、患者として教育分析を受けるようになったのです。これは、患者になることで、治療者として自分自身をいかに知るかということだろうと思います。自分の問題の中に、〝死〟ということがある。それを越えていかなければ、私は再び生まれかわることはできない、と思うようになったのです。

鈴木 そういう経緯があって、昭和四十九年に本を書かれ、そのタイトルに「死の臨床」という言葉を使われたのですね。

河野 四十七〜四十八年ごろから、このことについて何度か講演したことがある。たまたま四十九年に本にしたわけですが、「死の臨床」という言葉は最近は何か流行語みたいになってしまった。

死を免れないというがん患者の診療だけではなく、いろいろな患者を心身両面からみているうちに、死というものが非常に大事だということを痛感し、死の臨床を見つめはじめた。とくに末期の患者さん、手術も薬も効かない患者さんに対して、人間として、また治療者として、どういうアプローチがあるのか、ということを少しずつ研究しはじめたのがきっかけなのです。

配慮されないメンタルケア

鈴木 私がこの問題にのめり込むようになったのには、二つの事件があった。一つは、私の義弟の死です。義弟は肺がんで、三十五歳で発病し、わずか四カ月で死にました。その当時、私の知る限りではいちばんよいと考えたT病院呼吸器科に入院させていただき、身体的な面では最善の治療とケアが行なわれました。

私もできる限り病院に通って弟に会ったのですが、そのときに痛切に感じたのは、死に向かって歩いている弟に対して、どう援助してあげたらよいか分からない、ということでした。自分の非力をつくづく反省させられました。

病院側も、精神的なケアは何も提供してくれない。日本で最高の医療を提供してくれるところでありながら、そういうものがなかった。そこまでケアの眼が及ばなかったのでしょう。

それからもう一つの事件は、われわれの「実地医家のための会」の創設に参加し、その発展に功績の多かった春日豊和先生がまだ存命中に、自分が胃がんであることを知りながら、安楽死についての公開討論会を開かれたことです。

河野 あれは昭和五十一年の一月のことでしたね。春日先生が企画されたのですが、先生は二カ月後に亡くなられました。

鈴木 その公開討論会で春日先生がフロアから発言された。「私はいま精神的な植物状態なんだ。病院に行っても、そういうことは何ひとつ解決してくれない」と。先生がかかっていた病院は、T大消化器センターですから、最新医学の技術提供では最高の場です。そこでさえ、先生に対するメンタルケアについては何ひとつ配慮されなかったわけです。この先生の言葉は、いつまでも耳に残りました。私は先生のことをよく知っていたし、病状の経過も知っていましたので、非常にショックでした。私はそのころはまだ、心身医学についてはあまり目を向けてはいませんでしたが、私たちは日進月歩の医学に遅れないようについていかなければいけないといいながら、何か今の医学では忘れている大事なものがあるのではないか、と感じたわけです。末期の患者さんについて、どんな援助やアプローチをしたらよいのか。先生自身の体験から、どう考えておられますか。

宗教関係者はノータッチ

河野　患者さんが亡くなる場所はどこかということ、実地医のクリニックや患者さんの家，それからもう一つ非常に多いのは病院です。そのほかには、障害者の場合は福祉施設、身寄りのない老人は特別養護老人ホームなどでしょう。今後は、末期患者だけを集めてケアするイギリスのホスピスのような施設も考えられます。

われわれ人間は古来から、生まれては死んでいる。もちろん平和のうちに周囲の人びとに看とられながら死んでいく人もある。しかし歴史的にみると、昔は戦乱や災害ばかりで、つねに死と直面した生き方をしてきた。だから、その時代に生きた文化の中には、〝死〟というものがはっきりあった。ところが現代は、死を否定した文化の中に生きているわけです。

鈴木　そうですね。われわれは、日ごろは死のことはあまり考えない。平穏な日常性の中で生きていますね。

河野　だから、ある日突然に死という問題が入ってくると、それがわれわれの生きる生活のパターンを狂わせてしまう。患者さん自身とそれを取り巻く家族や周辺の人びとなど、日本人は多分にグループをつくる傾向がありますから、そういうグループの中で、いろいろと精神リビドー的な変化がばたばたと起こってきて、大変な波乱を引き起こすことになる。

その結果、現代の日本では、肉体的、精神的、家族的、さらには霊的な面まで、やはり医療者が負担し、援助していかなければならない、ということになるのではないでしょうか。

鈴木　そうですね。そこには、日本の精神という歴史の流れの中での死の看とり方と、もう一つ第二次大戦以後の価値観の多様化ということがあります。

さらに、死を看とる一つの医療としてイギリスで誕生した〝ホスピス〟というものが伝えられてきた。

ホスピスを日本に紹介した責任の一半は私にもあるのですが、イギリスでこれが生まれたことについては、イギリスならではという意味があったと思うのです。イギリスにはもともとキリスト教の伝統があるわけですが、現代のイギリス人もとかく合理的科学万能主義に走り、それほど宗教的ではないようです。たとえば日本にもやってきたことのある比較解剖学の大家ヤング教授（ロンドン大学）も、「イギリスですら最近は、医師が僧侶の役割まで果たさなければいけなくなった」と述べています。

それと同様に日本でも、死の臨床はもっぱら医師の仕事になっていますね。本来の医療は、日本でも歴史をさかのぼれば、医療を授ける人は同時に宗教の担い手だった。しかし、それがいつの間にか、宗教の関係者たちは、死の臨床に立ち合わなくなってしまいました。

工業化して父性社会に

河野　とくに明治になって西洋医学が取り入れられてからは、それはまったくなくなってしまいましたね。どうしても医師がその役割を果たさなければならなくなった。

鈴木　慶応大学の渡辺格教授（分子生物学）も著書『人間の終焉』の中で書いていますが、「日本は西洋の技術は取り入れたけれども、その歴史の中にある西洋の魂は入れなかった」と。つまり、「無魂洋才」なのですね。しかし古来の日本人の心の中には、気候風土の恩恵もあって、案外、情緒的で、人間の生と死は、春に種をまいて秋に収穫できるといったことと同じに、ごく自然なものと考えてきました。そういう考えが、日本人の思想の基盤にあると思うのです。

ところが現代の日本人は、河野先生も先にいわれたように、みなが死を忘却し、拒否している。それは実際に私が患者さんに接しても、あるいは同僚の医者に接しても感じます。私自身もかつてはそうだったのですが、多くの医者は「この患者さんはもう助からない、もう死ぬのだ」と思うと、いつの間にか遠ざかるようになる。ほんとうは身近にいてあげなければいけないのに。

河野　そういう意味では、私たちは日本の現代社会の実情をよく理解しないと、死の臨床へのアプローチや、死の臨床がいかに大事かということが根付かないと思います。おっしゃるように、日本のように農耕民族で自然を相手にしてきた社会は、ユングのいう母性社会です。そういう中では死というのは自然に受け入れられる。ところが工業化社会が発達すればするほど父性社会になってくる。そして「成熟」という原理から「生産」という原理にとって代わることだともいえます。工業というのはすべてが生産ということです。成熟ということはない。この場合、死をどういうふうに受け入れるかというと、まったくのアンチテーゼとなってくるから、まず受け入れられない。受け入れられないけれど、死は必ずやってくる。結局は医療がアプローチしてやらざるを得ない。そこに難しさがあるのだと思います。

鈴木　同感ですね。だから、ある意味では分析的アプローチだけでは解決になりませんね。

河野　分析的アプローチだけでは問題になりません。日本は言語と感情が非常に混然一体となっている民族です。鈴木先生の先輩である東京医科歯科大学の角田忠信先生の研究によれば、日本人は脳の左半球に言語中枢と情動中枢がいっしょにある。ところが欧米人では、言語中枢と情動中枢は左半球と右半球にきっちりと分かれている。日本人のような例は、世界に例がなくて、ただポリネシア人だけだということのようです。

とすると、日本人にとって死の臨床という問題は、言語、とくに母音と非常に関係がある、と考えられます。私たちは死に近づくと、母音が非常に多くなる。母音で訴えることが多くなります。

それと、日本人は、ノンバーバル（非言語）・コミュニケーションが非常に得意です。社会心理学者たちがよく指摘することですが、日本人は妻が「あなた」というだけで、お互いに分かってしまう。ということは、死の宣告、がんの宣告などの場合と非常に関係があると私は思います。

分析でなく統合の方向へ

鈴木 死を考えるとき、もう一つ大事な要素として、死にゆく人の孤独ということがありますね。

河野 とりわけ日本人は小さいグループをたくさん作って生活する傾向がある。死にゆく人は、「私だけはあなたがたのグループから外されて一人で死んでいくのだ」という孤独感をものすごく強く持っていると思うのです。

だから、その孤独の中にいかにして私たちがコミュニケーションしていくか、ということが大切になる。その場合、バーバル（言語）・コミュニケーションとノンバーバル・コミュニケーションがあるわけです。欧米の人は言語を介したコミュニケーションでないと本当のものではないという考え方が多分にあるけれど、日本人は必ずしもそうではない。そのへんを理解しないと、死の臨床というのは根付いていかないのではないか。

鈴木 それはいいところを突いていますね。もう一つ、死の臨床をどう体系づけていくか、いかに学問にしていくかということもありますね。

河野 そうですね。私たちの仲間が「死の臨床研究会」をつくった時に、まず初めにこういうことをいったのです。死の臨床というのは「臨床」場面から離れて成り立つものではない、臨床から離れないでやろうじゃないか、とね。つまり、決して「学問」にしないようにしようということだった。

ところが今や死の臨床は学問になろうとしている。だから、もし学問にするのなら、生きた学問にしなければいけない。学問というのは確かに分析です。しかし、死にゆく人たちはほっておいても分解し崩壊してゆくわけですから、われわれがしなくてはいけないのは〝統合〟というアプローチなのです。

鈴木　患者の求めるものは全人的ケアですから、ほんとにインテグレートしていく努力をしなければいけないですね。だから、患者さんを分析して分かったような気になるのがいちばん怖いことですね。

河野　心身医学的なアプローチをする場合に、患者さんが生まれてから育った経歴、親子関係、夫婦関係、社会でどういう仕事をしているか、性格テストの結果などをみていくと、何となくその人のプロフィールが分かったような気がする。しかし、そこに大きな落とし穴があるわけです。

人間はそういうことだけで生きているのではなく、その統合であり、全体であり、しかも私たちが理解できないような、表面に出ないいろいろな問題を持って生きているわけです。そのへんで分かったようなつもりでアプローチすること、これが死の臨床ではいちばん危険だということです。

ところがこういう考え方は、医学が科学であるという前提に立つと、非常に困る考え方なわけですね。だから、医学とは科学プラス・アルファであると考えて、そのアルファのところに重点をおいてアプローチする。これが今までの医療では考えられなかった患者のインディビデュアリティ（個人性）ということです。これが死の臨床のポイントではないでしょうか。

「私はこの世の中から離れていくのだ」という孤独感の中に、精神的、生理的、家族的、社会的なものを含めた統合された意味があるのではないか。セラピストとして援助する側として、こういう受け取り方が大事ではないか。しかも個人個人には違ったニードと援助が必要になってくる。この意味で個人医学としての心理医学ベースにならなければと思っています。

母性的な優しさが不可欠

鈴木　だから、これから死を看とるいろいろなシステムを考える場合に、一人の医者が全人的な意味で、精神的、身体的、社会的な援助のあらゆる面を患者さんに応じて指導できなければいけない。するとそれがはね返って、これまた先生がよくいわれるように、治療する医師自身が自分の死というものにも対決しなければいけないわけですね。

河野　医者の生き方ですよね。その生きざまが問題となる。私は本来、医学とか医療には基本的には人間に対する配慮がなければいけないと思うのです。配慮というのは、いわばサービスです。サービスというのはセラピー、そしてセラピーというのは、人間に仕えるということですからね。

つまり、「配慮」とか「サービス」が基礎にあって、その中からより上手により多くの人にセラピーするために技術が生まれてきたわけです。だから、技術が先行するのではなく「配慮」というのがベースにあって、技術が使われるということが非常に大事だ、と私は思います。

鈴木　日本プライマリ・ケア学会長である渡辺淳さんがよくいわれる、「医学」と「医療学」との独立ということに関連してくる。基本はむしろ「人を助ける」「苦しみや痛みを取ってあげる」というところに出発点がある。それに付属して分析が起こって、学問というものが生まれてきた。それが医学であるわけです。

ところが今は、どちらかというと医学のほうが神様みたいに上にあって、本来は基本にあるべき医療が医学に使われることになっている。

河野　そこで私は大学で、まず人間に対する配慮という意味で学生たちに医学概論を教えております。それと同時に大学の中でがん患者のセラピーも手がけています。私のクリニックとあり方がちょっと違うけれども、患者さんは同じなのです。その問題を、私たちは考えなければいけない。

チームを作っている医療と、私たちのように医者と看護師、あるいは医者の家族といった治療グループとはちょっと違うのではないか。私たちのほうが患者さんの中に入れる素地を持っているわけです。

鈴木　それと私たちの場合、患者さんというのは長年付き合っている患者さんで、その人がどういう人であるか、家族にどんな人がいるか、よく知っているわけです。地域でいっしょに生活している強みですね。

河野　だから私は、メカニックで分析的なアプローチというのは、合理的ではあるが感情が入ってこないから、患者さんにとっては冷たく感じられるものになってしまうと思う。ところが末期の、やがて死んでいく患者さんは非常に不合理で感情的になるものですね。

鈴木　ですから、母性的な優しさとか慰めとかいうものが、その人たちには非常に必要なわけです。それがなければ安らかに死んではいけない……。

「甘えの死」もすばらしい

河野　私は何人かの末期患者の精神分析をやったことがあります。というのも、患者さんがだんだん混濁期に入ってくると、いっていることが意識的なのか無意識的なのか分からなくなってきますね。そういう経過を取りながらだんだん死に近づいていく。その中で夢としての表現というものもまたあるわけです。そのへんを明らかにしてみようということで、元気なころからずっと夢を患者にとらせて、その夢について患者とその家族と私との三人で話し合うようにしてみたわけです。その結果発見したことは、男性であればとくに、夢の中で非常に優しい、しかもフレッシュな少女などが出てくると、精神的にも生理的にもすばらしく調子がよくなるのですね。胃がんで胃を切除した患者さんなのに、ご飯を二杯もバリバリ食べてしまう、ということも起こってくる。ずっと初めからみている医師の私さえ、「これはもしかしたらよくなるのではないか」と勘違いしてしまうほどです。

鈴木　女性の患者の場合はどうですか。やはり、優しさといったものを求めているのでしょうか。

河野　女性の場合は、今度は男性的要素としての引っ張っていってくれる力のイメージとか、「こうしなさい」「ああしなさい」ということを決断してくれるような大船に乗ったような男性的要素の入った夢をみると、これまた非常に調子がよくなってくるのですね。じつは私たちは、配慮してくれたり、戸惑っている時に引っ張ってくれたり、決断させてくれるというふうなものを無意識のうちに求めている。そういう中で生き、やがて死に近づいていく、ということが分かってきたのですよ。

それで、慶応大学の小此木啓吾さんや元東京大学教授の土居健郎さんとも話してみて分かったことは、日本人の「甘えの構造」というのは、ネガティブな受け取り方ではなくて、日本人の特性として、むしろポジティブな受け止め方をしていくのが非常に大事ではないか、と私は思うのです。

私は人間の死を二つに分類して「自立の死」と「甘えの死」と呼んでいます。とくに日本人の男性の死は「甘えの死」が多い。だんだんと赤ん坊のようになり、だんだんと無意識の中に入り込んでいって、母親に甘えるような形で死んでいく。出生と死が一致するように思えます。

鈴木　先生が「自立の死」と呼んでおられるのは、死と真正面から向き合って死んでいく死に方です。周囲の人びとにも、残された家族にも配慮して、最後まで死を見つめて死んでいく。

河野　そういう死に方がすばらしいような価値観もあるかも知れないとは思うのです。しかし、日本人のような「甘えの死」というのも、むしろすばらしいのではないでしょうか。母性社会としての日本、日本人の精神構造は、私たちが精神分析をやってみて分かるのですが、あまり変わっていないのですね。工業化社会になって一〇〇年ですが、深層心理的には基礎は変わっておらず、表面にメッキがついているに過ぎません。

これは、日本人の牧師と欧米、特にドイツ人の神父の精神分析を比較してはっきりしました。日本人の牧師だったら、多分にキリスト教の信仰を持っているからそのへんはかなり欧米的に変わっているだろうと思ったのです。しかし精神分析をしてみると、クリスチャンでない普通の人とあまり変わらないで、無意識と意識が不鮮明でごちゃ混ぜであって、分析が困難なのです。ところがドイツ人はメリハリがはっきりしていて、一枚一枚レンガをはがすように明確に出てくるわけです。

潜在する女性性を生かす

鈴木　なるほど、そういうように大きな違いがあるとすれば、死の臨床のアプローチの仕方も別に考えていく必要がありますね。

河野　そうですね。われわれ日本人の場合は、いわば母性的なアプローチ、女性的というか、配慮とか愛とかいったアプローチが大事ではないか、と思います。また時には「太母」に身をゆだねさせるようなアプローチが大切なようです。

鈴木　いや、それは日本人だけではないかも知れません。イギリスのホスピスの発達に功績のあったソンダーズさんも、見た目にはかなり大きくがんじょうそうな人ですが、ひとみの優しい女性です。また末期患者施設に「死は終着点でない」という意味で「ホスピス」という名前を最初につけたアイルランドの尼僧・エイケンヘッドも女性ですね。やはり人類は共通して、ターミナルでは母性的なものにあこがれるということではないでしょうか。

河野　いってみれば、大地に帰るということですからね。あるいはキリストが十字架にかかって死んでいくという場合も、看とったのは女性の人たちがほとんどです。

私自身男性ですからよく分かるのですが、精神分析をやる場合に、私の中の劣性としての女性性をフルに活用しなければいけないですね。物事を決断したり分析したりすることは男性性で、これは私の中では優性ですが、つなぐ、継続する、配慮する、萎えたものを元気づけるといったことは、劣性としての女性性の働きなのです。

精神分析で患者の言葉を聞くというのは、私の中の女性的要素をフルに使っているわけです。しかしそれは男性の私にとって苦しいことであり、ストレスにもなります。

鈴木 それは私もよく体験しています。

河野 私は最近、ソンダーズさんのところのような大きなものではないが、ロンドンの近くにある小ぢんまり（一五～一六床）としたセントジョン・ホスピスの院長さんと話したことがあります。聞いてみると、そういう小さいところは、日本の私らのクリニックのやっている、先生がよくいわれるミニ・ホスピスによく似ていますね。

ユングも「普遍的無意識」ということをいっていますが、人間の心の中にある死とか、非常に危機的な状態の中での人間の反応というのは、東西でもあまり変わらないと思うのです。

だから、「配慮」ということについてはあまり変わらない。そのイギリスの小さなホスピスでは、チーフドクターは女性で、しかもカウンセリングのできるナースでした。そして十人くらいの末期の患者を一人で引き受けて、精神的なことから身体的、霊的なことまで全部やっており、牧師などが手伝っている。「私は、ソンダーズさんのところのような分析的なアプローチはやらない。むしろ私一人がそういうことを全部引き受けてやります」といっていた。

鈴木 私たち実地医家としては、むしろそういう小さなホスピスのやり方を学ぶべきでしょうね。ただ、こういう小さなホスピスは、地域の要請があってできあがってくる。日本ではまだこのようなホスピスはないので、うらやましい限りです。

河野 そういう母性的な愛の配慮がありながら、しかも個々のケースについて、こうしたらいいでしょうという科学的な分析と決断をしてあげるという、両方を持った治療者が必要となってくるのではないでしょうか。

地域に応じたシステムを

鈴木　ただ、日本でこういう問題をやっていくのは、やはり第一線の医師に期待したいですね。第一線のお医者さんが、地域に応じたシステムを作り、自分の地域の人の最期を看とっていくのがいちばん日本らしいやり方だと思うのです。

だから、第一線の実地医家の方々がこういう問題に目覚めて、その役割を担って下されば、日本のターミナルケアは非常に将来が明るいのではないか、と思うのです。

河野　この問題に大きく影響しているのが現代の核家族化です。死んでいく場合、在宅ケアというか、愛する家族の人びとに看とられて死んでゆくのがもっともすばらしいことですが、核家族化や共働きなどで、なかなかできないのが実情です。だからどうしても「クリニックや病院」ということになる。しかも日本の病院には病院付きの牧師なんていない。だから医者と看護師が医療の両輪で、とくに看護師は配慮という母性的な役割をやってもらわなければならないし、医師には父性的な役割をやってもらわなければ困る。主治医はやはり中心的な役割をするものだから、その意味でドクターは，もっとナースの言葉に耳を傾けてほしいし、ナースも患者さんとどうコミュニケーションをとっていったらいいかを患者やその家族との間で特によく考えてほしいですね。

鈴木　この二つは、現在の総合病院が抱える大きな問題です。医師と看護師との協調性と相補性が必要ですね。

河野　看護学というものを確立していって、

医学の劣性な部分を看護学で補ってということを本当にやってもらわないといけませんね。現状では医師のほうが看護師を信頼していない傾向がある。しかし、「看護師のいうことは信頼できない」「看護師というのは医師には理解できない」ということでは、これはチーム医療にならないですね。医師と看護婦が患者を中心に意思疎通を図っていかなければいけない。

　死の臨床でもう一つ考えておかなければいけないのは、家族への援助の問題ですね。治療チームには家族も参加してもらわなければいけないのです。日本では、たとえば患者が癌だということをまず家族に告げる。すると家族は少なくとも半分くらい精神的負担を受けることになりますね。

　そこで医者の自覚が大事だと思うのです。がんだということを家族に知らせるということは、医師が知った秘密の負担を分散することだということを自覚しなければいけないのではないか。だからこそ家族への援助ということも出てくるのではないか、と思うのです。これは私自身も経験があるのですが、日ごろ考えていることとは違って、深いところから出てくる非常に大切な問題です。場合によっては、患者が死んだあと家族が崩壊するということもありますからね。

鈴木　こうなると医療者側だけでなくて、ボランティアなどの国民による支援が必要になりますね。

資料③

東京医科歯科大学平成3年度入学者選抜小論文問題

（鈴木荘一、『死を抱きしめる』、人間と歴史社、一九八五）より

医学部保健衛生学科小論文問題

次の文章を読み、著者の主張に対するあなたの意見や考え方について六百字以内にまとめて記述しなさい。

Y先生は元大学教授の医師（七十七歳）であった。九月S病院にて胆石症の診断から手術したところ、胆管がんが発見された。術後しばらく好調であったが、十一月六日突然の発熱と黄疸が再発のシグナルとなり、当院に入院を求められた。

患者は当時、内科的に治療することを望んでいたので、経口内服薬や輸液によって抗がん剤や続発性感染症のための抗生物質を使用したが、しだいに黄疸値は増加していった。そこで手術をしたS病院に経皮的胆管ドレナージをするよう再入院を依頼したが、病床がなかなか空かずしばらく待たなければならなかった。

ちょうど師走となり、クリスマス・イヴを当院で迎えた。そこで私は病人と家族（妻・子供・孫ら）を私の家の居間に招き、キャンドルに火を点し、全員でクリスマスキャロルを歌った。

妻も娘も共に西洋音楽を愛し学んだ方であるので、娘さんがピアノを伴奏しつつ、夫人はご主人に背を向けてアベマリアを歌われた。夫人の眼には涙が溢れ、声も時々震えていたが、私には愛する者の魂の叫びのように思えてならなかった。

Y先生は笑いながら「昔はもっと上手かったんですがね……」と呟きつつも、嬉しい団らんを楽しんでいたようだ。食欲が全く不振であったのに、皆と同じようにクリスマスケーキのひとかけらを食べ、またお寿司にもすすんで手を伸ばしていた。声を揃えて歌ったお孫さんたちのジングルベルは、特に病人の心を和《なご》ませ、またご夫人の愛情あふれる歌声が病人の心をしばし癒し、身体まで活気を取り戻すかのようであった。心のうっ積が親しい家族との団らんによって解消し、体内のがん細胞に対抗する免疫体が活性化されて、Y先生のがんは一時進行が止まるかのように見えた。

この実例から私は、病人の周囲に家族と共に楽しい雰囲気を醸成することが、とかく滅入りがちながん末期患者の心を、陰から陽に転じ、食欲を増進させ、がんと闘う力を再生させることもあるのではないかと思いを馳せた。

このようなエピソードの後、十二月二十七日にS病院に転院したY先生はただちに経皮的胆管ドレナージが施行され、閉塞性黄疸を改善させることができた。寒い冬の間はその病院で過ごし、翌年の四月末、再び退院した先生を私が在宅で診るようになった。

医師であった病人の心理はいつも知性的であり、かつ高齢のため従病的であった。また周囲の家族を思いやる心情も失わなかったが、時として、抑制している自己が怒りとして表現される時もあったようである。

アメリカの精神医学者キューブラー・ロスは、末期患者が死に至る心理過程に、拒否－怒り－取り引き－抑うつ－受容を認めた。同じアメリカの心理学者であり、サナトロジー（死学）の専門家であるシュナイドマンが、「この五つの心理段階に限定されるものでなく、ちょうど蜂が巣箱のまわりを飛びまわり、自由に巣箱を出入するように、種々の心理状態が自由に飛びかいつつ、あるいは出現し、あるいは消失する。定まった一つの方向に向うというよりは、受容－不認の両極端を行き来している」と述べている。私が看とった日本人も、病状によって希望と抑うつが変転する心理過程が観察された。

当時は、人工的に挿入された胆管の病人は、貯留した胆汁を飲むように、手術した外科医より指導されていた。そのためにも人工胆管の流れを良好に保持する必要があり、私はその管を洗滌するためにしばしば往診に出掛けた。

この時に医師でもある病人とよく対話をした。病人は東洋的な思想を持ちあわせていることもあって、自然に死を受容する心情があり、かつ末期時の過剰な延命医療は絶対辞退したいという希望を語っていた。そして繰り返し、「医師は病人という人間を看てほしい」と述べていた。

患者さんは九月六日突然昏睡に陥り、一時覚醒はしたが、五日目に亡くなられた。この間の私の対応は酸素吸入や輸液投与も行なったが、在宅の病人の傍らでその病態を見守りながら、昼夜家人と共に過した。

したがって私が一泊し、そこから自分の診療所に診療のために通う日もあった。また私が留守の間は当院のナースを交替に派遣して、患者さんを看まもるだけでなく患者家族を精神的に支援するように指示した。

このように当院スタッフと家族とが一体になってケアする中で、病人はすべての者に看とられながら秋の帳《とばり》が落ちる頃、眠るようにこの世を去って行った。

（中略）

さて、わが国はどのような精神風土から死をどのように考え、受け容れていたのであろうか。

私がこの方面に眼を開いたのは晩年の古谷綱武氏（評論家）との邂逅によるものであり、彼から渡された著書『私の中の日本』は私にとって貴重な一冊となった。

彼は日本の季節が、私たちの心を育てたとして、次のような文章を残している。

「長い夏と長い冬、そして短い春と短い秋、それが日本民族を育てて日本民族がここに生きてきたこの日本列島の四季であった。他の地域とはやや別の四季がここにあった。

夏は海から湿った風が、この列島の上を大陸に向けて吹く。

湿潤が、夏を雨期にした。

その夏の雨が、森林に覆われていたこの列島に植物を繁茂させ、やがて、ここをひらいて農耕に生きた人たちの作物を育てた。」

「地球の上には、一年の気候の動きがほとんどないといった無季の地域もある。しかし、この列島の気候には、四季の移り変わりがあったのである。

もっとも、気候の変化がある地域のほうは、この列島だけではなかった。そうした地域のほうが、この地球の上の陸地の多くを占めていよう。ただ、その地域の多くの気候の変化は、それをこの列島にくらべていうと、截然と気候を区切るような激変ともいうべき変化だったのである。

しかし、この列島でのその変化は、激変という変化ではなかった。この列島での気候の変化は、きわめてゆるやかに、そして微妙なやわらかさをもって、移り変わったのである。それが、この列島における四季の変化の特色であった。

日本民族が生きてきたこの列島の気候は、そうした緩慢な変化の四季であった。そのことではこの列島の四季は、地球の上でも稀なものだったのである。」

「この四季の変化は現代でも、この列島からなくなってしまったというわけではない。しかし今や現代の生活の中では、この列島の季節の中に生きてきた小さい生命たちのかずかずが、この列島の自然の中から、姿を消していきつつある時代になってきている。穀類とともに主要な食糧としてきた季節の野菜類や魚類も、その栽培法や貯蔵法の発達で、今ではすでにその多くが、季節感の乏しいものになってきつつある。また、冷暖房の発達は、家屋内での生活を無季化しつつある。

日本人を歴史長く育ててきたこの列島の季節感は、文明の発達によって、日本人の生活から遠いものになりつつある。季節の中の自然に深く根ざして育てられた日本人の、伝統ともなってきた感性は、この現代の変化によって、今後どのような影響を受けていくであろう。」

「自然はしたがうもの、と考えてきた日本人の人生観は、一方では天変地異から影響され、また別の一方では、むしろ、めぐみであった自然の温暖温和に大きく育てられてきたといってよいのである。

一方では、抵抗できない天変地異によって、自然はしたがうよりほかにないものと考えるようになったことによって、消極的に、あきらめることを生きることにする姿勢も日本人の中に育てた。しかしまた別の一方では、人の勤勉に答えて応じたものをもたらす温暖温和な自然によって、自然はそれにしたがうべきものと考えるようになってきたその人生観は、むしろ、積極的に、期待することで勤勉に生きていく姿勢を日本人の中に育てたのである。

この列島の風土はしたがうべきものというその人生観の中には、この消極、積極の両面がひそんでいる。ときによっては、その消極性を、耐え抜く力にして生き抜き、ときには、その積極性を、働きかけ、吸収し、築いていく力として生きてきたのである。」

「民族の文化というものは、その民族の生きてきた生産の歴史によって、そして生活の歴史によって、心やそのしきたりのこまかいひだの中にまでもしみとおって、微細な違いを作ってきているのである。

国際化ということがしきりにいわれてきている。大局的には、交流がひんぱん化していくにしたがって共通化していく国際文化なるものが、それぞれの民族文化の中に浸透していくことはまちがいない今後の方向ではあろう。

しかし、それぞれの民族のその伝統的な文化の微細な違いは、それが微細であるだけに、そうした今後の時代になっても、なおそうかんたんには、ないものになってしまうということは考えられない。」

「稲作農耕にだけ生きてきたといってもよいこの列島の単一民族は、いま新しく工業民として生きようとしてきている。

しかし、歴史長く農耕民としてきずいてきた生活とその文化の伝統とは、外から見える今後の生活がたとえどのように変わろうとも、人間としてのその感受性、その思考、そしてその情感のひだにまでしみこんだものとなっている文化は、そうかんたんに一掃されてしまうことは考えられないのである。歴史に養われてきた民族の文化とは、そうした深い根となっているもののことである。」

このように私は、古谷氏の考えに導かれ、また古典的名著である和辻哲郎著『風土』にも教えられて、日本人の深層心理には、なお自然の摂理が働いているとの思いに至った。そしてさらに、私が看とった一一九名の死者が、すべて家族を求め、彼らに看とられ、抱きしめられながら、癒された心をもって死へ旅立って行ったことを確認してきた。

従って、日本人の死生観には心の底で次の二つがあることは確かであろう。

一、自然の摂理として受容する
二、家族身内の中で死を迎えたい
遠く印度から中国を経て伝えられた仏教の浄土思想も、禅思想も、この自然信仰を母地として発展してきたように思える。

そうして、三木清の『人生論ノート』の中の「死について」で述べていることは、民俗学者柳田国男氏がその全集第五巻『先祖の話』の中の一篇〈死の親しさ〉の中で述べている「日本人の死生観とは、死者の霊は人々の近くに留まり、顕幽二界を繁く往来し、死ぬ時の念願は死後かならず達成されると考え、また三度生れ代って志を貫けると思っている」という考え方と相通じている。これは古谷綱武氏が指摘した日本の四季からであり、日本人の精神風土はこれを大地として育ってきたのではないかと考える。しかし機械文明、生ばかりを謳歌する文化の中にあり、死を忘却した現在では、しだいにこの美しい自然からの精神風土を失いつつあるように思える。

参考文献

鈴木俊郎編、『世紀の人アルベルト・シュワイツェル』、新教出版社、一九四八
C.M.Saunders、「Treatment of Intractable Pain in Terminal Cancer」、Proc.Roy.Soc.Med、一九六三
キューブラー・ロス、川口正吉訳、『死ぬ瞬間』、読売新聞社、一九七一
土居健郎、『甘えの構造』、弘文堂、一九七一
St. Christopher's、「Hospice Annual Report」、一九七五〜七六
鯖田豊之、『生きる権利・死ぬ権利』、新潮社、一九七六
永井友二郎ほか、「死をみとる医療」、『人間の医学』、一五、五、一九七八
鈴木荘一、「がん末期患者のケアに新時代を拓く」、『病院』、三七、八、一九七八
鈴木荘一、「在宅ケアにおける心身医学的アプローチの有用性について」、『心身医学』、二〇、六、一九八〇
キューブラー・ロス、霜山徳爾・沼野元義訳、『生命ある限り』、産業図書、一九八二
砂原茂一、『医者と患者と病院と』、岩波書店、一九八三
日野原重明、『死をどう生きたか』、中央公論社、一九八三
鈴木荘一、第二一回医学総会シンポ「医師養成の方向と目的：人間中心の医療を目指して」、一九八三
R.G.Twycross ほか、『THERAPEUTICS IN TERMINAL CANCER』、PITMAN、一九八四
河野博臣、『ガンの人間学』、弘文堂、一九八四
芳賀敏彦ほか、「がん患者に対する終末期医療のあり方に関する研究会」、昭和五十九、六十、六十一報告

鈴木荘一、「死をみとる実地医家の実践記録」、からだの科学臨時増刊『現代の生と死』、日本評論社、一九八四
鈴木荘一、「人をみとる－心のケア・身体のケア」、『済生』、六六八号、一九八四
鈴木荘一、『死を抱きしめる』、人間と歴史社、一九八五
岡安大仁、C・フィンパトリック、「アメリカにおけるホスピスの現況」、『医事新報』、三二七〇号、一九八六
マジョリー・F・ヴァーガス、石丸正訳、『非言語コミュニケーション』、新潮社、一九八七
世界保健機関編、武田文和訳、『がんの痛みからの解放』、金原出版、一九八七
大貫稔ほか、「わが国における在宅ケア制度－その現状と将来展望」、『日本PC学会誌』、一九八七
鈴木荘一、「プライマリ・ケアにおける実地医家とがん患者」、『医事新報』、一、一七、一九八七
井上勝也ほか、「スープの冷めない距離」、朝日新聞、一九八八、二、二五
鈴木荘一、「言語的コミュニケーションと非言語的コミュニケーション」、永井友二郎・阿部正和編、『医療とことば』、中外医学社、一九八八
シャーリー・ドゥブレイ、若林一美訳、『シシリー・ソンダース』、日本看護協会、一九八九
土居健郎、「癌治療におけるQOL 癌告知の意味するもの」、『癌と化学療法』、一〇、四、一九八九
鈴木荘一、「地域を中心としたターミナルケア」、『死の臨床』、三、一、一九九〇
Alexander Waller ほか、「Terminal dehydration and intravenous fluids」、『Lancet』、三三七、三、二三、一九九一
C・F・レヴィソール、加藤珪・大久保精一訳、『エンドルフィン』、地人書館、一九九二
鈴木荘一、『実地医家の在宅老人医療』、南山堂、一九九二
河野博臣、『死を迎えるとき　終末期医療の現場から』、朝日新聞社、一九九二
武田文和、『癌の痛みの鎮痛薬治療マニュアル』、金原出版、一九九四
鈴木荘一、「悪性腫瘍とQOL」、『保健の科学』、三七、九、一九九五

鈴木荘一、「癌患者の在宅医療」、『日医誌』、一一三、三、一九九五
鈴木荘一ほか、シンポ「がん告知をめぐって」、『日医誌』、一一三、七、一九九五
岡安大仁、鈴木荘一ほか、「ターミナルケアの現状」、『日内誌』、八五、一二、一九九六
鈴木荘一、「未来を拓く慈恵医大家庭医実習について」、『人間の医学』、三二、一、一八二号、一九九六
チャールズ・RK・ハインド編、岡安大仁監訳、高野和也訳、『いかに深刻な診断を伝えるか』、人間と歴史社、二〇〇〇
鈴木荘一、「日本医師会編　医療の基本ABC、ターミナルケア」、『日医誌』、一二三、一二、七六頁、二〇〇〇
日野原重明、『命を見つめて』、岩波書店、二〇〇一
岡安大仁、『ターミナルケアの原点』、人間と歴史社、二〇〇一
柏木哲夫ほか監修、林章敏・池永昌之編、『死をみとる一週間』、医学書院、二〇〇二
武田文和、『癌の痛みを救おう!』、医学書院、二〇〇二
アルフォンス・デーケン、『よく生きよく笑いよき死と出会う』、新潮社、二〇〇三
日本死の臨床研究会編、『死の臨床』(全10巻)、人間と歴史社、二〇〇三
永井友二郎、『「人間の医学」への道』、人間と歴史社、二〇〇四
鈴木央、「何が在宅での看取りを可能にするのか」、『日本PC学会誌』、二八、四、二〇〇五
鈴木荘一、「在宅ターミナルケア」、黒川清監修、谷亀光則編、『必携在宅医療・介護基本手技マニュアル改訂第2版』、永井書店、二〇〇五
鈴木荘一、『プライマリ・ケア医のための地域医療の実際』、永井書店、二〇〇六
柏木哲夫、『ホスピス・緩和ケア』、青海社、二〇〇六
鈴木荘一、「医学教育における在宅医療」、『保健の科学』、五〇、六、二〇〇八

鈴木荘一、「在宅ケア」、『腫瘍の臨床』、中山書店、二〇〇八
鈴木荘一・村松静子ほか編、『在宅での看取りと緩和ケア』、中央法規、二〇〇八
堀夏樹編、『緩和ケア　ゴールデンハンドブック』、南江堂、二〇〇九
厚生労働省・日本医師会編、『がん緩和ケアに関するマニュアル　改定第三版』、日本ホスピス・緩和ケア研究振興財団、二〇一〇
鈴木央、「各種栄養法の適応と実際」、『Geriatric Medicine』、四八、一〇、二〇一〇
森本達雄、『タゴール　死生の詩　［新版］』、人間と歴史社、二〇一一

鈴木荘一（すずき　しょういち）

1954年東京医科歯科大学医学部卒業。1955年東京厚生年金病院内科勤務、1956年1月退職。1961年現在地に鈴木内科医院開設。1977年4月英国・聖クリストファー・ホスピスを日本人医師として初めて訪問見学、わが国にホスピスを紹介。1978年「日本プライマリ・ケア学会」創設に参画、初代学会誌編集長、その後は常務理事。1981年「実地医家のための会」世話人代表。1983年日本医師会「プライマリ・ケア委員会」委員。同年厚生省「対癌戦略10ヶ年計画・終末期ケア研究会」委員。1985年厚生省「家庭医に関する懇談会」委員。同年日本医師会「医療システム研究会」委員。1986年厚生省「在宅医療環境整備に関する検討会」委員。1987年東京都医師会「地域医療推進委員会」委員。1990年大森医師会副会長。1994年大田区福祉公社理事（2004年公社解散）。1994年「日本医事法学会」理事。1997年「日本医学教育学会」運営委員。1999年「日本プライマリ・ケア学会」副会長。2000年「日本医学教育学会」特別会員。2001年「城南緩和ケア研究会」設立、世話人代表。2001年東京医科歯科大学大学院特別講師（在宅緩和ケア）。2002年「御茶ノ水プライマリ・ケア教育研究会」世話人代表。2003年東京慈恵医科大学客員教授。2006年在宅医療助成「勇美記念財団」評議員。

著書：『死を抱きしめる』人間と歴史社、1985。『実地医家の在宅老人医療』南山堂、1992。『プライマリ・ケアを目指す医師研修ガイドブック』編集共著、日本プライマリ・ケア学会、1997。『人間らしく死にたい』主婦と生活社、1998。『実地医家の診療百科』編集共著、南山堂、1999。『教育健康学』共著、ぎょうせい、1999。『在宅医療・介護基本手技マニュアル』共著、永井書店、2000。『日本の開業医』編集共著、実地医家のための会、2003。『医学・医療教育用語辞典』共著、照林社、2003。『プライマリ・ケア医の一日』編集共著、南山堂、2004。『プライマリ・ケア医のための地域医療の実際』永井書店、2006。その他著書多数。

佐々木久夫（ささき　ひさお）

「人間と歴史社」代表。1950年宮城県生まれ。〈遠赤外線〉シリーズをプロデュースし、「ここまできた遠赤外線」で1988年度「日経産業新聞」広告企画賞を受賞。

主な著書：『音楽療法最前線』（共著）、『音楽で脳はここまで再生する』（編）、『実用遠赤外線』（共著）、『空気マイナスイオン応用事典』（共著）、『空気マイナスイオン実用ハンドブック』（共著）、『空気の質と健康－インドア・エア・クオリティの時代』、『遠赤外線暖房の時代』（以上、人間と歴史社）など。遠赤外線に関して「遠赤外線は味工場」（日経産業新聞）、「遠赤外線の現状と未来」（日本工業新聞）、「やわらかい科学の時代－遠赤外線」（第三文明社）、「遠赤外線の科学」（「毎日ライフ」）など。シリーズ連載として「対談＝感動の人間学」、「鼎談＝音楽と健康」、「鼎談＝鍼と脳でやせる」、「鼎談＝男の更年期・女の更年期」（以上「毎日ライフ」、毎日新聞社）などがある。

ひとはなぜ、人《ひと》の死《し》を看《み》とるのか

2011年10月20日　初版第1刷発行

著者　鈴木荘一
聞き手　佐々木久夫

発行人　佐々木久夫
発行所　株式会社　人間と歴史社
東京都千代田区神田駿河台3-7　〒101-0062
電話　03-5282-7181（代）／FAX　03-5282-7180
http://www.ningen-rekishi.co.jp
装丁　人間と歴史社制作室
印刷所　株式会社シナノ

ISBN 978-4-89007-183-8

我が国における
ホスピス・ターミナルケアの
歴史を網羅

医学、心理学、哲学、思想、教育、宗教から
現代の死を捉えた本邦唯一の叢書！
比類ない症例数と詳細な内容！

シリーズ 死の臨床 全10巻

日本死の臨床研究会●編

【編集責任代表】大阪大学名誉教授・日本死の臨床研究会前世話人代表
柏木哲夫

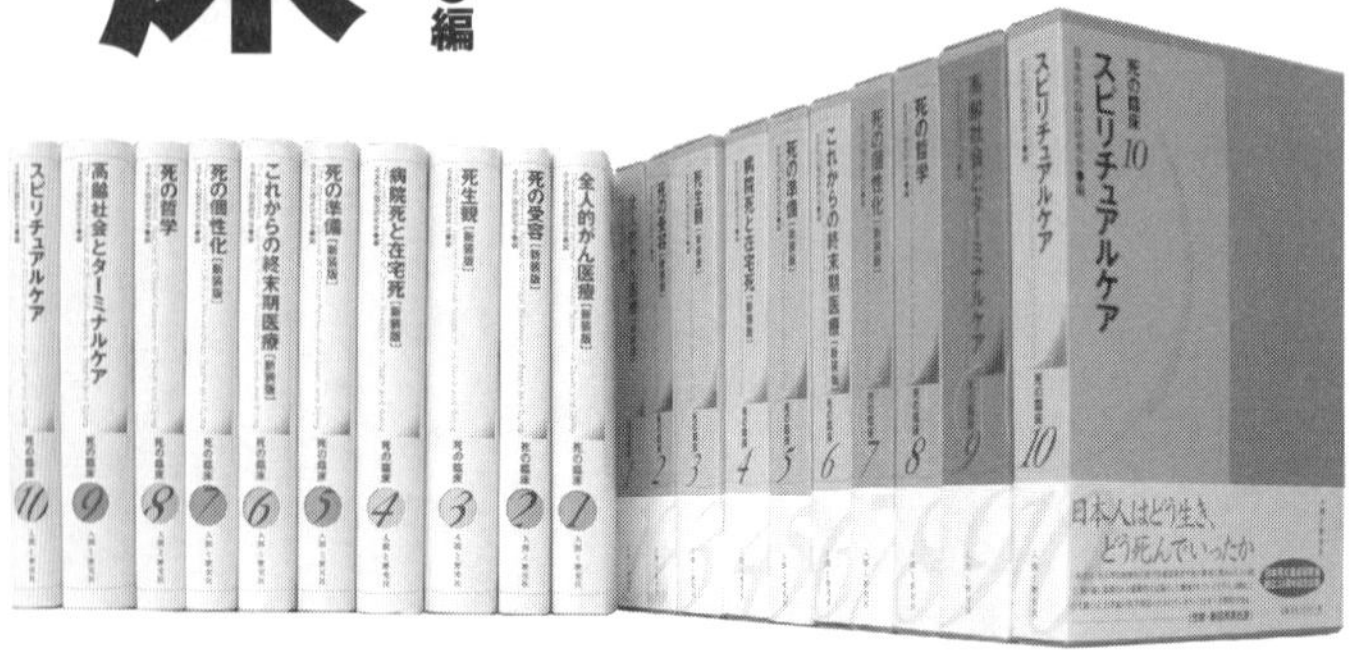

セット価格：60,900円（税込）
各巻定価：6,090円（税込）
各巻A5判上製函入

日本人はどう生き、どう死んでいったか

「本書は、全人的な医療を目指す医療従事者や死の教育に携わる人々の間で、繰り返し参照される感動的な記録として継承されていくだろう。同時にこの大冊には、21世紀の医学創造のためのデータベースとすべき豊穣さがある」

……………作家・柳田邦男氏評